理学療法士のための **6ステップ式**

臨床動作分析マニュアル

第2版

編集 黒川 幸雄 埼玉医科大学
　　 大西 秀明 新潟医療福祉大学
　　 小林 量作 新潟医療福祉大学
　　 佐藤 成登志 新潟医療福祉大学

文光堂

● 編　集

黒川　幸雄	埼玉医科大学 保健医療学部 理学療法学科長 教授
大西　秀明	新潟医療福祉大学 医療技術学部 理学療法学科長 教授
小林　量作	新潟医療福祉大学 医療技術学部 理学療法学科 教授
佐藤成登志	新潟医療福祉大学 医療技術学部 理学療法学科 准教授

● 執　筆（執筆順）

黒川　幸雄	埼玉医科大学 保健医療学部 理学療法学科長 教授
佐藤成登志	新潟医療福祉大学 医療技術学部 理学療法学科 准教授
相馬　俊雄	新潟医療福祉大学 医療技術学部 理学療法学科 准教授
亀尾　徹	新潟医療福祉大学 医療技術学部 理学療法学科 准教授
飯田　晋	新潟県厚生農業協同組合連合会 三条総合病院 リハビリテーション科
地神　裕史	新潟医療福祉大学 医療技術学部 理学療法学科 助教
遠藤　剛	新潟リハビリテーション病院 理学療法科 副主任
中山　裕子	新潟中央病院 リハビリテーション部 理学療法科 科長
立石　学	新潟リハビリテーション病院 理学療法科 主任
高橋　明美	桑名病院 リハビリテーション部 部長
山崎　直美	新潟リハビリテーション病院 理学療法科 副主任
古西　勇	新潟医療福祉大学 医療技術学部 理学療法学科 准教授
小林　量作	新潟医療福祉大学 医療技術学部 理学療法学科 教授
高木　昭輝	創造学園大学 ソーシャルワーク学部 学部長補佐 教授
押木利英子	新潟医療福祉大学 医療技術学部 理学療法学科 教授
中林美代子	新潟県はまぐみ小児療育センター 診療部 訓練室
田中　正栄	新潟県健康づくり・スポーツ医科学センター 主任
近藤　隆春	独立行政法人 国立病院機構 西新潟中央病院 理学療法士長
大西　秀明	新潟医療福祉大学 医療技術学部 理学療法学科長 教授
石黒　圭応	東京工科大学 医療保健学部 理学療法学科 准教授
江原　義弘	新潟医療福祉大学 医療技術学部長 義肢装具自立支援学科長 教授

第2版序文

　理学療法士は，人間の姿勢分析・活動分析・運動分析をどの職種よりも多く勉強し，臨床で実践し，患者様などのニーズに応えてきた職種として自負してよいでしょう．また自負できるよう深く認識，学習し，臨床に生かすことにも心がけなければならないでしょう．本書の意図はこうした背景に則った試みとしても，大変有意義ではないかと思っています．そして第2版への改訂の機会が得られたことを喜びたいと思います．

　若い理学療法士数が急増している原因は，理学療法士養成施設が急増し現在230校となって，毎年13,000名以上の卒業生が輩出される状況が続いているからです．米国発のサブプライムローン破綻から発した不況が，より安定した雇用を生み出す医療へ若者を導いているということも当然の成り行きです．しかしこのことは，理学療法士が不足していて地団駄を踏んでいた草創期から成長期には想像できない現象でした．多くの若い人たちが理学療法の分野に参入するということは素晴らしいことで，若い力を育てて未来への持続的な発展の道筋をつけることは，荒野の土壌を改良し，肥沃な大地に蘇らせて，一歩一歩実りを確保していく試みに似ています．

　いま，急増のデメリットのみに目を奪われているわけにはいきません．急増した中には多くの志をもった人材，あるいは磨けば社会の手足となって患者・障害者・高齢者などを支援指導する人材が沢山いるととらえて，積極的に対処していくことが求められます．医療福祉の発展のためにリハビリテーション医学医療や理学療法の向上はなくてはならないものです．約半世紀前にリハビリテーションや理学療法が導入された頃から，多くの関係者の変わらぬ信念でした．

　若い理学療法士の方々には，リハビリテーション医学医療や理学療法の向上のために何をしたらよいのか共に真剣に考え，理学療法士の洗練された技術を待っている患者様が沢山いることを常に想像してほしいと思います．そこで本書の趣旨である「臨床動作分析」のプロへと成長して行くための道筋の1つの方法として，6ステップ式の活用が参考になるのではないでしょうか．どうか，実際に手にとって参考にしてほしいと願うものです．

対象者は障害を有した患者様・小児から成人・高齢者まで，病気予防や健康増進からスポーツ分野の傷害予防など，より幅広くなっています．臨床のあらゆる分野の対象者の運動や動作・姿勢を分析する知識・技術を学習し，臨床応用し，繰り返し積み重ねていって，分析能力の向上を実感できるようにしていってください．本書は皆様の自己学習の指導書としても役割を果たすことができるでしょう．

　今回第2版への改訂にあたり第Ⅱ章において肩関節周囲炎，足部障害の2つの疾患・障害を加え，臨床的なニーズにさらに広く応えるように試みました．また動作分析機器のところはより簡潔な解説とするようにしました．

　本書が，運動・動作・姿勢分析のプロたらんと研鑽を重ねる多くの理学療法士やその学生，若手理学療法士の座右の書として，ささやかな安寧の地を確保できるよう引き続き努力していくことを心に念じています．また新潟の編集者・執筆者の先生方の努力に深甚の感謝の意を申し上げます．

2010年4月

編集者を代表して　　黒川幸雄

初版の序

　障害を有した患者様の姿勢分析・運動分析・動作分析は，理学療法が役割を遂行するうえでなくてはならない主要な業務である．さらに強調するならば，理学療法の治療の結果は，姿勢・動作維持改善につながらなければならない．それが理学療法士が理学療法士たる所以である．したがって，理学療法士は姿勢・動作分析をよく行えるようトレーニングされなければならない．

　しかし最近は，理学療法士養成施設の急増と臨床現場の診療上の変化や臨床教育における環境の変化もあって，ゆとりをもって患者様の動作分析・観察の機会も減少してきているように見受けられる．臨床教育のなかで患者様の姿勢・動作分析の経験の積み重ねによって，見方が深まることは確かである．しかし，はじめて患者様をみる学生や，臨床に出てまだ日の浅い理学療法士にとっては，この複雑な要素を含んだ姿勢・動作分析は，最も苦手とするところであり，うまく分析できないという弱点がある．またそれを克服するのは，なかなか即効的にはいかないのもやむを得ないかもしれない．しかしそれを放置して，学生や若い理学療法士の自然発展的成熟にまかせておくのも決して良いとはいえない．何らかの臨床教育指導者・教育指導者側からの介入によって，分析能力の向上が可能となるであろう．

　こうした状況に対する介入の試みの援助手段として，「理学療法士のための6ステップ式臨床動作分析マニュアル」を活用していただき，分析能力向上の一助としていただければありがたい．

　本書の特徴は，習熟した理学療法士があまり意識せずに日常診療において行っている方法を分析して，段階化したものである．はじめは誰もが，教科書を使って疾患特有の姿勢・動作についての知識と理学療法的治療を行う技術を学習する．次に学生の場合は，臨床実習で症例をもって教科書的知識と実例の関連性をマッチングさせ，実地症例の問題点を明らかにすることが期待される．それが，臨床実習指導者や患者様の期待通りになれば問題ないが，なかなかそこに行き着かないのが現状である．さらに問題点を解決する方略が練られる必要がある．

この治療技術は，やはり教科書的な知識と実際の患者様特有の問題点や問題の理由などにより修正される．本書はこうした姿勢・動作分析の過程を，分かりやすいイラスト・写真などを用いて，基本的な疾患を中心として学習することを主眼においている．いずれにしろ，試行錯誤的に行きつ戻りつしていくことが，習熟した姿勢・動作分析のできる理学療法士になりゆく着実な方法である．「ローマは一日にして成らず」である．しかし，学習教育と適当な教材によって目標にかける時間は短縮できる．

　本書が多くの姿勢・動作分析書の末席に与ることができれば幸いである．そして多くの若い読者に活用していただき，ご意見，ご批判をいただき，さらに改善をはかれれば幸いである．最後に，労を厭わずご協力頂いた執筆者の皆様に深謝いたします．

2005 年 9 月

編集者一同

目　次

第Ⅰ章　動作分析の流れ

動作分析を行うにあたって

- A 動作分析のとらえかた ………………………………………………… 2
- B 動作分析の流れ ………………………………………………………… 3

第Ⅱ章　疾患・障害別動作分析

1. 変形性股関節症（股関節障害）

- A 治療に至るまでのフロー ……………………………………………… 8
- B STEP 1：病態の把握と動作の予測 …………………………………… 10
- C STEP 2：動作の大まかな観察（気づきの作業） …………………… 13
- D STEP 3：動作の細かな観察 …………………………………………… 15
    - 1）立位の観察 ………………………………………………………… 16
    - 2）立ち上がりの観察 ………………………………………………… 18
    - 3）歩行の観察 ………………………………………………………… 21
    - 4）段差昇降の観察（1段の段差を想定） ………………………… 24
- E STEP 4：機能障害・活動制限の抽出 ………………………………… 30
- F STEP 5：機能障害・活動制限の関連付け …………………………… 31
- G STEP 6：治療への展開 ………………………………………………… 32

2. 変形性膝関節症（膝関節障害）

- A 治療に至るまでのフロー ……………………………………………… 34

- B STEP 1：病態の把握と動作の予測 …………………………………………………… 36
- C STEP 2：動作の大まかな観察（気づきの作業）………………………………… 38
- D STEP 3：動作の細かな観察 ………………………………………………………… 40
  - 1）立位の観察 ……………………………………………………………………… 41
  - 2）立ち上がりの観察 ……………………………………………………………… 43
  - 3）歩行の観察 ……………………………………………………………………… 45
  - 4）階段昇降の観察 ………………………………………………………………… 47
- E STEP 4：機能障害・活動制限の抽出 ……………………………………………… 48
- F STEP 5：機能障害・活動制限の関連付け ………………………………………… 49
- G STEP 6：治療への展開 ……………………………………………………………… 50

3. 足部障害

- A 治療に至るまでのフロー ……………………………………………………………… 52
- B STEP 1：病態の把握と動作の予測 …………………………………………………… 54
- C STEP 2：動作の大まかな観察（気づきの作業）………………………………… 58
- D STEP 3：動作の細かな観察 ………………………………………………………… 60
  - 1）立位姿勢の観察 ………………………………………………………………… 60
  - 2）片脚立ちの観察 ………………………………………………………………… 61
  - 3）歩行分析 ………………………………………………………………………… 62
  - 4）スクワット動作（ハーフスクワット）……………………………………… 62
- E STEP 4：機能障害・活動制限の抽出 ……………………………………………… 63
- F STEP 5：機能障害・活動制限の関連付け ………………………………………… 64
- G STEP 6：治療への展開 ……………………………………………………………… 66

4. 足関節捻挫（足関節障害）

- A 治療に至るまでのフロー ……………………………………………………………… 68
- B STEP 1：病態の把握と動作の予測 …………………………………………………… 70
- C STEP 2：動作の大まかな観察（気づきの作業）………………………………… 71

D	STEP 3：動作の細かな観察	72
	1）立位の観察	72
	2）片脚立位の観察	73
	3）歩行の観察	75
	4）踵上げ歩行動作の観察	77
	5）スクワット動作の観察	78
E	STEP 4：機能障害・活動制限の抽出	79
F	STEP 5：機能障害・活動制限の関連付け	79
G	STEP 6：治療への展開	81

5. アキレス腱炎（足関節障害）

A	治療に至るまでのフロー	82
B	STEP 1：病態の把握と動作の予測	84
C	STEP 2：動作の大まかな観察（気づきの作業）	86
D	STEP 3：動作の細かな観察	86
	1）立位の観察	87
	2）片脚立位の観察	87
	3）歩行の観察	88
	4）走行の観察	89
	5）ジャンプ動作の観察	91
E	STEP 4：機能障害・活動制限の抽出	91
F	STEP 5：機能障害・活動制限の関連付け	92
G	STEP 6：治療への展開	94

6. 肩関節周囲炎（肩関節障害）

A	治療に至るまでのフロー	96
B	STEP 1：病態の把握（疾患の特性）と動作の予測	98
C	STEP 2：動作の大まかな観察（気づきの作業）	105

D	STEP 3：動作の細やかな観察	107
E	STEP 4：機能障害・活動制限の抽出	112
F	STEP 5：機能障害・活動制限の関連付け	113
G	STEP 6：治療への展開	114

7. 腰痛症（腰部障害）

A	治療に至るまでのフロー	116
B	STEP 1：病態の把握と動作の予測	118
C	STEP 2：動作の大まかな観察（気づきの作業）	120
D	STEP 3：動作の細かな観察	124
E	STEP 4：機能障害・活動制限の抽出	132
F	STEP 5：機能障害・活動制限の関連付け	133
G	STEP 6：治療への展開	136

8. 頸椎症性脊髄症（頸部障害）

A	治療に至るまでのフロー	138
B	STEP 1：病態の把握と動作の予測	140
C	STEP 2：動作の大まかな観察（気づきの作業）	141
D	STEP 3：動作の細かな観察	143
	1）起き上がりの観察	143
	2）立ち上がりの観察	145
	3）立位の観察	147
	4）歩行の観察	148
	5）階段昇降の観察	151
E	STEP 4：機能障害・活動制限の抽出	153
F	STEP 5：機能障害・活動制限の関連付け	154
G	STEP 6：治療への展開	156

9. 片麻痺：感覚障害（中枢神経疾患）

- **A** 治療に至るまでのフロー ………………………………………… 158
- **B** STEP 1：病態の把握と動作の予測………………………………… 160
- **C** STEP 2：動作の大まかな観察（気づきの作業）………………… 161
- **D** STEP 3：動作の細かな観察………………………………………… 162
  - 1）背臥位の観察………………………………………………… 163
  - 2）座位の観察…………………………………………………… 163
  - 3）立位の観察…………………………………………………… 165
  - 4）寝返り動作の観察…………………………………………… 166
  - 5）起き上がり動作の観察……………………………………… 166
  - 6）立ち上がり動作の観察……………………………………… 168
  - 7）歩行の観察…………………………………………………… 168
- **E** STEP 4：機能障害・活動制限の抽出……………………………… 170
- **F** STEP 5：機能障害・活動制限の関連付け………………………… 171
- **G** STEP 6：治療への展開……………………………………………… 172

10. 片麻痺：運動障害（中枢神経疾患）

- **A** 治療に至るまでのフロー ………………………………………… 174
- **B** STEP 1：病態の把握と動作の予測………………………………… 176
- **C** STEP 2：動作の大まかな観察（気づきの作業）………………… 178
- **D** STEP 3：動作の細かな観察………………………………………… 179
  - 1）背臥位の観察………………………………………………… 179
  - 2）寝返り動作の観察…………………………………………… 180
  - 3）起き上がり動作の観察……………………………………… 180
  - 4）座位の観察…………………………………………………… 182
  - 5）立ち上がり動作の観察……………………………………… 182
  - 6）立位姿勢の観察……………………………………………… 184
  - 7）歩行の観察…………………………………………………… 185
- **E** STEP 4：機能障害・活動制限の抽出……………………………… 186

|F| STEP 5：機能障害・活動制限の関連付け ……………………………… 187
|G| STEP 6：治療への展開 ……………………………………………… 189

11. 対麻痺（脊髄損傷）

|A| 治療に至るまでのフロー …………………………………………… 192
|B| STEP 1：病態の把握と動作の予測 ………………………………… 194
|C| STEP 2：動作の大まかな観察（気づきの作業）…………………… 197
|D| STEP 3：動作の細かな観察 ………………………………………… 198
　1）寝返りの観察 ……………………………………………………… 199
　2）起き上がりの観察 ………………………………………………… 200
　3）長座位の観察 ……………………………………………………… 201
　4）プッシュアップ動作の観察 ……………………………………… 202
　5）車いす乗車姿勢 …………………………………………………… 204
　6）トランスファー動作の観察 ……………………………………… 205
　7）車いす駆動動作の観察 …………………………………………… 206
|E| STEP 4：機能障害・活動制限の抽出 ……………………………… 207
|F| STEP 5：機能障害・活動制限の関連付け ………………………… 207
|G| STEP 6：治療への展開 ……………………………………………… 209

12. 四肢麻痺（中枢神経疾患）

|A| 治療に至るまでのフロー …………………………………………… 212
|B| STEP 1：病態の把握と動作の予測 ………………………………… 214
|C| STEP 2：動作の大まかな観察（気づきの作業）…………………… 215
|D| STEP 3：動作の細かな観察 ………………………………………… 218
|E| STEP 4：機能障害・活動制限の抽出 ……………………………… 228
|F| STEP 5：機能障害・活動制限の関連付け ………………………… 230
|G| STEP 6：治療への展開 ……………………………………………… 232

13. パーキンソン病（中枢神経疾患）

- A 治療に至るまでのフロー …………………………………………… 234
- B STEP 1：病態の把握と動作の予測………………………………… 236
- C STEP 2：動作の大まかな観察（気づきの作業）………………… 239
- D STEP 3：動作の細かな観察………………………………………… 241
- E STEP 4：機能障害・活動制限の抽出……………………………… 255
- F STEP 5：機能障害・活動制限の関連付け………………………… 256
- G STEP 6：治療への展開……………………………………………… 259

14. 運動失調（中枢神経疾患）

- A 治療に至るまでのフロー …………………………………………… 262
- B STEP 1：病態の把握と動作の予測………………………………… 264
- C STEP 2：動作の大まかな観察（気づきの作業）………………… 267
- D STEP 3：動作の細かな観察………………………………………… 268
    - 1）立ち上がりの観察…………………………………………… 268
    - 2）立位の観察…………………………………………………… 270
    - 3）歩行の観察…………………………………………………… 271
- E STEP 4：機能障害・活動制限の抽出……………………………… 272
- F STEP 5：機能障害・活動制限の関連付け………………………… 273
- G STEP 6：治療への展開……………………………………………… 274

15. 脳性麻痺（中枢神経疾患）

- A 治療に至るまでのフロー …………………………………………… 276
- B STEP 1：病態の把握と動作の予測………………………………… 278
- C STEP 2：動作の大まかな観察（気づきの作業）………………… 283
- D STEP 3：動作の細かな観察………………………………………… 290
- E STEP 4：機能障害・活動制限の抽出……………………………… 292
- F STEP 5：機能障害・活動制限の関連付け………………………… 293

| G | STEP 6：治療への展開 …………………………………………………… 296

16. 二分脊椎（小児整形疾患）

| A | 治療に至るまでのフロー ……………………………………………… 300
| B | STEP 1：病態の把握と動作の予測 …………………………………… 302
| C | STEP 2：動作の大まかな観察（気づきの作業）……………………… 305
| D | STEP 3：動作の細かな観察 …………………………………………… 307
　　1）3方向からみるポイント（ランドマーク）………………………… 307
　　2）起き上がりの観察 …………………………………………………… 308
　　3）立ち上がりの観察 …………………………………………………… 310
　　4）立位の観察 …………………………………………………………… 312
　　5）歩行の観察 …………………………………………………………… 313
| E | STEP 4：機能障害・活動制限の抽出 ………………………………… 315
| F | STEP 5：機能障害・活動制限の関連付け …………………………… 316
| G | STEP 6：治療への展開 ………………………………………………… 317

17. 投球障害肩（スポーツ障害）

| A | 治療に至るまでのフロー ……………………………………………… 322
| B | STEP 1：病態の把握と動作の予測 …………………………………… 324
| C | STEP 2：動作の大まかな観察（気づきの作業）……………………… 327
| D | STEP 3：動作の細かな観察 …………………………………………… 328
　　1）第Ⅰ相 wind up phase の観察 …………………………………… 330
　　2）第Ⅱ相 cocking phase の観察 …………………………………… 332
　　3）第Ⅲ相 acceleration phase の観察 ……………………………… 334
　　4）第Ⅳ相 follow through phase の観察 …………………………… 336
| E | STEP 4：機能障害・活動制限の抽出 ………………………………… 336
| F | STEP 5：機能障害・活動制限の関連付け …………………………… 337
| G | STEP 6：治療への展開 ………………………………………………… 338

18. 筋ジストロフィー（神経・筋疾患）

- A 治療に至るまでのフロー …………………………………………………………… 340
- B STEP 1：病態の把握と動作の予測 ……………………………………………… 342
- C STEP 2：動作の大まかな観察（気づきの作業） ……………………………… 347
- D STEP 3：動作の細かな観察 ……………………………………………………… 349
  - 1）立位姿勢の観察 ……………………………………………………………… 349
  - 2）歩行動作での観察 …………………………………………………………… 351
  - 3）階段昇降動作での観察 ……………………………………………………… 353
  - 4）立ち上がり動作での観察 …………………………………………………… 354
  - 5）四つ這い動作での観察 ……………………………………………………… 357
- E STEP 4：機能障害・活動制限の抽出 …………………………………………… 357
- F STEP 5：機能障害・活動制限の関連付け ……………………………………… 358
- G STEP 6：治療への展開 …………………………………………………………… 360

第Ⅲ章　解析機器を用いた動作分析

1. 筋電計

- A 筋電計のしくみ ……………………………………………………………………… 364
  - 1）電極 …………………………………………………………………………… 364
  - 2）増幅器 ………………………………………………………………………… 364
  - 3）記録器 ………………………………………………………………………… 365
- B 筋電図は何をみているのか ………………………………………………………… 366
  - 1）筋収縮のメカニズム ………………………………………………………… 366
  - 2）運動単位 ……………………………………………………………………… 367
  - 3）サイズの原理 ………………………………………………………………… 368
- C 動作学的な筋電図では何が観察できるのか …………………………………… 369
  - 1）筋活動の時間 ………………………………………………………………… 369
  - 2）筋活動の量 …………………………………………………………………… 370
  - 3）筋疲労 ………………………………………………………………………… 371

xvi　目次

- D 計測手順 …………………………………………………………………… 372
- E 解析 ………………………………………………………………………… 373
- F 計測時の注意事項 ………………………………………………………… 377
- G 計測時のチェックリスト ………………………………………………… 379

2. 床反力計

- A 床反力計の原理 …………………………………………………………… 380
  - 1）機器の構成 …………………………………………………………… 380
  - 2）床反力計の構造 ……………………………………………………… 380
- B 床反力計は何をみているのか …………………………………………… 382
  - 1）床反力で測定できる3つの分力 …………………………………… 382
  - 2）床反力で計算する床反力作用点（COP） ………………………… 384
  - 3）時間因子 ……………………………………………………………… 385
  - 4）大きさの正規化 ……………………………………………………… 385
- C 測定における注意事項 …………………………………………………… 385
  - 1）歩行 …………………………………………………………………… 385
  - 2）椅子からの立ち上がり ……………………………………………… 386
  - 3）階段昇降 ……………………………………………………………… 387

3. モーションキャプチャ装置

- A モーションキャプチャ装置とは ………………………………………… 388
- B 装置で何がみられるか …………………………………………………… 394
- C 具体的な事例（椅子からの立ち上がりの分析）……………………… 400
- D 留意点 ……………………………………………………………………… 402

索引　　　　　　　　　　　　　　　　　　　　　　　　　　　　406

第Ⅰ章
動作分析の流れ

動作分析を行うにあたって

A 動作分析のとらえかた

　学生や経験の少ない理学療法士（以下PTと略す）にとって最も苦労するのが，姿勢・動作分析である．その大きな理由は，第1に複雑に動いている人間を，人間の目で観察しなければならない点である．第2は，臨床ではその場で推論し，すぐ判断しなければならないという点である．

　大変に複雑な過程を短時間に行う必要があるため，脳の中枢に歩行に関係した知識・技術が蓄積されていて，いつでも引き出せるようになっているかが影響してくる．視覚刺激として入力された粗大な認識が，別の中枢に蓄えられた経験の蓄積による知識と出会うことによって，臨床的な意味をもつことになるのである．

　ところが学生や臨床経験不足のPTの場合には，眼前で見たものを映し出す鏡が未完成なので，どのように判断したらよいのかわからないのである．認識と認識の接合面で混乱を起こしているといった状況と理解できる．はじめは漠然と「何か変だ」，「いつもの歩き方と違っている」，という問いから始まるのである．

　「何かいつもと違う」という状況把握は右の脳からの情報であるとして，次にその状況を詳しく分析する問いかけは，左の脳の言語的分析活動からくると考えられるかもしれない．漠然と見たものを言語化するのは，結構大変な脳の作業である．それは，時間と学習を積み重ね成熟して多様性を帯びてゆくものであり，より構造的で機能的な要素を付加して脳の中の構造物を形成し，いかなる臨床的な病態運動力学的な多様性にも反応できるように成長していくことが可能である．

　臨床経験不足からくる病態の把握不足と，機能障害から活動制限を関連付けるボトム・アップ形式の思考能力の不足は，動作分析というパターン認識と言語的分析的認識の組み合わさった総合能力のトレーニング学習のくり返しによって，改善されていくことが考えられる．

　一方，経験豊富なPTであっても歩行分析が不正確であれば，認識している歩行障害の知識とのミスマッチが生じ，障害把握が不十分なものとなる可能性がある．臨

床場面の障害のとらえ方は，トップ・ダウン形式が一般的である．つまり，姿勢・動作の障害やADLの活動制限からその機能的障害を考察していき，治療過程に入ることになる．したがって，姿勢・動作分析が的確にできなければ十分な障害把握ができず，ひいては治療もできないといっても過言ではない．経験あるPTの場合も，絶えず臨床力を維持するためのトレーニングは欠かせない．

　本書は，臨床実習を迎える学生，新人のPT，姿勢・動作分析のポイントがわからないPT，また医療・福祉に携わるチームのメンバーに段階的（ステップ式）に動作分析を進める方法を解説する『杖』となることを期待した．この6ステップ式は，筆者が新人当時に考えていたことや，臨床実習を経験した学生との話し合いをもとにした動作分析の過程を検討して，仮説的思考過程としたものである．写真やイラストを取り入れ，わかりやすくポイントを解説することを心がけた．

　まず本章では，全体の流れを把握していただく意味から熟練した臨床家の動作分析の流れを，仮説的に6ステップに分けて解説した．第2章では疾患・障害別に動作分析を具体的に行ってみた．疾患・障害別動作分析の冒頭にはフローチャートを示し，誰が評価してもほぼ同じ見方ができるように考えてある．さらに続くステップごとの説明では，特にステップ2，3において熟練したPTの臨床的視点を述べ，機能障害・活動制限の関連付けを明確にしている．

　さらに第3章では，生体を定量的に解析するうえで強力な武器となる機器に関しての説明，生体で具体的に観られる分析内容や注意事項をわかりやすく述べてある．今後こうした工学的解析機器の普及発展が，医学分野の臨床応用に有効性をもたらし，さらなる開発と工学と医学の連携が深まっていくと思う．

B 動作分析の流れ

　本章は，疾患・障害別動作分析の全体像をフローチャートとして示し，その思考過程を提示する．思考過程ステップ1～6の流れの骨子が一目でわかるように図示してある．ステップを順序よく踏みながら，分析過程の理解できない箇所のチェックが容易にでき，ステップ6まで終えると治療開始の準備とすることができる．

第Ⅰ章　動作分析の流れ

6ステップとは,

> STEP1：病態の把握（疾患の特性）と動作の予測
> STEP2：動作の大まかな観察（気づきの作業）
> STEP3：動作の細かな観察
> STEP4：機能障害・活動制限の抽出
> STEP5：機能障害・活動制限の関連付け
> STEP6：治療への展開
> ※STEP4・STEP5は，国際生活機能分類（ICF）に準じた表現を用いている．

である．それらを以下に概説する．

STEP1　病態の把握（疾患の特性）と動作の予測

　医師の処方（疾患名，障害名，現病歴，既往歴など）から，疾患の大まかな特性を思い浮かべて（必要に応じて調べる）動作の可否などを予測し整理する．

1) 疾患ごとの病態や障害の知識の整理
2) 障害を想定した可能な動作の予測

STEP2　動作の大まかな観察（気づきの作業）

　STEP1を考慮して（患者に必要な姿勢や動作をしていただく），姿勢，動作の大まかな観察をする．対称性，リズム，スピード，バランスなどの異常への気づきと正常動作との比較作業を行う．さらにその姿勢や動作を，大まかに自分の体で模倣してみる．

3) 姿勢，動作変化の有無の観察（異常への気づき）

4) 左右対称性, リズム, スピード, バランス, 自立度, 安定性, 代償の観察
5) 正常動作の理解と比較作業 (正常動作のボディーイメージ作業)
   (例：右に体幹が傾いてリズムとバランスが悪い. 右足を着くときに不安定性がある. 右足の振り出し時に代償がある.)
6) 姿勢, 動作の模倣

STEP3　動作の細かな観察

　STEP2を考慮して (患者にSTEP2と同様な姿勢や動作をしていただく), 姿勢, 動作の細かな観察をする. あらゆる角度から観察 (可能な限り3方面から観察) し, アライメントを考慮しながら原因関節と隣接した関節との位置関係を観察する. さらにその姿勢や動作を, 細かく自分の体で模倣してみる.

7) 3方面 (前額面, 矢状面, 水平面) からの観察
8) 静的アライメント・動的アライメントの考慮
9) 動作における各関節 (膝の障害でも全身の関節や姿勢・位置を観察) の位置関係を観察する.
10) 姿勢, 動作の模倣

STEP4　機能障害・活動制限の抽出

　心身機能・身体構造, 活動のうち, 特に機能や能力を制限している項目をできる限り詳細に抽出する. 特に筋肉は, 筋肉名か少なくとも作用筋名を抽出する. 漠然とした抽出項目は, STEP5の関連付けが不明確になりやすく, ひいてはSTEP6の治療への展開ができなくなる危険性がある.

11) 各関節や肢節ごとの機能障害 (制限している項目) をあげる.
    (関節可動域制限, 疼痛, 筋力, 変形, 筋緊張, 協調性, 感覚, 高次脳機能障害などの抽出)
12) 動作ごとの活動制限 (制限している項目) をあげる.

STEP5　機能障害・活動制限の関連付け

　STEP4であげた機能障害と活動制限との関連付けを行う．活動制限（活動を制限している項目）から機能障害（機能を制限している項目）を関連付けて考えていく．そのとき限局した部位にとどまらず，全身に目を向けて，運動学的，内科学的，薬物学的，精神医学的など，幅広く関連付けることに心がける．

13）運動学的には運動連鎖を十分に考慮する．
14）ほかの要因（内科的，自立神経的，薬物的，精神的要因など）も配慮しながら，機能障害と活動制限の原因を明確にする．
15）動作の優先順位を考慮する．

STEP6　治療への展開

　STEP6では，ICFの活動につなげた治療プログラムをあげている．STEP5の機能障害，活動制限の関連付けを受けて，運動療法とADL指導の内容に特化している．そのほかの治療プログラム（医学的治療，物理療法，装具療法など）の場合には，動作と関連付けられるプログラム内容とする．
　障害と制限に対応するスタンダードな治療をあげることができたら，治療開始の準備終了する．

16）ステップ4・5であげた機能障害と活動制限に対するスタンダードな治療をあげる．

（佐藤成登志，黒川幸雄）

第Ⅱ章

疾患・障害別動作分析

1 変形性股関節症（股関節障害）

A 治療に至るまでのフロー

STEP1 病態の把握と動作の予測

1) 変形性股関節症の病態や障害の知識を大まかに整理する．
2) 疼痛の部位や種類を把握し動作との関連性を予測する．
3) 関節変形を把握し動作との関連性を予測する．
4) 関節可動域制限を把握し動作との関連性を予測する．
5) 動作制限や跛行を把握する．

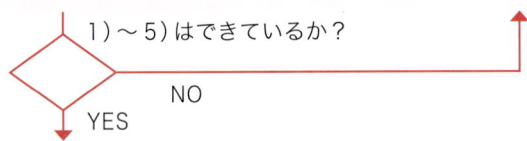

STEP2 動作の大まかな観察（気づきの作業）

6) 荷重をともなう立位，立ち上がり，歩行，段差昇降動作に着目する．
7) 対称性，リズム，スピード，バランス，自立度，安全性，代償の有無を観察する．
8) 動作変化の有無を観察（異常への気づき）する．
9) 正常動作との比較を行う．
10) 姿勢・動作の模倣を行う．

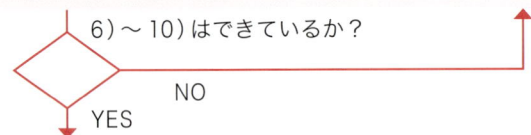

STEP3 動作の細かな観察

11) 立位，立ち上がり，歩行，段差昇降動作における頭部，体幹，骨盤の姿勢・位置（傾きや回旋）を観察する．
12) 股関節と隣接した関節の位置関係（角度）を観察する．
13) 3方面（前額面・矢状面・水平面）から観察する．
14) 動作の模倣を再度行う．

15） 立位の観察 11）〜 14）を行う．
16） 立ち上がりの観察 11）〜 14）を行う．
17） 歩行の観察 11）〜 14）を行う．
18） 段差昇降の観察 11）〜 14）を行う．

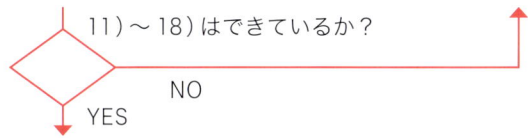

STEP 4 機能障害・活動制限の抽出

19） 機能障害をあげる．
20） 姿勢・動作時の活動制限をあげる．

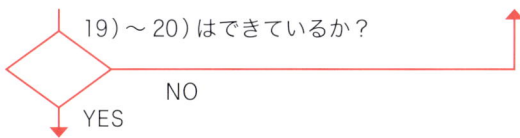

STEP 5 機能障害・活動制限の関連付け

21） STEP 4 であげた機能障害と活動制限との関連付けを行う．
22） 運動学的には運動連鎖を十分に考慮する．
23） ほかの要因（精神的要因など）も考慮しながら，機能障害と活動制限の原因を明確にする．
24） 動作の優先順位を考慮する．

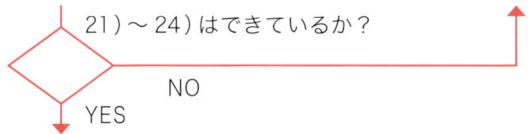

STEP 6 治療への展開

25） STEP 4・5 であげた機能障害と活動制限に対するスタンダードな治療を展開する．

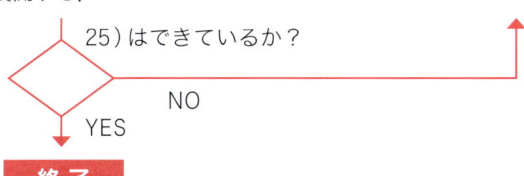

終了

B STEP1：病態の把握と動作の予測

- 変形性股関節症の病態や障害の知識を大まかに整理する．

☐ 股関節に疼痛，関節変形，関節可動域制限を認め，動作制限，跛行などの症状を呈する．
☐ 関節変形は，臼蓋（寛骨臼）および大腿骨頭に生じ，そこに荷重が集中した疼痛歩行またはトレンデレンブルグ跛行を呈している．
☐ 40〜50歳以降の女性に多い（男女比1：7.4）．
☐ X線上，軽症例では臼蓋形成不全，股関節裂隙の狭小化，重症例では臼蓋の骨棘形成，大腿骨頭の変形および亜脱臼，関節面の不適合を認める（図1）．
☐ 関節裂隙，骨構造の変化，臼蓋および大腿骨頭の変化の3項目を判定した分類を示す（表1）．

- 疼痛の部位や種類を把握し動作との関連性を予測する．

☐ 運動時および荷重時痛が多く，特に歩行時の立脚中期にみられやすい．
☐ 疼痛は局所からの鈍痛からはじまり，運動により増悪し，休息により軽減する．
☐ 病状の進行とともに安静時痛，自発痛も認められるようになる．
☐ 股関節，大腿部から膝関節，殿部から腰部にみられやすい．
☐ 股関節前面や大転子部に圧痛，叩打痛がみられやすい．
☐ 疼痛を回避するため，歩行や移乗動作などの関節に荷重がかかる動作に大きく影響する．

- 関節変形を把握し動作との関連性を予測する．

☐ 頸体角は125〜135°，前捻角は10〜14°，CE角は25〜35°が正常範囲である（図2：頸体角，図3：前捻角，図4：CE角）．
☐ 関節（臼蓋および大腿骨頭）変形による脚長差を呈している．

§1. 変形性股関節症（股関節障害）　11

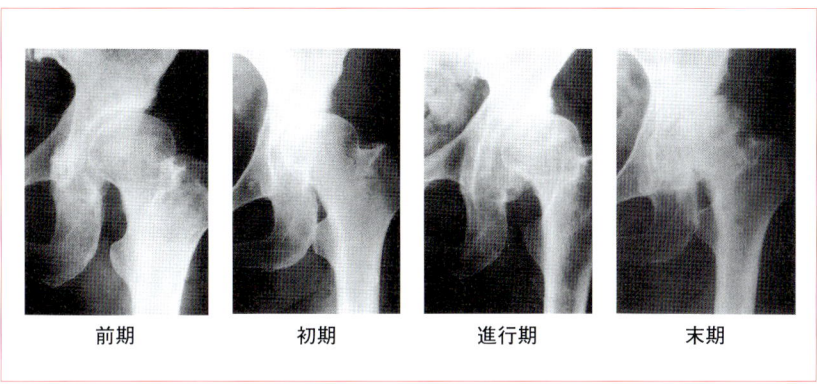

　　　前期　　　　　初期　　　　　進行期　　　　　末期

図1　変形性股関節症の病期（単純X線像）

軽症例では臼蓋形成不全，股関節裂隙の狭小化，重症例では臼蓋の骨棘形成，大腿骨頭の変形および亜脱臼，関節面の不適合を認める．

表1　変形性股関節症のX線病気分類

病期	関節裂隙・関節適合	骨硬化・骨嚢包	臼蓋および 大腿骨頭の変化
前期	関節面の不適合軽度 狭小化なし	骨梁配列の変化がありうる	先天性，後天性の形態変化あり
初期	関節面の不適合あり 部分的な狭小化	臼蓋の骨硬化	軽度の骨棘形成
進行期	関節面の不適合あり 部分的な軟骨下骨質の接触	臼蓋の骨硬化，臼蓋あるいは骨頭の骨嚢包	骨棘形成あり，臼底の増殖性変化
末期	関節面の不適合あり 荷重部関節裂隙の広範な消失	広範な骨硬化 巨大な骨嚢包	著明な骨棘形成や臼底の二重像，臼蓋の破壊

（日本整形外科学会）

☐ 骨性，軟部組織性の変形・変性により隣接の関節（脊柱・膝関節，足関節）を含めた全身のアライメントに影響する．

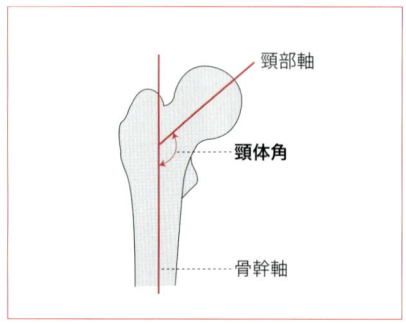

図2　頸体角

大腿骨骨幹部と大腿骨頸部軸のなす角度

125〜135°が正常範囲

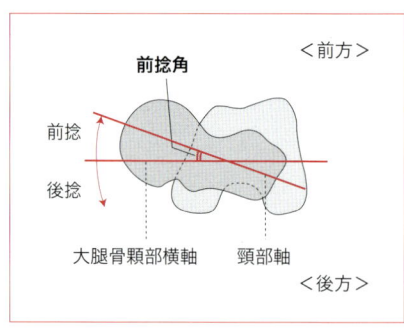

図3　前捻角

大腿骨骨幹部と大腿骨頸部横軸のなす角度

10〜14°が正常範囲

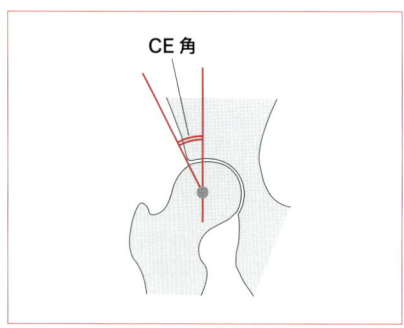

図4　CE角（central-edge angle）

大腿骨頭中心の垂線と臼蓋嘴を結ぶ線とのなす角度

25〜35°が正常範囲

- 関節可動域制限を把握し動作との関連性を予測する．

☐ 股関節の伸展，外転，内転制限，特に運動時痛による制限が多い．
☐ 痛みをともないながら，隣接の関節の可動域にも影響する．

§1. 変形性股関節症（股関節障害）

- 動作制限や跛行を把握する．

☐ 歩行，立ち上がり動作，段差昇降など股関節への荷重痛をともなう動作の制限が多い．
☐ 歩行時，歩幅が小さく，疼痛歩行や体幹を側屈するトレンデレンブルグ跛行を呈することが多い．
☐ 歩行時，荷重痛により患側での単脚支持期が短い．
☐ 痛みが強くなると，体幹を側屈した重心移動により歩行を代償する．

C STEP 2：動作の大まかな観察（気づきの作業）

- 立位姿勢，立ち上がり動作，歩行，段差昇降動作に着目する．
- 対称性，リズム（滑らかさ），スピード，バランス，安全性，代償の有無を観察する（異常への気づき）．
- 正常動作との比較を行う．
- 姿勢，動作の模倣を行う．

■ 姿勢，動作における左右（前額面）の非対称性（図5）

☐ 頭部，体幹，骨盤の傾きの有無をみる（特に肩峰，上前腸骨棘の水平ライン）．
☐ 脚長差をみる（下肢長，大腿長）．
☐ 膝蓋骨と足先の向きをみる．

■ 姿勢，動作における前後（矢状面）の異常（図6）

☐ 胸椎部，腰椎部の彎曲異常の有無をみる．
☐ 股関節，膝関節の伸展状態（屈曲位をとっていないか）の有無をみる．
☐ 左右の歩幅の違いをみる．

14　第Ⅱ章　疾患・障害別動作分析

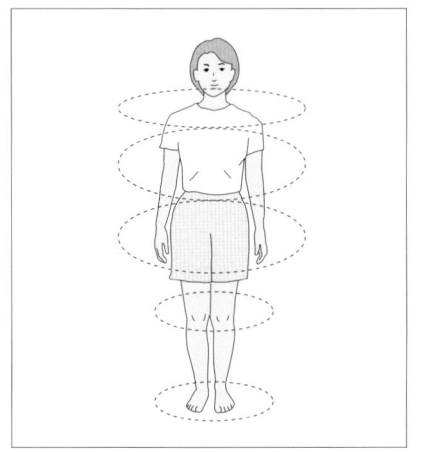

図5　立位（前額面）

姿勢，動作における左右（前額面）の非対称性を観察する．

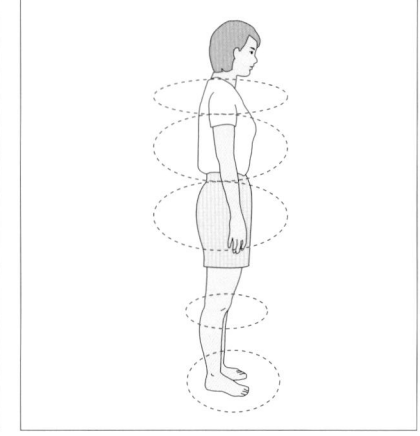

図6　立位（矢状面）

姿勢，動作における前後（矢状面）の異常を観察する．

■ 動作におけるリズム，パターンの異常

☐ 立ち上がり，歩行，段差昇降動作時における左右の非対称性や前後の異常をみる．
☐ そのときの各動作の滑らかさ（リズム，パターン）の異常をみる．

■ 動作におけるスピードの異常

☐ 立ち上がり，歩行，段差昇降動作時における左右の非対称性や前後の異常をみる．
☐ そのときの各動作のスピードの異常をみる．

■ 動作におけるバランスの異常

☐ 立ち上がり，歩行，段差昇降動作時における左右の非対称性や前後の異常をみる．
☐ そのときの各動作のバランスの異常と安定性をみる．

■ 動作における代償

☐ 立ち上がり，歩行，階段昇降動作時における左右の非対称性や前後の異常をみる．
☐ そのときの各動作に，代償動作をともなっているかをみる．

D STEP 3：動作の細かな観察

- 立位，立ち上がり，歩行，段差昇降動作における頭部，体幹，骨盤の位置関係（傾きや彎曲方向）を観察する．
- 股関節と隣接した関節（脊柱，膝関節，足関節）の位置関係（変形や角度）を観察する．
- 3方面（前額面・矢状面・水平面）から観察する．
- 動作の模倣を再度行う．

3方面からみるポイント（ランドマーク）

■ 前額面（図7）

☐ 頭部の傾きは左右の目か耳垂を結んだ線を基準とする．
☐ 体幹の傾きは左右の肩峰を結んだ線，または左右の上肢の位置（指尖の位置）を結んだ線を基準とする．
☐ 骨盤の傾きは左右の上前腸骨棘を結んだ線，または膝蓋骨を結んだ線を基準とする．

■ 矢状面（図8）

☐ 頸椎部，胸椎部，腰椎部に分けて前後への彎曲状態をみる．
☐ 上前腸骨棘と上後腸骨棘を結んだ線の中点と肩峰を結んだ線，大腿長軸，下腿長軸の位置関係により股関節や膝関節の状態をみる．

■ 水平面（図9）

☐ 回旋は進行方向と直角に交わる線と両側の耳垂を結んだ線，両側の肩峰を結んだ線，両側の上前腸骨棘を結んだ線を基準とする．

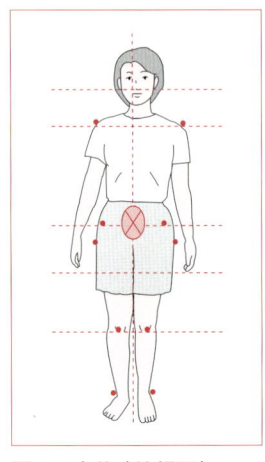 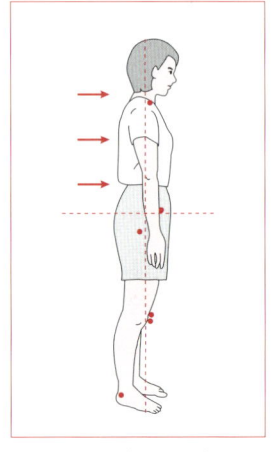 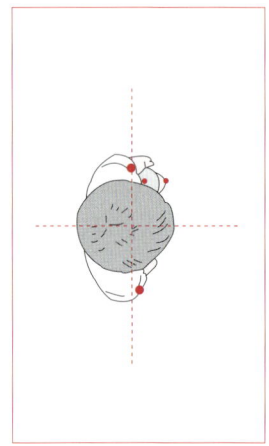

図7　立位（前額面）　　図8　立位（矢状面）　　図9　立位（水平面）

は重心を示す

1）立位の観察

- 前額面からみた頭部，体幹，骨盤の左右への傾きを観察する．
- 矢状面からみた頸椎部，胸椎部，腰椎部の彎曲方向を観察する．
- 水平面からみた頭部，体幹，骨盤の左右への回旋を観察する．
- 股関節，膝関節，足関節の位置関係とその角度を測定（目測）する．
- 姿勢を模倣する．

■ 前額面（図10）

☐ 頭部・体幹が健側へ傾いている場合（図10a），頭部・体幹が正中位の場合（図10b），頭部・体幹が患側に傾いている場合（図10c）．
☐ このとき重心は，健脚に移動している．
☐ 脚長差をみる．（下肢長，大腿長）（図11）

■ 矢状面

☐ 胸椎部に後彎の増大（円背）と腰椎部の前彎を認めやすい（図12）．
☐ 股関節や膝関節の伸展制限を認めやすい．

§1. 変形性股関節症(股関節障害) 17

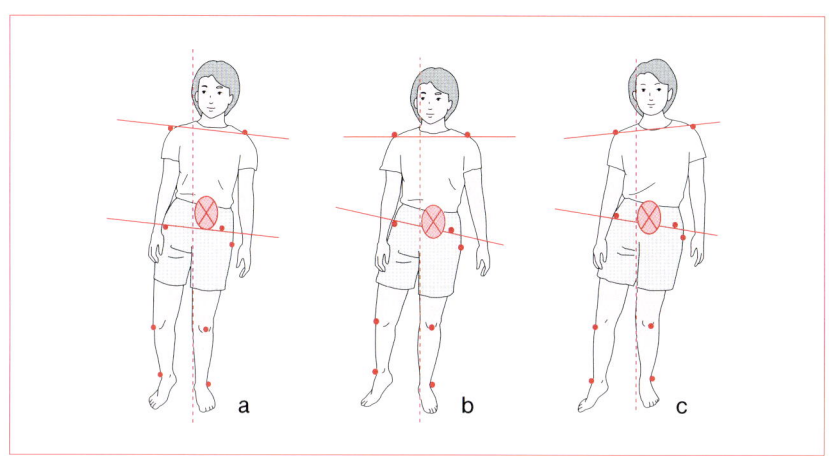

図10 立位(前額面)
a 頭部・体幹が健側へ傾いている
b 頭部・体幹が正中位
c 頭部・体幹が患側に傾いている

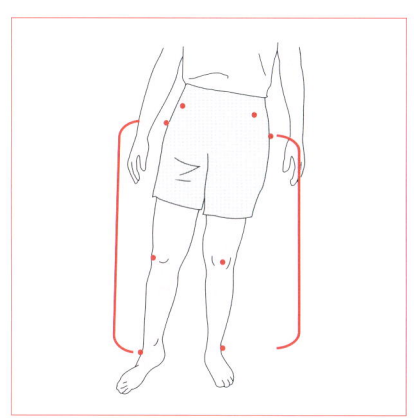

図11 脚長差

下肢長,大腿長の差をみる.

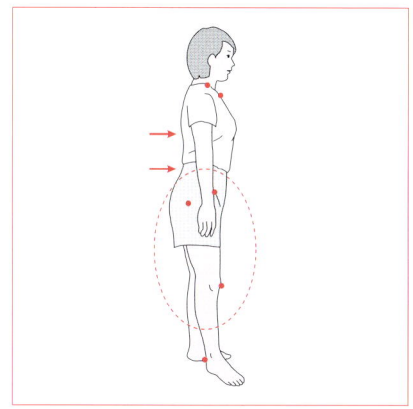

図12 立位(矢状面)

胸椎部に後彎の増大(円背)と腰椎部の前彎

18　第Ⅱ章　疾患・障害別動作分析

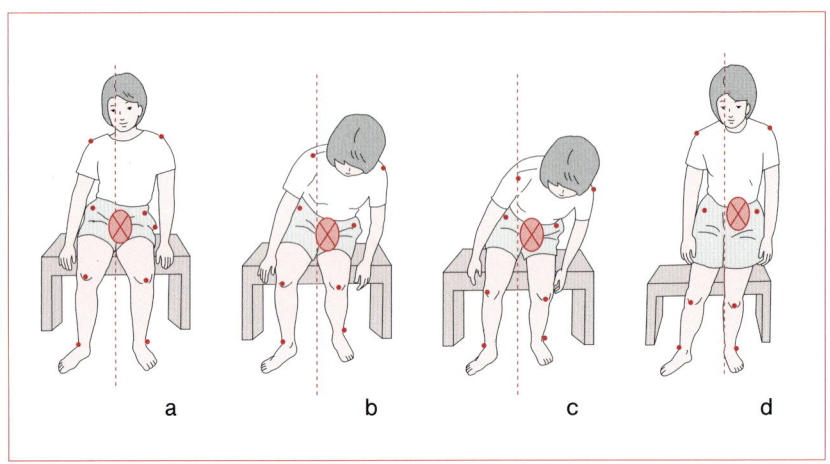

図13　立ち上がり（前額面）

■ 水平面

□ 骨盤や体幹が患脚と健脚に回旋しやすい．

2）立ち上がりの観察

- 動作を前半，中盤，後半に分けて観察する．
- 前額面から見た頭部，体幹，骨盤の左右への傾きと重心の位置を観察する．
- 矢状面から見た頭部，体幹，骨盤の前後への傾きと重心の位置を観察する．
- 水平面から見た頭部，体幹，骨盤の回旋を観察する．
- 股関節，膝関節，足関節の位置関係と角度を目測する．
- 動作を模倣する．

■ 前額面

□ 前半で頭部，体幹，骨盤が健脚へ傾いていく（図13a～b）．
□ 中盤で体幹（肩峰を結ぶ線）が健脚へ傾いていく（図13b～c）．
□ 後半で重心が健脚に移動している（図13c～d）．

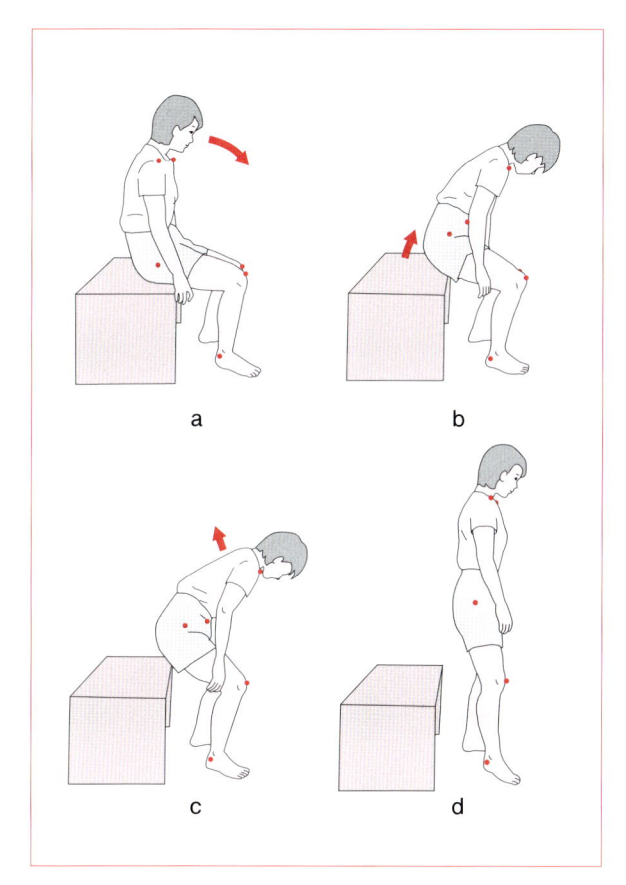

§1. 変形性股関節症（股関節障害）　　19

図14　立ち上がり
（矢状面）

■ 矢状面

- 前半で患脚の屈曲角度（体幹の前傾角度）が少なく，重心が健脚の殿部に残りやすい（図14a～b）．
- 中盤で患脚の屈曲角度が少ない（図14b～c）．
- 後半で胸椎部の前彎を増強させながら，体幹を伸展させていく（図14c～d）．

■ 水平面

- 骨盤や体幹が患脚に回旋しやすい．

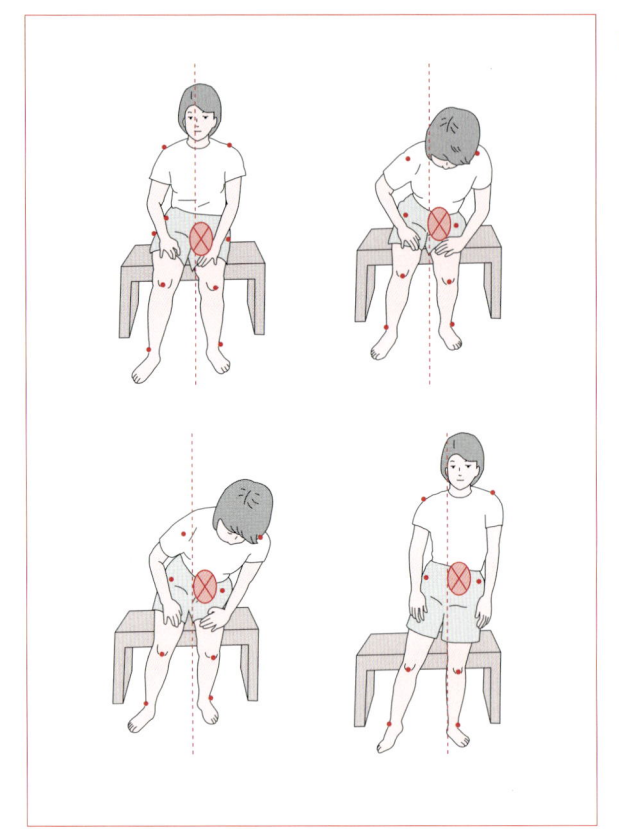

図15 上肢を利用した立ち上がり動作（前額面）

■ 上肢を利用した立ち上がり動作（図15, 16）

□ 股関節の負担を軽くするために，患脚大腿部前面に上肢を置き，殿部を離床後から，上肢の筋力を利用して立ち上がり動作を行っている．

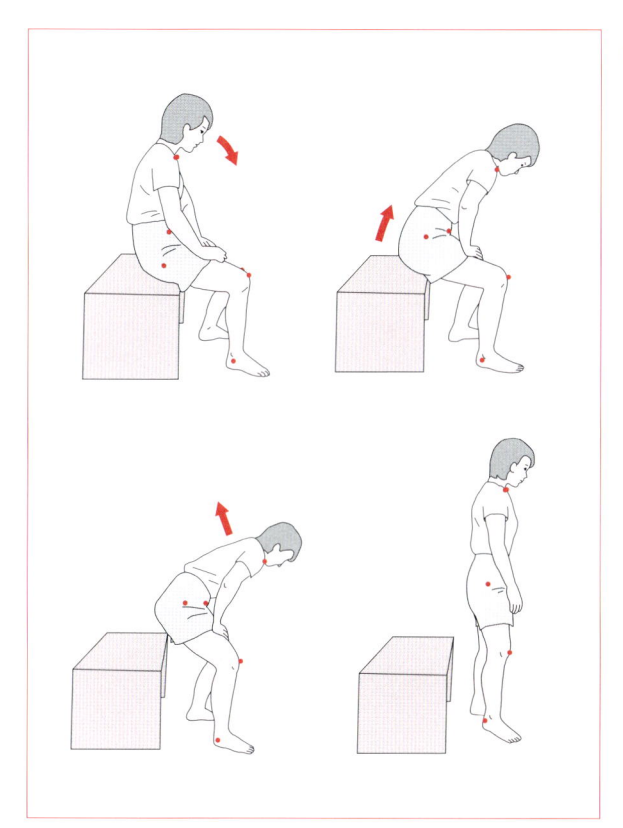

図16 上肢を利用した立ち上がり動作（矢状面）

3）歩行の観察

- 踵接地，立脚中期，踵離地に分けて観察する．
- 前額面から見た頭部，体幹，骨盤の左右への傾きと重心の位置を観察する．
- 矢状面から見た頭部，体幹，骨盤の前後への傾きと重心の位置を観察する．
- 水平面から見た頭部，体幹，骨盤の回旋を観察する．
- 股関節，膝関節，足関節の位置関係と角度を目測する．
- 動作を模倣する．
  - 歩行周期全般を通じて，体幹は軽度前傾し，患脚の立脚期が健脚に比べ短い．

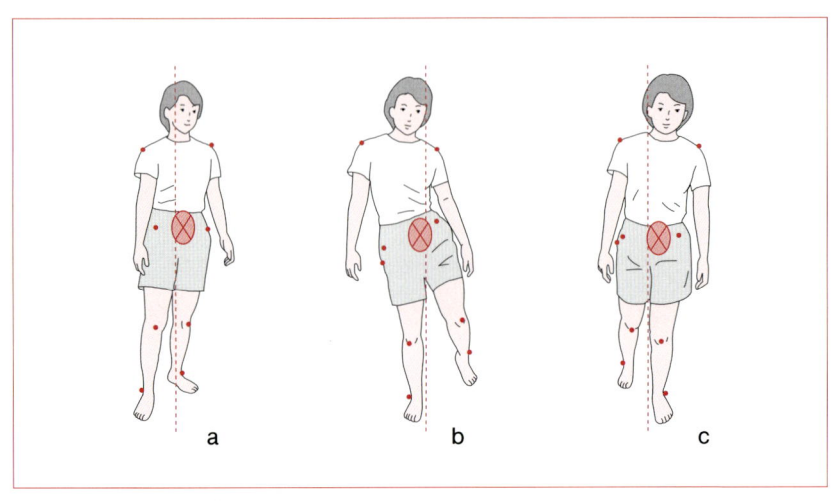

図17 歩行（前額面）

■ 前額面

□ 踵接地は健脚に重心が残ったままである（図17a）．
□ 立脚中期は疼痛歩行またはトレンデレンブルグ跛行により，体幹は患脚である立脚期側へ側屈し，健脚の骨盤が上方または下方へ傾く（図17b）．
□ 患脚での立脚相の時間は短く，重心は十分に患脚に移動しない．
□ 踵離地は，健脚の踵接地とともに重心がすばやく健脚に移動する（図17c）．

■ 矢状面

□ 体幹を伸展させながら患脚を振り出し，踵接地を行う（図18a）．
□ 立脚中期（立脚相）の時間は短い（図18b）．
□ 踵離地は足趾による蹴り出しが弱く，股関節の伸展がみられない（図18c）．

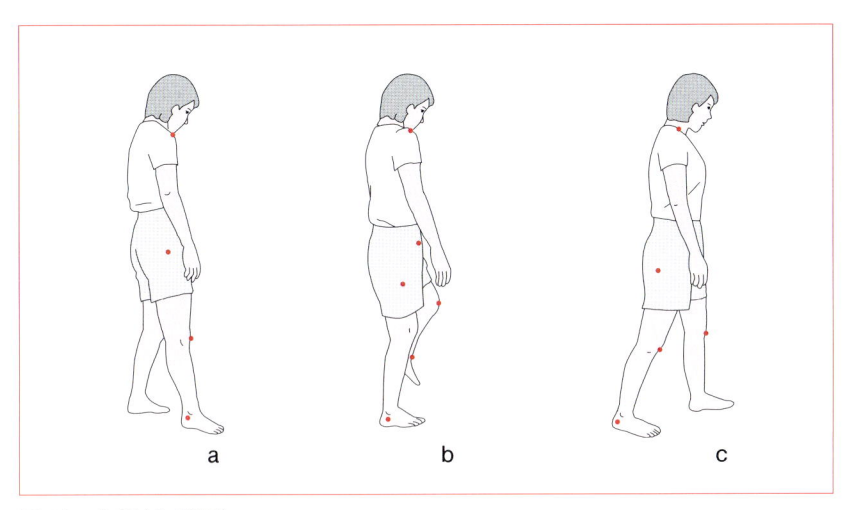

§1. 変形性股関節症（股関節障害） 23

図18 歩行（矢状面）

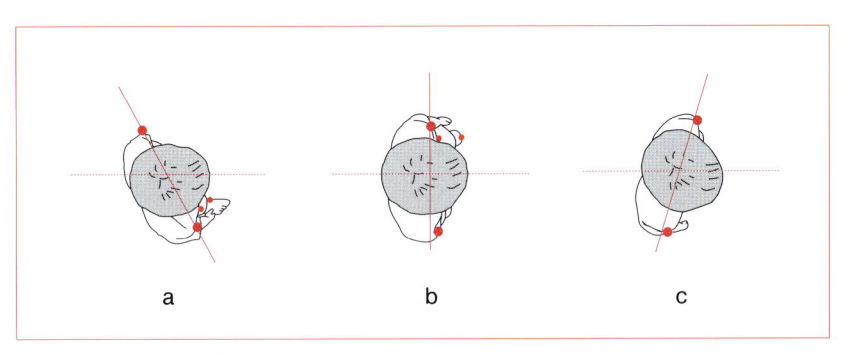

図19 歩行（水平面）

■ 水平面

□ 体幹, 骨盤の回旋は少なく, 振り出しと同時に一体化した回旋が起こりやすい（図19）.

4) 段差昇降の観察（1段の段差を想定）

- 昇り動作と降り動作に分けて観察する．
- 前額面から見た頭部，体幹，骨盤の左右への傾きと重心の位置を観察する．
- 矢状面から見た頭部，体幹，骨盤の前後への傾きと重心の位置を観察する．
- 水平面から見た頭部，体幹，骨盤の回旋を観察する．
- 股関節，膝関節，足関節の位置関係と角度を目測する．
- 動作を模倣する．

a）昇り動作

■ 前額面

□ 患脚からの段差昇り（図20）：重症例ではこの方法は困難である．軽症例では，健脚に体幹を側屈させ上段に患脚を乗せる．動作は下段にある健脚の蹴り上げを主に利用して行う．上段の患脚には十分に重心を移動させることができず，立脚時間は短い．

□ 健脚からの段差昇り（図21）：患脚に重心を移動できず立脚時間が短い．体幹を患側へ側屈しながら，上段へ健脚を乗せる．動作は上段の健脚を主に利用して行う．

■ 矢状面

□ 患脚からの段差昇り（図22）：重心を下段の健脚に残したまま，上段に患脚を乗せる．動作は下段にある健脚の蹴り上げを主に利用して行う．上段の患脚には十分に重心を移動させることができず，立脚時間は短い．

□ 健脚からの段差昇り（図23）：患脚に重心を移動できず立脚時間が短い．動作は体幹を前傾しながら，上段の健脚を主に利用して行う．

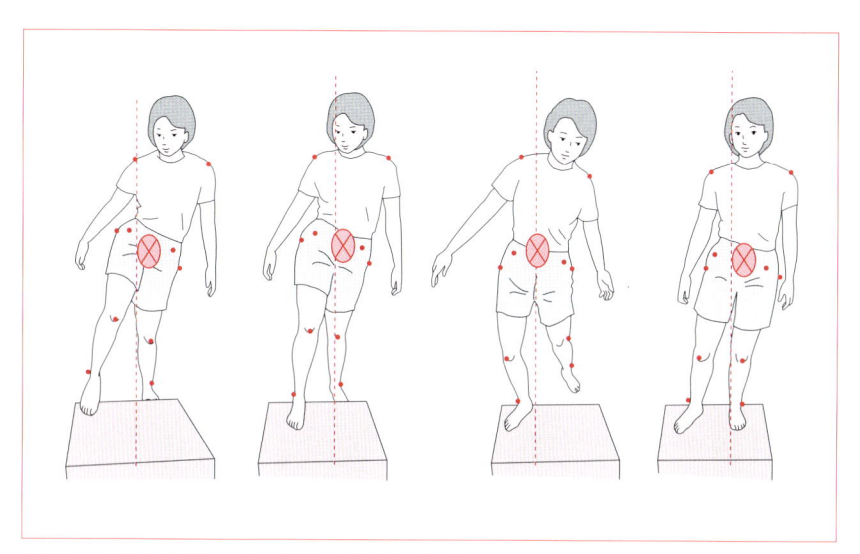

§1. 変形性股関節症（股関節障害） 25

図20 患脚（右脚）からの段差昇り（前額面）

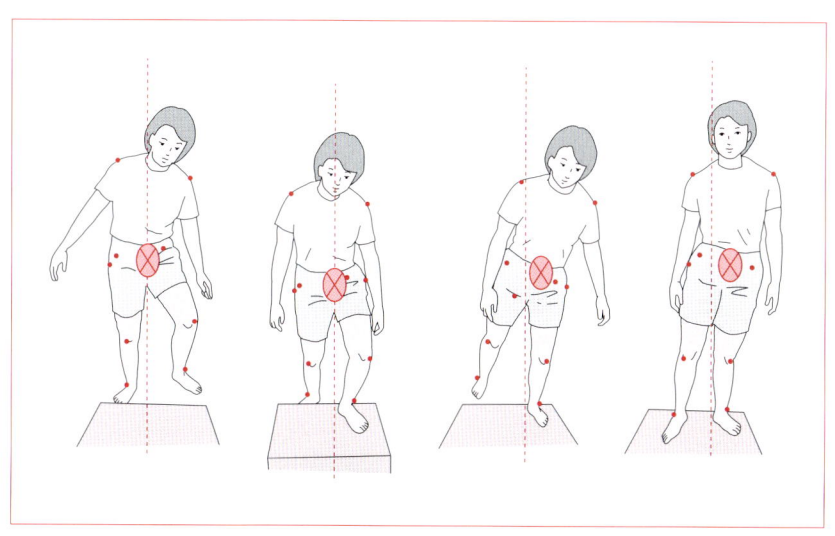

図21 健脚（左脚）からの段差昇り（前額面）

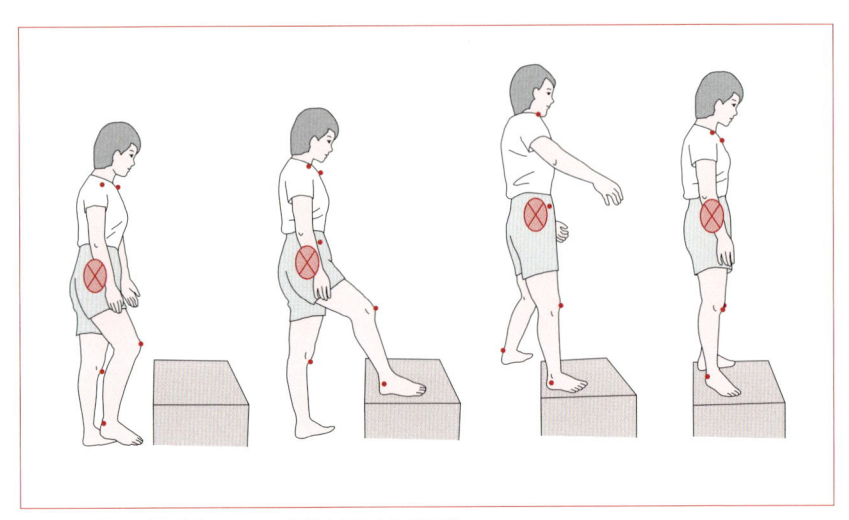

26　第Ⅱ章　疾患・障害別動作分析

図22　患脚（右脚）からの段差昇り（矢状面）

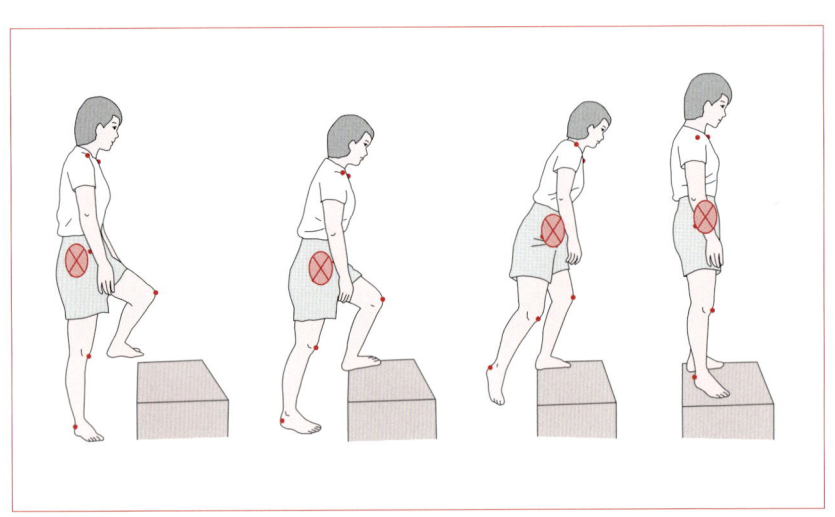

図23　健脚（左脚）からの段差昇り（矢状面）

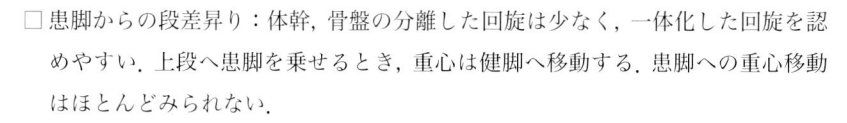

■ 水平面

□ 患脚からの段差昇り：体幹，骨盤の分離した回旋は少なく，一体化した回旋を認めやすい．上段へ患脚を乗せるとき，重心は健脚へ移動する．患脚への重心移動はほとんどみられない．
□ 健脚からの段差昇り：上段へ健脚を乗せるとき，重心は患脚へ移動しにくい．

b）降り動作

■ 前額面

□ 患脚からの段差降り（図 24）：健脚に体幹を側屈させ下段に患脚を降ろす．上段にある健脚に重心を残したまま動作を行う．下段に降ろした患脚の立脚時間は短い．
□ 健脚からの段差降り（図 25）：重症例ではこの方法は困難である．患脚に重心を残しておくことが困難なため，立脚時間が短い．

■ 矢状面

□ 患脚からの段差降り（図 26）：上段にある健脚に重心を残したまま動作を行う．下段に降ろした患脚の立脚時間は短い．
□ 健脚からの段差降り（図 27）：患脚に重心を残しておくことが困難なため，立脚時間が短い．

■ 水平面

□ 患脚からの段差降り：重心は健脚に残したまま動作を行う．患脚を下段へ降ろしたとき，重心は患脚へ移動しにくい．
□ 健脚からの段差降り：体幹，骨盤の分離した回旋は少なく，一体化した回旋を認めやすい．患脚への重心移動はほとんどみられない．

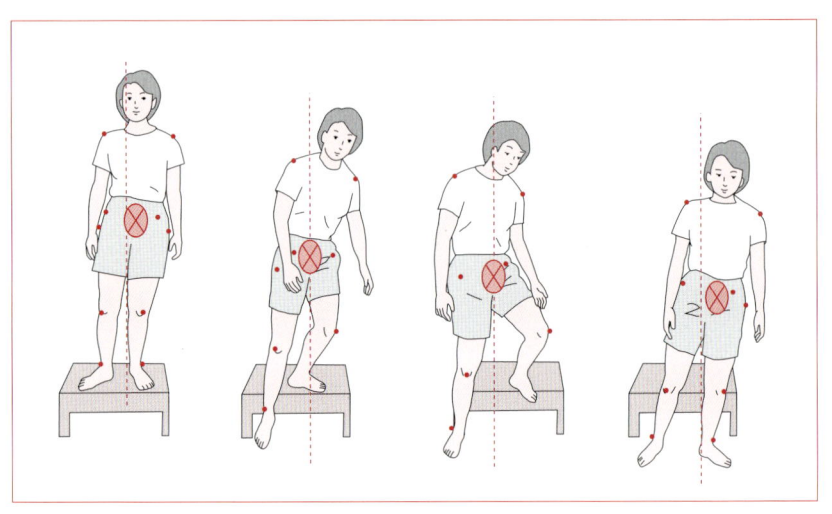

28　第Ⅱ章　疾患・障害別動作分析

図24　患脚（右脚）からの段差降り（前額面）

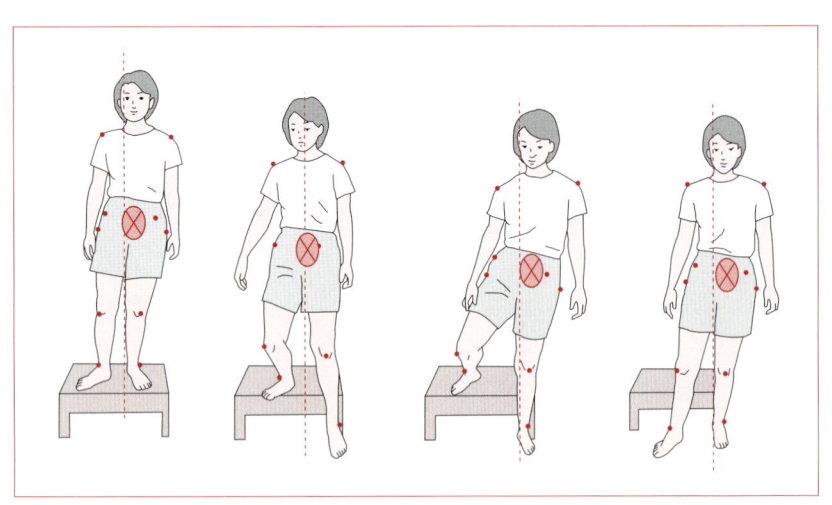

図25　健脚（左脚）からの段差降り（前額面）

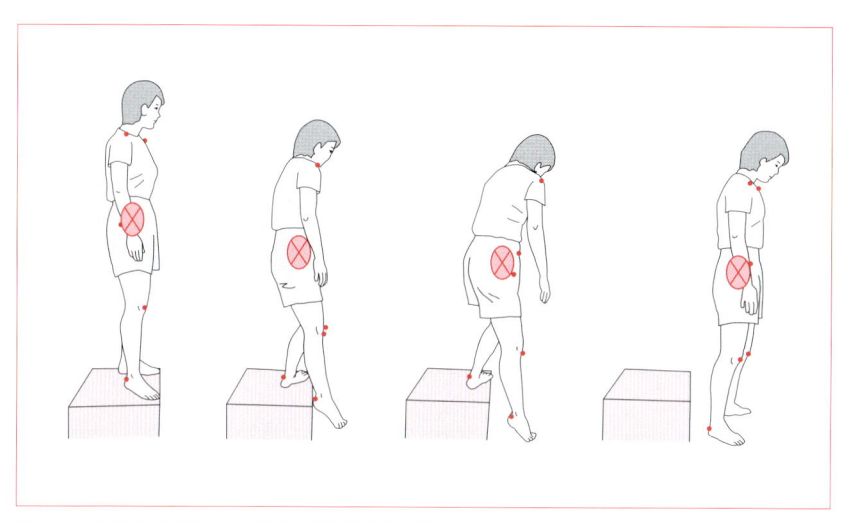

§1. 変形性股関節症（股関節障害）　29

図26　患脚（右脚）からの段差降り（矢状面）

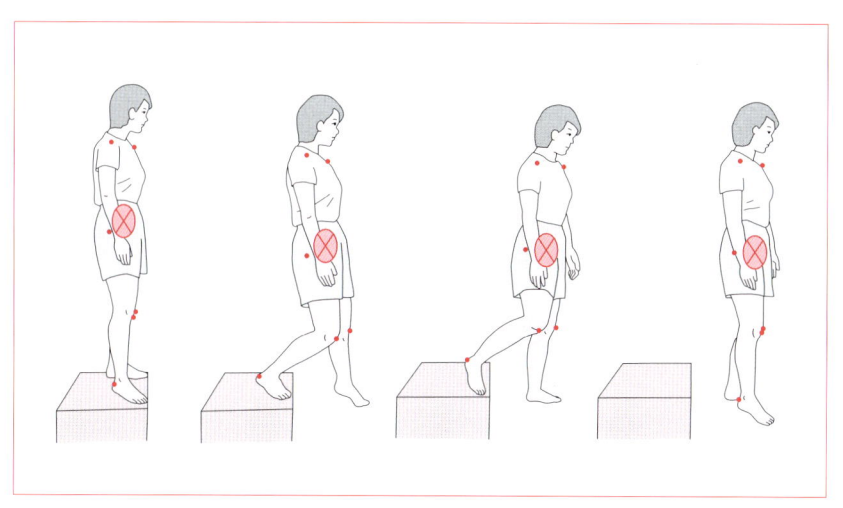

図27　健脚（左脚）からの段差降り（矢状面）

E STEP 4：機能障害・活動制限の抽出

- 機能障害をあげる．
- 姿勢，動作時の活動制限をあげる．

■ 機能障害の抽出ポイント

☐ 股関節裂隙の狭小化，臼蓋・大腿骨頭の変形・亜脱臼，関節面の不適合がみられる．
☐ 頸体角，前捻角，CE角の増大または減少がみられる．
☐ 運動時，荷重時の股関節の疼痛がみられる．
☐ 大腿前面および側面や股関節周囲の圧痛がみられる．
☐ 股関節周囲筋（特に外転筋）の筋力低下がみられる．
☐ 股関節の伸展・外転・内転制限がみられる．
☐ 脚長差（通常は患脚が短い）がみられる．
☐ 腰痛がみられる．
☐ 頭部，体幹，骨盤の傾きによる左右の非対称性がみられる．
☐ 胸椎部後彎と腰椎部前彎の増大がみられる．

■ 活動制限の抽出ポイント

☐ 立位姿勢時の不安定性がみられる．
☐ 立ち上がり，歩行，段差昇降動作時におけるリズムの低下がみられる．
☐ 立ち上がり，歩行，段差昇降動作時におけるスピードの低下がみられる．
☐ 立ち上がり，歩行，段差昇降動作時におけるバランスの低下と不安定性がみられる．
☐ 立ち上がり，歩行，段差昇降動作時には状態に応じて装具，杖，介助がないと困難を要する．
☐ 段差昇降動作時には，状態に応じて手すりがないと困難を要する．

F STEP 5：機能障害・活動制限の関連付け

- STEP4であげた機能障害と活動制限との関連付けを行う．
- 運動学的に運動連鎖を十分に考慮する．
- ほかの要因（内科的，自律神経的，薬物的，精神的要因など）も配慮しながら，機能障害と活動制限の原因を明確にする．
- 動作の優先順位を考慮する．

動作別の関連付け

■ 立位姿勢

- □ 前額面から見ると，股関節（臼蓋と大腿骨頭）の変形による脚長差や荷重痛により骨盤が健脚に傾き，その代償として頭部や体幹が同側および反対側に側屈しやすい．
- □ 矢状面から見ると，股関節の伸展制限により股関節が屈曲位になりやすい．胸椎部は後彎し，腰椎部は前彎しやすい．

■ 立ち上がり動作

- □ 運動時および荷重時痛や関節変形による脚長差を代償して，体幹の前傾や側屈の増大やスピードを変化させて重心移動を行っている．

■ 歩行

- □ 荷重痛により立脚期の時間が短い．
- □ 前額面から見ると，股関節外転筋の筋力低下により，立脚中期に健脚の骨盤の低下または挙上と体幹の同側への側屈（トレンデレンブルグ跛行）がみられる．また，股関節内転の可動域制限により，立脚期で十分に股関節が内転しないと歩隔が広くなり，一歩一歩の重心移動が大きくなりやすい．
- □ 矢状面から見ると，股関節の伸展制限のため，立脚期は体幹が前傾になりやすく，また，立脚後期には，蹴り出しが不十分になりやすい．

- □ 下肢の振り出しは，体幹の側屈と回旋による代償をともないやすい．
- □ 代償動作により，リズムが不規則でスピードが遅くなりやすい．
- □ その結果，バランスが悪く不安定になりやすい．

■ 段差昇降

- □ 患脚から昇り健脚から降りるのは，上段にある下肢（患脚）で体重を支持しなければならないため，困難を要する．
- □ 患脚での立脚時間が短い．
- □ 歩行時よりバランスが悪く安定性に欠けるため，手すりなどを用いることが多い．

G STEP 6：治療への展開

> - 理学療法では，関節可動域運動，筋力増強運動，立ち上がり練習，歩行練習・段差昇降などの ADL 指導が行われる．

■ 運動療法

- □ 関節可動域運動：関節可動域運動は，股関節の運動方向（屈曲−伸展，内転−外転，内旋−外旋）に対して，疼痛（運動時痛，安静時痛，自発痛など）に配慮しながら行う．

〈疼痛がない場合〉患者が自動運動を行う．
〈疼痛が軽度な場合〉疼痛がない可動域は自動運動で行い，疼痛が出現してきたところからは他動（介助）運動で行う．
〈疼痛が重度の場合〉自動運動は行わず，他動（愛護）的に行う．

- □ 筋力強化運動：股関節周囲筋（大殿筋，中殿筋，小殿筋，腸腰筋，内転筋群など）の強化が必要である．特にトレンデレンブルグ跛行の原因（股関節外転筋群の筋力低下）である股関節外転筋（中殿筋，小殿筋）の強化が必要である．

□ 立ち上がり練習：患脚に荷重痛が出現しないように，立ち上がり練習を行う．反動で立ち上がらずに，ゆっくりと動作を行う．

■ ADL 指導

□ 歩行練習：患脚へ荷重がかかる立脚期（立脚中期）に荷重痛が出現する場合は，杖などの歩行補助具を使用して，患脚への荷重量（負担）を軽減する．トレンデレンブルク跛行がみられる場合は，平行棒内や杖を使用して，歩容の改善を行う．また，歩行時の姿勢を患者が見て確認できるように，姿勢矯正鏡などを使用して歩容を改善するように工夫する．
□ 疼痛が出現しないように，日常生活における長距離の連続歩行，階段昇降などの指導をする．
□ 段差昇降練習：昇段時は，上段に健脚を乗せて，健脚の筋力を利用して昇る．降段時は，下段に患脚を降ろし，上段の健脚で踏ん張りながら降りる．

（相馬俊雄）

MEMO

2 変形性膝関節症（膝関節障害）

A 治療に至るまでのフロー

STEP 1 病態の把握と動作の予測

1) 変形性膝関節症の病態や障害の知識を大まかに整理する．
2) 疼痛の部位や種類を把握し，動作との関連性を予測する．
3) 関節変形を把握し，動作との関連性を予測する．
4) 関節可動域制限を把握し，動作との関連性を予測する．
5) 動作制限や跛行を把握する．

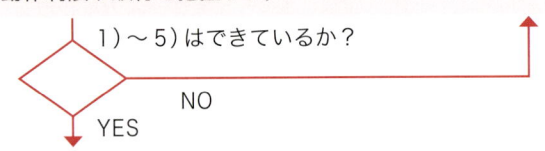

1）〜5）はできているか？ NO → / YES ↓

STEP 2 動作の大まかな観察（気づきの作業）

6) 荷重をともなう立位，立ち上がり，歩行，階段昇降動作に着目する．
7) 対称性，リズム，スピード，バランス，自立度，安定性，代償の有無を観察する．
8) 動作変化の有無を観察する（異常への気づき）．
9) 正常動作との比較作業を行う．
10) 姿勢，動作の模倣を行う．

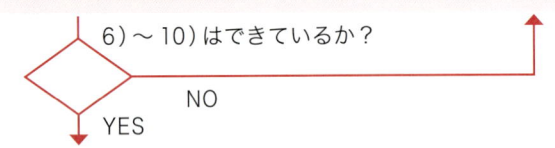

6）〜10）はできているか？ NO → / YES ↓

STEP 3 動作の細かな観察

11) 立位，立ち上がり，歩行，階段昇降動作における頭部，体幹，骨盤の姿勢・位置（傾きや回旋）を観察する．
12) 膝関節と隣接した関節の位置関係（角度）を観察する．
13) 3方面（前額面・矢状面・水平面）から観察する．
14) 動作の模倣を再度行う．

15) 立位の観察 11)～14) を行う．
16) 立ち上がりの観察 11)～14) を行う．
17) 歩行の観察 11)～14) を行う．
18) 階段昇降の観察 11)～14) を行う．

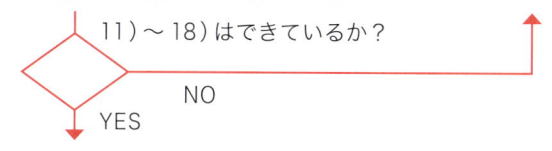

◇ 11)～18) はできているか？
　NO →
　YES ↓

STEP 4 機能障害・活動制限の抽出

19) 姿勢・動作時の機能障害をあげる．
20) 姿勢・動作時の活動制限をあげる．

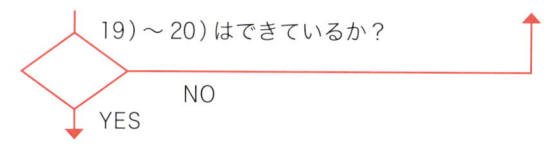

◇ 19)～20) はできているか？
　NO →
　YES ↓

STEP 5 機能障害・活動制限の関連付け

21) STEP4 であげた機能障害と活動制限との関連付けを行う．
22) 運動学的には，運動連鎖を十分に考慮する．
23) ほかの要因（精神的要因など）も考慮しながら，機能障害と活動制限の原因を明確にする．
24) 動作の優先順位を考慮する．

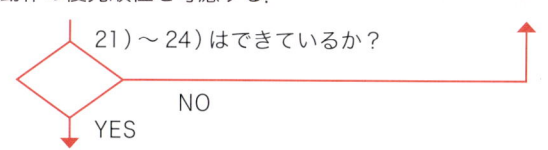

◇ 21)～24) はできているか？
　NO →
　YES ↓

STEP 6 治療への展開

25) STEP4・5 であげた機能障害と活動制限に対するスタンダードな治療を展開する．

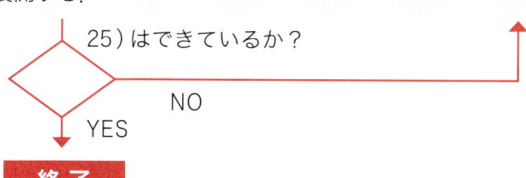

◇ 25) はできているか？
　NO →
　YES ↓

終 了

B STEP 1：病態の把握と動作の予測

- 変形性膝関節症の病態や障害の知識を大まかに整理する．

☐ 膝に疼痛，関節変形，関節可動域制限を認め，動作制限，跛行などの症状を呈する．
☐ X線上，膝内側の裂隙の狭小化を認める（**図1**）．
☐ 関節変形は大腿骨と頸骨の内側面に荷重が集中したO脚変形が多い．
☐ 50歳代以降の女性に多い（男女比1：4）．
☐ 関節軟骨の変性や磨耗の程度による分類がある（**表1**）．

- 疼痛の部位や種類を把握し，動作との関連性を予測する．

☐ 運動時・荷重時痛が多く，特に膝前面や膝内側，鵞足炎部にみられやすい．
☐ 股関節前面（上前腸骨棘周囲筋）の圧痛や腰痛をともなうことがある．
☐ 回外足による足関節部の痛みも，ときに認める．
☐ 下腿筋の静脈還流不全による痛みをともなうことも多い（下腿内側部の圧痛をともなう）．
☐ 痛みを逃避するため，荷重をともなう移乗や移動動作に大きく影響する．

- 関節変形を把握し，動作との関連性を予測する．

☐ 大腿骨軸と下腿骨軸のなす角度（大腿頸骨角：FTA）の増大がみられやすい．
☐ FTAの正常は170°である．
☐ 膝の中心が外側に変位するO脚（内反膝）が多い．
☐ 下腿の内捻，内反膝，股関節・足関節・足部の機能不全のほかに半月板や靱帯の障害による不安定膝に起因することもある．
☐ 骨性，軟部組織性の変形・変性により隣接の関節（股関節，足関節）を含めた全身のアライメントに影響する．

§2. 変形性膝関節症（膝関節障害）

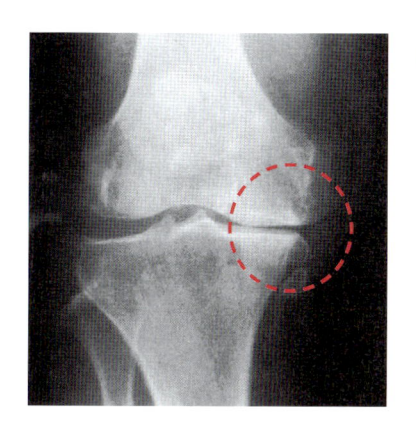

図1　膝内側の狭小化像

膝内側の裂隙の狭小化を認める．

表1　変形性膝関節症の分類

Grade	X線所見
0	正常
1	骨硬化像または骨棘
2	関節裂隙の狭小化（3mm以下）
3	関節裂隙の閉鎖または亜脱臼
4	荷重面の摩耗または欠損（5mm以下）
5	荷重面の摩耗または欠損（5mm以上）

関節軟骨の変性や磨耗の程度による分類（渡辺，伊丹による）

- 関節可動域制限を把握し，動作との関連性を予測する．

☐ 膝関節の屈曲・伸展制限，特に運動時痛による制限が多い．
☐ ときに股関節伸展，足関節背屈・外反制限をきたす．
☐ 痛みをともないながら，隣接の関節の可動域にも影響する．

- 動作制限や跛行を把握する．

☐ 立ち上がり動作，階段昇降など膝への荷重痛をともなう動作の制限が多い．
☐ 体幹を側屈するデュシャンヌ跛行を呈することが多い．

- □ 痛みが強いときは重心が後方にあり，体幹の代償運動で立ち上がる．
- □ 痛みが強くなると，体幹の側方移動による重心移動により歩行を代償する．

C STEP 2：動作の大まかな観察（気づきの作業）

- 荷重をともなう立位，立ち上がり，歩行，階段昇降動作に着目する．
- 対称性，リズム（滑らかさ），スピード，バランス，安定性，代償の有無を観察する（異常への気づき）．
- 正常動作との比較作業を行う．
- 姿勢，動作の模倣を行う．

■ 姿勢，動作における左右の非対称性（図2）

- □ 頭部，体幹，骨盤の傾きの有無をみる．
- □ 膝のO脚変形の有無をみる．

■ 姿勢，動作における前後の異常（図3）

- □ 胸椎部，腰椎部の彎曲異常の有無をみる．
- □ 股関節，膝関節の伸展状態（伸びているかどうか）の有無をみる．

■ 動作におけるリズム（滑らかさ）の異常

- □ 立ち上がり，歩行，階段昇降動作時における左右の非対称性や前後の異常の増強をみる．
- □ そのときの各動作の滑らかさの異常をみる．

■ 動作におけるスピードの異常

- □ 立ち上がり，歩行，階段昇降動作時における左右の非対称性や前後の異常の増強をみる．
- □ そのときの各動作のスピードの異常をみる．

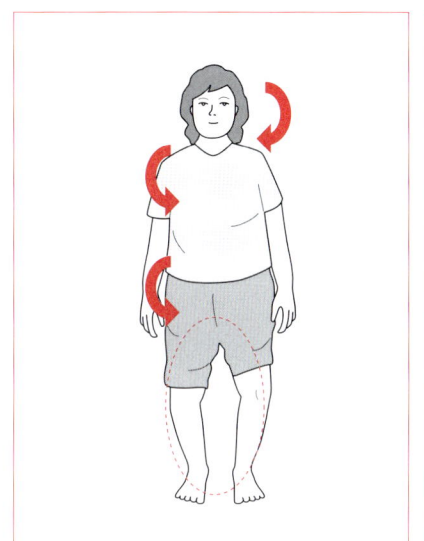

§2. 変形性膝関節症（膝関節障害）　39

図2　左右の非対称性

頭部，体幹，骨盤の傾きの有無をみる．
膝のO脚変形の有無をみる．

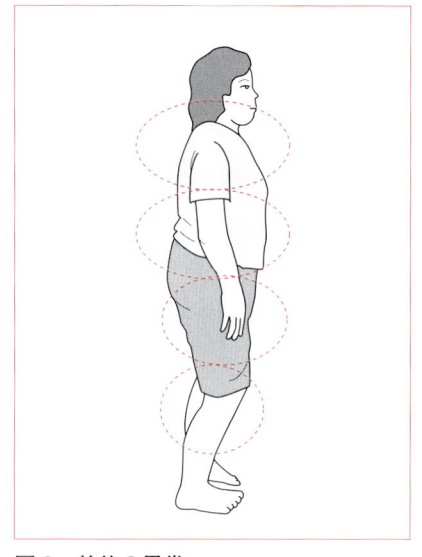

図3　前後の異常

胸椎部，腰椎部の彎曲異常の有無をみる．
股関節，膝関節の伸展状態（伸びているかどうか）の有無をみる．

■動作におけるバランスの異常と安定性の有無

☐ 立ち上がり，歩行，階段昇降動作時における左右の非対称性や前後の異常の増強をみる．
☐ そのときの各動作のバランスの異常と安定性の有無をみる．

■動作における代償の有無

☐ 立ち上がり，歩行，階段昇降動作時における左右の非対称性や前後の異常の増強をみる．
☐ そのときの各動作の代償の有無をみる．

D | STEP 3：動作の細かな観察

- 立位，立ち上がり，歩行，階段昇降動作における頭部，体幹，骨盤の位置関係（傾きや彎曲方向）を観察する．
- 膝関節と隣接した関節（股関節，膝関節）の位置関係（変形や角度）を観察する．
- 3方面（前額面・矢状面・水平面）から観察する．
- 動作の模倣を再度行う．

3方面からみるポイント（ランドマーク）

■ 前額面

- □ 頭部の傾きは，左右の目か耳垂を結んだ線を基準とする．
- □ 体幹の傾きは左右の肩峰を結んだ線，または左右の上肢の位置（指尖の位置）を結んだ線を基準とする．
- □ 骨盤の傾きは左右の上前腸骨棘を結んだ線，または膝蓋骨中央を結んだ線を基準とする．

■ 矢状面

- □ 頸椎部，胸椎部，腰椎部に分けて前後への彎曲状態をみる．
- □ 上前腸骨棘と上後腸骨棘を結んだ線の中点と肩峰を結んだ線，大腿長軸，下腿長軸の位置関係により股関節や膝関節の状態をみる．

■ 水平面

- □ 回旋は進行方向と直角に交わる線と両側の耳垂を結んだ線，両側の肩峰を結んだ線，両側の上前腸骨棘を結んだ線を基準とする．

1) 立位の観察

- 前額面からみた頭部, 体幹, 骨盤の左右への傾きを観察する.
- 矢状面からみた頸椎部, 胸椎部, 腰椎部の彎曲方向を観察する.
- 水平面からみた頭部, 体幹, 骨盤の左右への回旋を観察する.
- 股関節, 膝関節, 足関節の位置関係とその角度を測定(目測)する.
- 立位姿勢を模倣する.

■ 前額面

☐ 痛みの強い膝側に骨盤, 体幹が傾き, 頭部が反対側に傾いたり, 骨盤は同側で体幹, 頭部が反対側に傾いたりしやすい (**図4**).
☐ 痛みの強い膝側に骨盤が傾きやすい.
☐ 股関節の外旋, 下腿の内反外旋, 足部の回外になりやすい.
☐ このとき, 重心は足底外側に移動しやすい.
☐ ときに下腿の内反内旋, 足部の回内になりやすい.
☐ このとき, 内側縦アーチが崩れやすい.
☐ ときに下腿の内捻(大腿骨に対して脛骨が内側にねじれる)を認める.

■ 矢状面(図5)

☐ 胸椎部に後彎の増大(円背)と腰椎部の前彎を認めやすい.
☐ 膝関節や股関節の伸展制限を認めやすい.

■ 水平面

☐ 骨盤や体幹が痛みの強い膝側と反対側に回旋しやすい.

図4 立位（前額面）
a 痛みの強い膝側（右側）に骨盤，体幹が傾き，頭部が反対側に傾きやすい．
b 痛みの強い膝側（右側）に骨盤が傾き，体幹，頭部が反対側に傾きやすい．

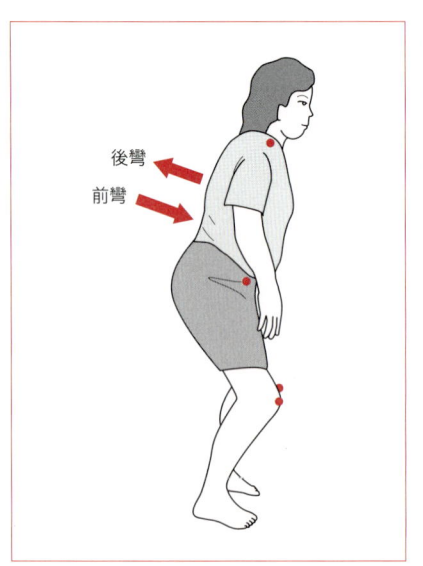

図5 立位（矢状面）
胸椎部に後彎の増大（円背）と腰椎部の前彎を認めやすい．

膝関節や股関節の伸展制限を認めやすい．

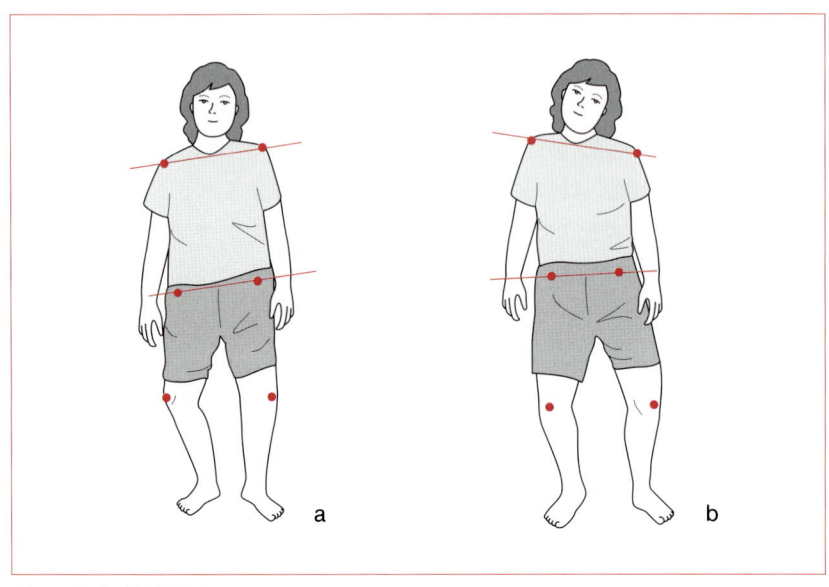

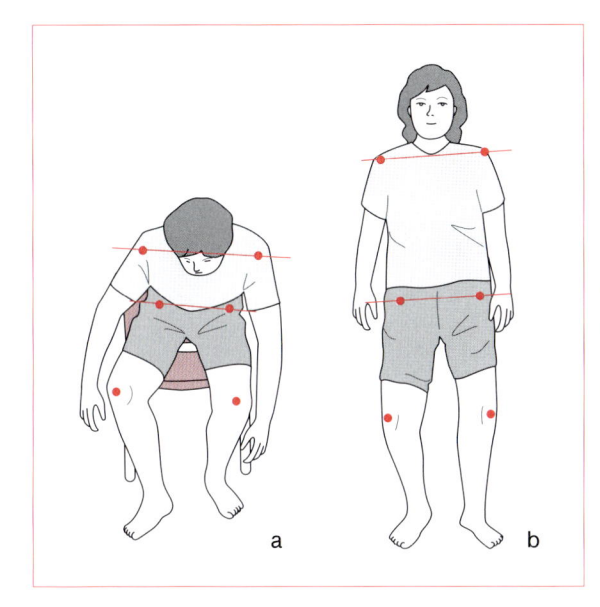

§2. 変形性膝関節症（膝関節障害） 43

図6 立ち上がり（前額面）

動作前半で頭部, 体幹, 骨盤が正中位になりやすい．

a 動作中盤で頭部, 体幹, 骨盤が痛みの強い膝（右側）の反対側に傾き, 重心も同側に乗りやすい．

b 動作後半で頭部, 体幹, 骨盤が再度正中位や立位前額面の姿勢になりやすい．

2）立ち上がりの観察

- 動作の前半, 中盤, 後半に分けてみる．
- 前額面からみた頭部, 体幹, 骨盤の左右への傾きと重心の位置を観察する．
- 矢状面からみた頭部, 体幹, 骨盤の前後への傾きと重心の位置を観察する．
- 水平面からみた頭部, 体幹, 骨盤の左右への回旋を観察する．
- 股関節, 膝関節, 足関節の位置関係と角度を目測する．
- 立ち上がり動作を模倣する．

■ 前額面（図6）

☐ 動作前半で頭部, 体幹, 骨盤が正中位になりやすい．
☐ 動作中盤で頭部, 体幹, 骨盤が痛みの強い膝の反対側に傾き, 重心も同側に乗りやすい．
☐ 動作後半で頭部, 体幹, 骨盤が再度正中位や立位前額面の姿勢になりやすい．

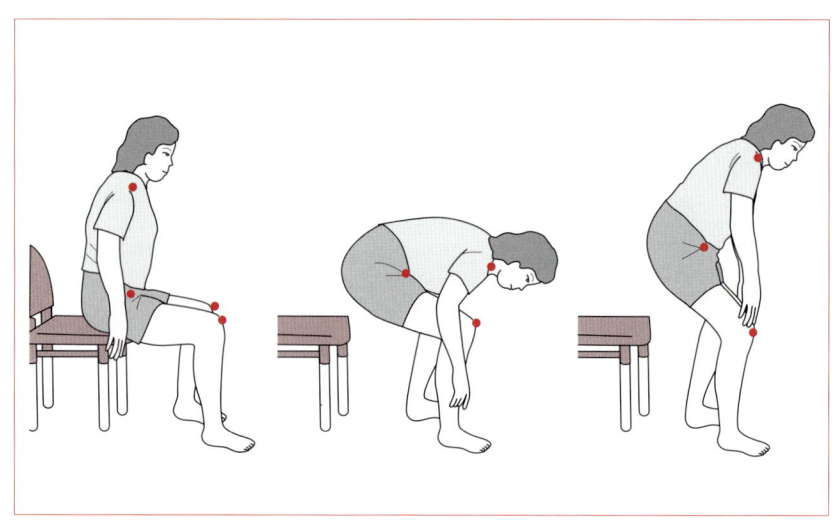

図7 立ち上がり（矢状面）

殿部を後方に引き重心が後方に残り，上肢の振りや体幹の大きな前屈を認めやすい．
股関節の屈曲角度が，立ち上がり動作にともない増加しやすい．

■ 矢状面（図7）

☐ 殿部を後方に引き重心が後方に残り，上肢の振りや体幹の大きな前屈を認めやすい．
☐ 股関節の屈曲角度が立ち上がり動作にともない増加しやすい．

■ 水平面

☐ 骨盤や体幹が痛みの強い膝側と反対側に回旋しやすい．

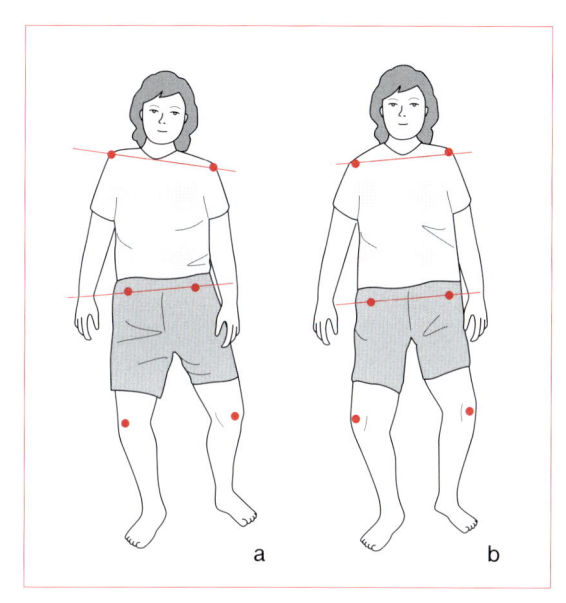

図8 歩行（前額面）

a 踵接地から立脚中期に痛みの強い膝側（右側）に骨盤が傾き，体幹，頭部は反体側に傾きやすい．

b 痛みが軽度な症例では痛みが強い膝側に骨盤，体幹が傾きやすい．

3）歩行の観察

- 踵接地，立脚中期，踵離地に大きく分けて観察する．
- 前額面からみた頭部，体幹，骨盤の左右への傾きと重心の位置を観察する．
- 矢状面からみた頭部，体幹，骨盤の前後への傾きを観察する．
- 水平面からみた頭部，体幹，骨盤の左右への回旋を観察する．
- 股関節，膝関節，足関節の位置関係と角度を目測する．
- 歩行動作を模倣する．

■ 前額面（図8）

☐ 踵接地から立脚中期に痛みの強い膝側に骨盤が傾き，体幹，頭部は反体側に傾きやすい．

☐ このとき，踵接地から立脚中期相が短く，痛みの強い膝と反対側への重心移動を認めやすい．

☐ ときに膝の痛みが軽度な症例では，前額面において踵接地から立脚中期に痛みの強い膝側に骨盤や体幹が傾きやすい．

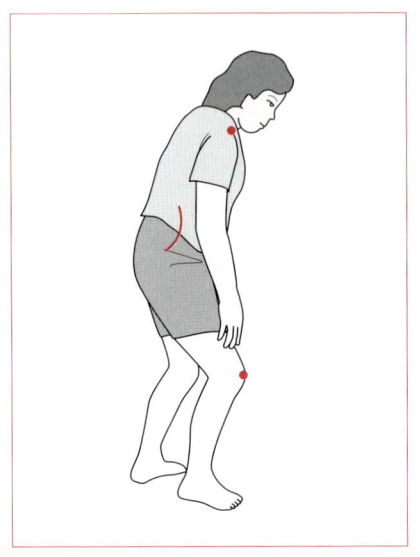

図9　歩行（矢状面）

重心が後方に位置しやすく，腰椎の前彎が増強しやすい．
股関節や膝関節が伸展制限しやすい．

図10　歩行（水平面）

体幹，骨盤の回旋は少なく一体化した回旋が起こりやすい．

□ このとき，膝の外側への移動（thrust現象）と痛みの強い膝側への重心移動を認めやすい．

■ 矢状面（図9）

□ 重心が後方に位置しやすく，腰椎の前彎が増強しやすい．
□ 股関節や膝関節が伸展制限しやすい．

■ 水平面（図10）

□ 体幹，骨盤の回旋は少なく一体化した回旋が起こりやすい．

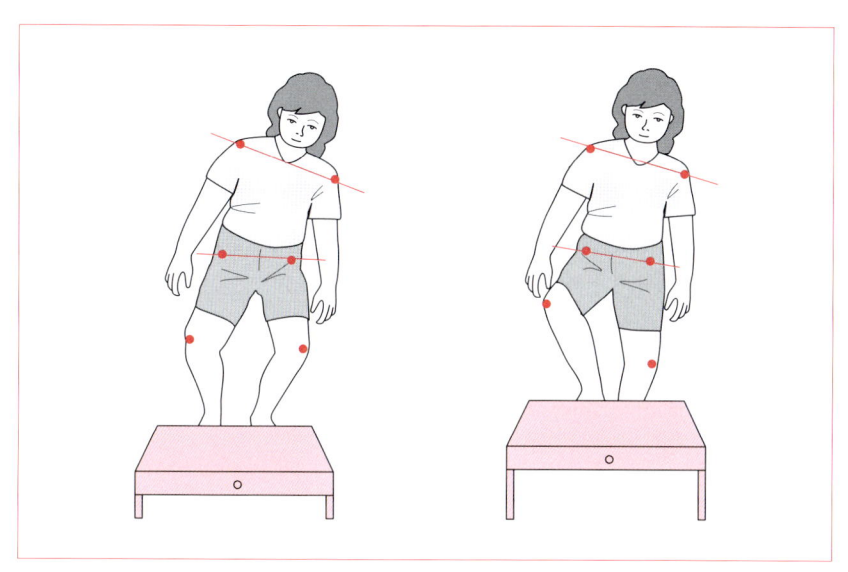

§2. 変形性膝関節症（膝関節障害） 47

図 11 階段昇降（前額面）

階段昇降での前額面からみた頭部，体幹，骨盤の左右への傾きと重心の位置を観察する．左右への体幹の側屈による重心移動を認めやすい．

4）階段昇降の観察

- 昇る動作と降りる動作に分けて観察する．
- 前額面からみた頭部，体幹，骨盤の左右への傾きと重心の位置を観察する（図11）．
- 矢状面からみた頭部，体幹，骨盤の前後への傾きを観察する．
- 水平面からみた頭部，体幹，骨盤の左右への回旋を観察する．
- 股関節，膝関節，足関節の位置関係と角度を目測する．
- 階段昇降動作を模倣する．

■ 昇る動作時

☐ 前額面では，膝の痛みの軽症例では一足一段歩行であるが，重度例では二足一段歩行で痛みの強い膝側から段に振り出しやすい．

□ 昇る動作時に矢状面，前額面では，重心が後方に残りやすく，股関節の屈曲の増大と体幹の前屈および左右への体幹の側屈による重心移動を認めやすい．

■ 降りる動作時

□ 前額面では，二足一段歩行が多く痛みの強い膝側から段に振り出しやすい．
□ 矢状面，前額面では，重心が後方に残りやすく，体幹の前屈と左右への体幹の側屈による重心移動を認めやすい．

■ 昇降動作時

□ 水平面では，体幹，骨盤の分離した回旋は少なく，一体化した回旋を認めやすい．

E STEP 4：機能障害・活動制限の抽出

- 姿勢，動作時の機能障害をあげる．
- 姿勢，動作時の活動制限をあげる．

■ 機能障害の抽出ポイント

□ 膝内側の狭小化
□ 運動時，荷重時の膝前面や内側部の痛み
□ 股関節前面（上前腸骨棘周囲の筋）や下腿内側の圧痛
□ 腰痛
□ 荷重時の足背部の痛み
□ 下腿が内反し FTA が増大
□ 股関節，膝関節の伸展制限
□ 頭部，体幹，骨盤の傾きによる左右の非対称性
□ 胸椎部後彎と腰椎部前彎の増大

■ 活動制限の抽出ポイント

□ 立位姿勢時の不安定性

§2. 変形性膝関節症（膝関節障害）

- ☐ 立ち上がり，歩行，階段昇降動作時におけるリズムの低下
- ☐ 立ち上がり，歩行，階段昇降動作時におけるスピードの低下
- ☐ 立ち上がり，歩行，階段昇降動作時におけるバランスの低下と不安定性
- ☐ 立ち上がり，歩行，階段昇降動作時には状態に応じて装具，杖，介助がないと困難を要する．
- ☐ 階段昇降動作時には，状態に応じて手すりがないと困難を要する．

F　STEP 5：機能障害・活動制限の関連付け

- STEP 4 であげた機能障害と活動制限との関連付けを行う．
- 運動学的には運動連鎖を十分に考慮する．
- ほかの要因（内科的，自律神経的，薬物的，精神要因など）も配慮しながら機能障害と活動制限の原因を明確にする．
- 動作の優先順位を考慮する．

動作別の関連付け

■ 立位姿勢

- ☐ 下腿の内反変形と膝関節の伸展制限により骨盤が同側に傾き，その代償として頭部や体幹が反体側に傾きやすい．
- ☐ 下腿の内反，外旋により足部が回外足になりやすい．
- ☐ 膝の伸展制限により股関節の伸展制限をひき起こし，さらに重心を保つために腰椎の前彎と胸椎の後彎を増大させている．
- ☐ 以上より母趾に体重が乗りにくく，股関節や膝関節の伸展制限により常に筋が収縮しているといった非効率的でアンバランスな状態となりやすい．

■ 立ち上がり動作

- ☐ 膝関節の痛みや可動域制限を代償して，体幹の前傾や股関節の屈曲の増大により重心移動を行っている．この代償は膝の痛みや可動域に依存している．

■ 歩行

☐ 体幹や頭部の傾きの方向は膝の痛みの強さに依存する．
☐ 下肢の振り出しは体幹の側屈による代償をともないやすい．
☐ 代償動作によりリズムが不規則でスピードが遅くなりやすい．
☐ 結果，バランスが悪く不安定になりやすい．

■ 階段昇降

☐ 昇りよりも降りる動作では，遠心性の筋収縮が必要なため，動作に困難を要する．
☐ 歩行時よりもバランスが悪く安定性に欠けるため，手すりなどを用いることが多い．

G STEP 6：治療への展開

- 理学療法では，膝関節の痛みに配慮しながら，関節モビライゼーション，関節可動域運動，筋力強化運動を行う．さらに膝関節へのストレスに配慮したADL指導を行う．
- また必要に応じて膝関節と足関節のアライメント矯正のために装具療法を行う．

■ 運動療法

☐ 関節モビライゼーション：膝蓋骨の内側・外側方向，近位・遠位方向への関節モビライゼーションを行う．さらに大腿骨に対する下腿骨の関節包内運動である関節のあそび(joint play)の確保が必要である．
☐ 関節可動域運動：日常生活上，膝の伸展制限が問題となる．痛みに配慮し膝関節の生理的な回旋運動を理解させながら膝の屈曲・伸展運動を行う．
☐ 筋力強化運動：膝関節伸展筋力の増強運動が必要であり，等尺性収縮を用いる方が安全かつ効率的である．まずパテラセッティングにより，大腿四頭筋の筋出力効率を増加させる．また，膝関節周囲筋力のバランスが重要なため，大腿四頭筋

とハムストリングスのバランスのとれた筋力増強運動が必要である．さらに，膝関節のアライメントに大きな影響を与える股関節周囲筋力の増強運動も重要である．筋力増強運動を行う上での重要なことは，関節および筋肉を調整した上で痛みが出ない状態で運動を行うことである．

■ADL指導

□ 体重増加が膝関節へのストレスとなり，疼痛誘発の原因にもなるため，体重コントロールの指導をする．
□ 立ち上り動作や階段昇降など，疼痛誘発の動作を避けるように指導をする．必要に応じて杖を利用して痛みの誘発を避ける．

■その他

□ 装具療法：O脚変形が顕著で足部が強い内反（回外足）を呈している場合は，外側楔状足底板により足部を外反（回内足）させ，膝関節内側への圧迫を軽減させる．また膝装具により膝関節の安定性を向上させ，アライメント矯正により膝関節内側面の負荷を軽減させる．

（佐藤成登志）

MEMO

3 足部障害

A 治療に至るまでのフロー

STEP 1 病態の把握と動作の予測

1) 足部の機能を理解する.
2) 足部障害の病態や障害の知識を大まかに整理する.
3) 疼痛の部位や種類を把握し, 動作との関連性を予測する.
4) 関節可動域や筋力を確認し, 動作との関連性を予測する.
5) 動作制限や跛行を把握する.

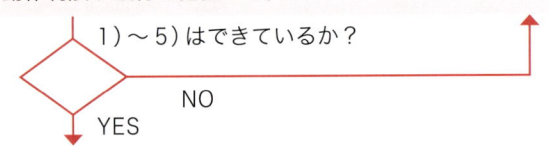

1）〜5）はできているか？
NO
YES

STEP 2 動作の大まかな観察（気づきの作業）

6) 荷重を伴う立位, 片脚立ち, 歩行, スクワット動作に着目する.
7) 対称性, リズム, スピード, バランス, 代償の有無を観察する.
8) 正常動作との比較を行う.
9) 姿勢, 動作の模倣を行う.

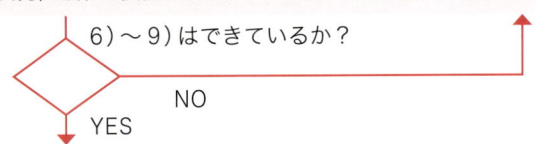

6）〜9）はできているか？
NO
YES

STEP 3 動作の細かな観察

10) まず立位姿勢の観察から開始し, 大まかな姿勢観察で得られた印象を各部位ごとに検証しながら足部障害との関連性を考察する.
11) 次に片脚立ち, 歩行, スクワット動作などの重心移動を必要とする肢位, 動作を分析し, これまでの評価で得られた情報との関連性を考察する.
12) 股関節, 膝関節, 足関節, 足部の位置関係を観察する.

13) 動作時の各関節における可動範囲を比較することで代償動作や筋の動員パターンを推測し，詳細な評価へつなげる．
14) 再度姿勢，動作の模倣を行う．

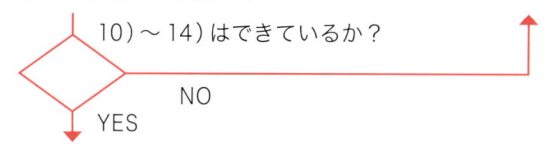

10)～14)はできているか？ NO / YES

STEP 4 機能障害・活動制限の抽出

15) 機能障害をあげる．
16) 活動制限をあげる．

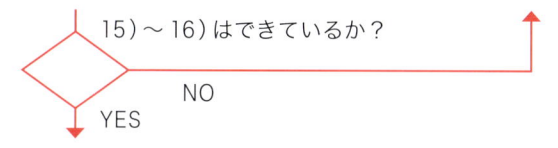

15)～16)はできているか？ NO / YES

STEP 5 機能障害・活動制限の関連付け

17) STEP4であげた機能障害と活動制限との関連づけを行う．
18) 運動連鎖を考慮する．
19) 他の要因（心理社会的要因，中枢神経感作など）も考慮しながら機能障害と活動制限の原因を明確にする．

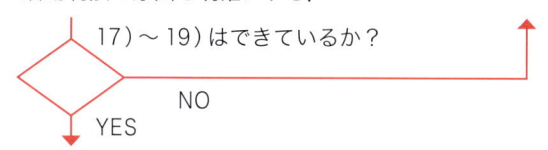

17)～19)はできているか？ NO / YES

STEP 6 治療への展開

20) STEP4・5であげた機能障害と活動制限に対するスタンダードな治療を展開する．

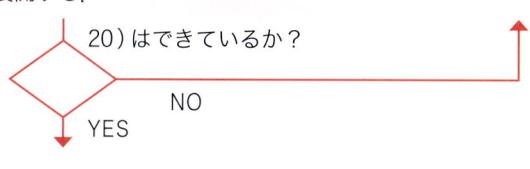

20)はできているか？ NO / YES

終了

B STEP 1：病態の把握と動作の予測

- 足部の機能を理解する．

☐ 多くの骨から構成される足部は，後足部，中足部，前足部に分類すると理解しやすい（図1）．
☐ 距腿関節は機能的に蝶番関節であり，背屈と底屈が主運動である．
☐ 距骨下関節は多軸性の関節でありその運動は複雑であるが，臨床上は前額面上での回内外運動と考えてよい．
☐ 距骨下関節が回内することによって足部の柔軟性が増し，回外することによって安定性が増す．
☐ トラス機構，ウィンドラス機構によって足部の安定性がコントロールされる．
☐ 歩行立脚時には，ヒールロッカー，アンクルロッカー，フォアフットロッカーの，3つのロッカーファンクションが重要である[1]（図2）．

- 足部障害の病態や障害の知識を大まかに整理する．

☐ 足部では，捻挫，腱症，滑液包炎，疲労骨折，神経拘厄などのさまざまな病理変化によって疼痛を主体とした機能障害が生じる．

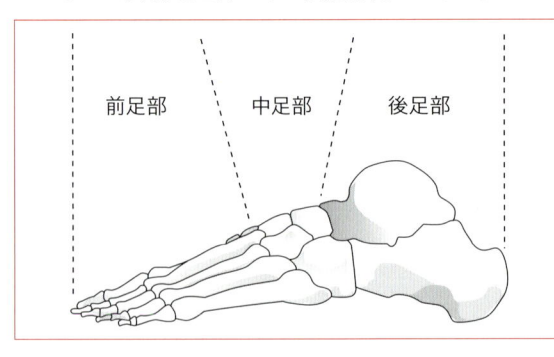

図1　足部側面像

臨床では後足部（踵骨，距骨），中足部（舟状骨，楔状骨，立方骨），前足部（指節骨）に分類すると理解しやすい．

§3. 足部障害

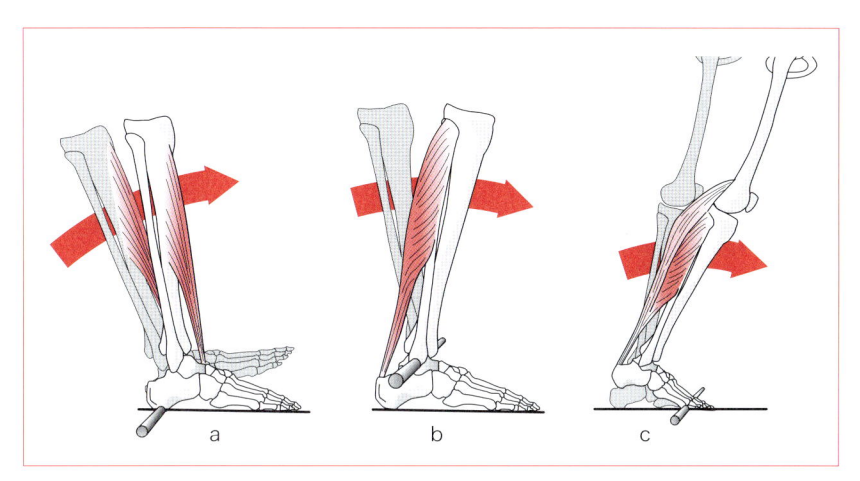

図2 立脚時に生じるロッカーファンクション

重力によって下方に向かう身体重量を前方への運動に変換する機能．(a) ヒールロッカー：前脛骨筋の遠心性収縮によって下腿を前方に回転させる．(b) アンクルロッカー：下腿三頭筋の遠心性収縮にて下腿の前傾を制御．(c) フォアフットロッカー：さらに強い下腿三頭筋の作用により，下腿の前傾とともに踵が床から離れる．これら3つのロッカーファンクションにより，ロッキングチェアーようにスムーズに前方への運動が行われる[1]．

- □ 後足部では足底筋膜炎，脂肪体挫創などが頻発するが，内，外側踵骨神経の拘厄，距骨の疲労骨折などの可能性もある．成長期においては踵骨骨端症が代表的な疾患である．
- □ 中足部では足関節捻挫に伴う横足根関節部の損傷や有痛性外脛骨が多発するほか，疲労骨折や腱症も少なくない．
- □ 前足部では中足骨疲労骨折，外反母趾，モートン神経腫などが代表的である．
- □ 足部障害は距骨下関節，横足根関節のアライメント異常や不安定性による扁平足障害が関連する場合が多い．

- 疼痛の部位や種類を把握し，動作との関連性を予測する．

☐ 足部障害の多くは荷重時に疼痛が発生することが多く，姿勢異常や跛行を呈することが多い．
☐ 痛みが存在する直下の組織が痛みの原因となっている可能性を考える．
☐ 疼痛部位に関連痛を出現させる可能性のある組織の病理を考える．
☐ 炎症の初期段階（炎症期）では持続的な疼痛があり，出血を伴う場合には拍動に合わせて痛みが生じる．
☐ 軽度から中等度の腱症では朝に痛みが出現し，その後活動を続けていると疼痛が軽減もしくは消失することが多い．
☐ 骨のアライメント異常などの機械的な刺激が疼痛の原因であれば，刺激と痛みの反応がはっきりとあらわれることが多い．
☐ 疼痛の部位やそのメカニズムによって疼痛回避姿勢もしくは動作が異なるため，足部だけではなく，全身のアライメントや動作を観察する必要がある．
☐ 過去に捻挫などの外傷既往があり，それが治癒しきらず慢性疼痛におちいった場合，複合性局所疼痛症候群（complex regional pain syndrome：CRPS）をはじめとした中枢神経性原性疼痛を考慮し，姿勢，動作を観察する必要がある．

- 関節可動域や筋力を確認し，動作との関連性を予測する．

☐ 軽度の背屈制限が認められることが多く，この場合荷重時に距腿関節の背屈を代償するために距骨下関節の運動が早期に出現し，下腿を内側方向へ誘導する結果となり，Knee-in Toe out を生じやすくなる．
☐ 後足部を固定して中足部を回内させた場合，正常であればわずかな運動しか生じないが，内側縦アーチが破綻している症例ではバネ靱帯の機能異常により，過剰に回内する（図3）．足部障害を呈する患者の多くにみられる徴候である．
☐ 疼痛によって内在筋，外来筋が抑制され，筋のインバランスを生じたり筋力低下をきたしたりする．

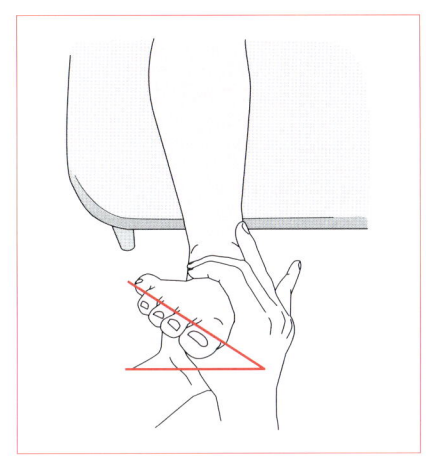

図3 足部障害患者のバネ靱帯テスト

後足部を固定した状態で中足部を回内させた際,正常では後足部と中足部の足底面はほぼ平行であるのに対し,内側縦アーチの低下などの足部障害を持つ患者では後足部の足底面に対して過剰に回内する.

- 動作制限や跛行を把握する.

☐ 立位,歩行など荷重を伴う姿勢,動作の制限が多い.
☐ 筋のインバランスによって足部が不安定となり,相対的にロッカーファンクションが崩壊している場合が多く,歩行時身体重心の上下動が大きくなる傾向にある.
☐ 荷重時,距骨下関節回内,扁平足,第1中足骨内旋,外反母趾などの異常性が確認されることが多い.
☐ 足部の機能異常により足関節および足部が不安定となり,相対的に股関節の運動性が低下する.

C STEP 2：動作の大まかな観察（気づきの作業）

- 荷重を伴う立位，片脚立ち，歩行，スクワット動作に着目する．
- 対称性，リズム，スピード，バランス，代償の有無を観察する．
- 正常動作との比較を行う．
- 姿勢，動作の模倣を行う．

■ 立位姿勢における左右（前額面）の非対称性

☐ 理想的な姿勢では重心線が鼻尖，胸骨柄，剣状突起，臍，恥骨結合，正面を向いた両膝蓋骨の中央，両側内果の中央を通る．
☐ 上記を参考に頭部，体幹，骨盤の傾きの有無をみる．
☐ 同様に体幹（特に頸椎，腰椎）の側方変位を確認する．
☐ 立位で左右均等に荷重されているかどうかを確認する．
☐ 後方から殿皺，膝窩部の皺，内果の位置を確認し，大まかに脚長差をみる．
☐ O脚，X脚，過剰回内足，扁平足，外反母趾などのアライメント異常を大雑把に確認する．
☐ 筋の緊張度合や膨隆の程度を左右で，もしくは正常と比較する．
☐ 異常姿勢を認めた場合，自動的もしくは他動的に矯正し，症状の再現を確認する．
☐ 姿勢観察ではしばしば前方からみた場合と後方からみた場合で印象が異なることがあるため，必ず前後から同様の視点で観察する．

■ 立位姿勢における前後（矢状面）の異常

☐ 理想的な姿勢では重心線が耳介，肩峰，大転子，膝前方，外果前方を通る．
☐ 上記を参考に，後彎前彎姿勢（kyphosis-lordosis posture），後方変位姿勢（sway-back posture），平背姿勢（flat-back posture）などの代表的な姿勢変化に分類されるかどうかをみる（**図4**）．
☐ 異常姿勢を認めた場合，自動的もしくは他動的に矯正し，症状の再現を確認する．

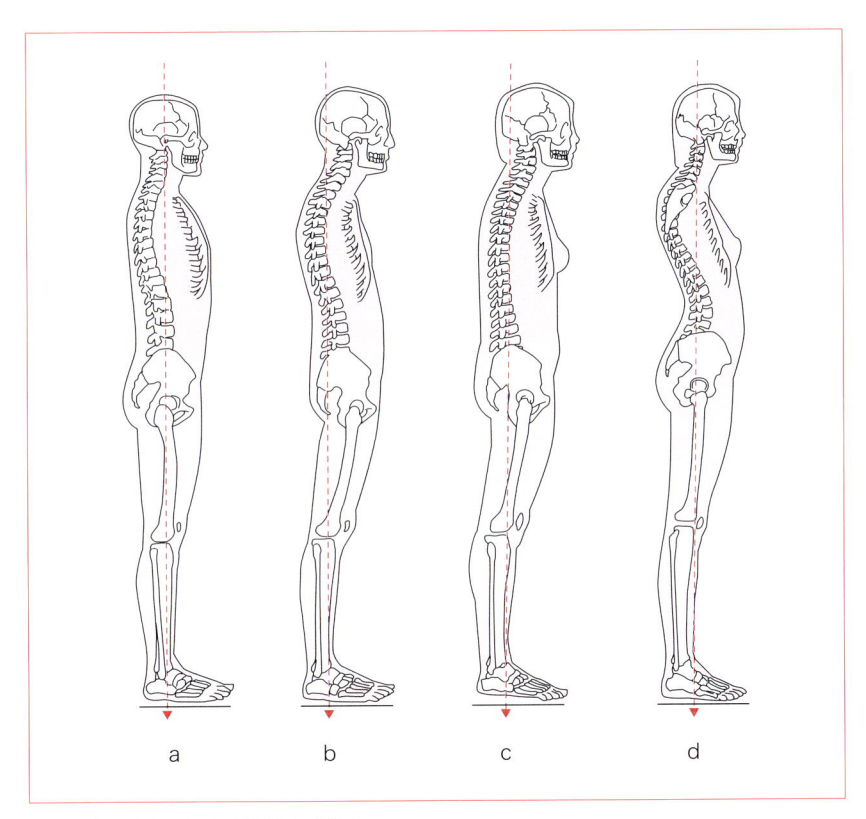

図4 矢上面における姿勢の分類

a：理想の姿勢，b：後方変位姿勢（sway-back），c：平背姿勢（flat-back），
d：後彎前彎姿勢（kyphosis-lorsosis）

■片脚立ちにおける異常

□ 片脚立ちが可能な時間を左右で比較する．
□ そのときのバランス能力を大雑把に把握する．
□ バランスの取り方に左右差がないかをみる．
□ 異常が見つかった場合，症状との関連性を確認する．

■ 動作におけるリズム，スピードの異常

□ 歩行時の左右非対称性や矢状面での異常の増強をみる．
□ そのときの動作の滑らかさ，スピードに異常がないかをみる．

■ 動作におけるバランスの異常と安定性の有無

□ 歩行，スクワット動作時における左右の非対称性や矢状面における異常の増強をみる．
□ そのときのバランスの異常およびその代償パターンを観察する．

D STEP 3：動作の細かな観察

- まず立位姿勢の観察から開始し，大まかな姿勢観察で得られた印象を各部位ごとに検証しながら足部障害との関連性を考察する．
- 次に片脚立ち，歩行，スクワット動作などの重心移動を必要とする肢位，動作を分析し，これまでの評価で得られた情報との関連性を考察する．
- 股関節，膝関節，足関節，足部の位置関係を観察する．
- 動作時の各関節における可動範囲を比較することで代償動作や筋の動員パターンを推測し，詳細な評価へつなげる．
- 再度姿勢，動作の模倣を行う．

1）立位姿勢の観察

- 前方および後方（前額面）から，頭部，肩，体幹，骨盤の左右非対称を確認し，骨のランドマークを使ってより詳細に分析を加える．
- 側方（矢状面）から頭部と肩，肩と骨盤，骨盤と股関節，股関節と膝関節，膝関節と足部それぞれの関係を詳細に確認する．
- 問題が確認された場合，症状との関連性を確認する．

■ 前額面

□ 肩の高さは一般的に第2胸椎と一致する．
□ 骨盤の高さは腸骨稜，上前腸骨棘，上後腸骨棘それぞれで比較する．
□ 上記3点を比較することにより，骨盤帯のアライメント異常を把握できる場合がある．
□ 腰椎で側方変位が確認される場合，末梢神経の感覚感作の存在も考慮する．
□ 扁平足，ハイアーチ，過剰回内足，回外足，外反母趾を前方，後方両面から観察する．

■ 矢状面

□ 頭部と肩の関係をみる（耳介と肩峰）．
□ 肩と骨盤の関係をみる（肩峰と大転子）．
□ 骨盤の前・後傾を確認する（上前腸骨棘と上後腸骨棘）．
□ 股関節と膝関節の関係をみる（大転子と膝関節軸）．
□ 膝関節と足部の関係をみる（膝関節軸と足部重心点）．
□ 異常がみられたらそれを修正してみる．

2）片脚立ちの観察

- 全身のアライメントを左右で比較する．
- バランス能力と足部の変位，不安定性との関連づけを行う．
- 足趾の把持運動を左右で比較する．
□ 片脚立ち時のバランス能力を左右で比較する
□ 中足部の不安定性が著明な場合，前額面上での不安定性が強くあらわれる．
□ 足趾把持運動の程度を比較する．
□ 足趾把持運動が過剰な場合，足部の荷重面が外側に変位し，支持側へバランスを崩しやすい．

3) 歩行分析

- ヒール，アンクル，フォアフットそれぞれのロッカーファンクションを確認し，左右で比較する．
- 骨盤や頭部の上下動を観察する．
- 歩行リズム，歩幅を観察する．
- □ ヒールロッカー時の回転中心は床と踵の接点にある．
- □ ヒールロッカー時に距骨下関節が回内することにより，足部の柔軟性が高まる．
- □ アンクルロッカー時の回転中心は距腿関節である．
- □ 立脚中期前後のアンクルロッカーにおける背屈角度は−5°〜5°程度であり，下腿が前傾しはじめると下腿三頭筋が遠心性に収縮し，踵離地となる．
- □ 足関節背屈制限が著明な場合，円滑に下腿を前方に傾斜させることができず，膝関節過伸展，股関節屈曲，骨盤後傾などを招きやすくなる．
- □ フォアフットロッカー時の回転中心は中足指節関節であり，足趾が伸展することによるウインドラス機構にて足部の剛性が高まる．
- □ 足関節背屈5°程度の状態で踵離地し，つま先立ちになることにより，上体が下降するのを最小限に抑えている．

4) スクワット動作（ハーフスクワット）

- スクワット動作における各下肢大関節（股関節，膝関節，足関節）の位置関係を側方および前方から観察する．

■ 矢状面

- □ スクワット動作最下端時の股関節，膝関節，足関節の貢献度合を正常動作と比較する．
- □ 足部の剛性が保たれていない場合，足関節背屈が正常に比較して大きくなり，膝が足部先端から大きく前方に位置し，相対的に股関節の屈曲が減少する（図4）．
- □ 上記のような動作がみられる場合，屈曲位から立位にもどる際に過剰に前傾した下腿を垂直に立て直すため，股関節伸筋（特にハムストリング）を過剰に働かせ，股関節を伸展させることで膝を伸展させようとする傾向が強くなる．

■ 前額面

- [ ] 前方から左右の非対称性を確認する．
- [ ] 側方からの観察で下腿が過剰に前傾する場合，足部の向きに対して膝が内側に入る傾向（knee-in toe-out）が強くなる．
- [ ] 疼痛を回避するため，疼痛側への荷重が不十分となることがある．

E STEP 4：機能障害・活動制限の抽出

- 機能障害をあげる．
- 活動制限をあげる．

■ 機能障害の抽出ポイント

- [ ] 疼痛
- [ ] 足関節背屈制限
- [ ] 内側縦アーチの低下
- [ ] 過回内足
- [ ] 後足部に対する中足部の不安定性
- [ ] ヒールロッカー時の前脛骨筋遠心性収縮の遅延
- [ ] アンクルロッカー時の後脛骨筋，腓骨筋の動員遅延もしくは同時収縮能低下
- [ ] 踵離地の遅延
- [ ] フォアフットロッカー時の下腿三頭筋遠心性収縮の遅延

■ 活動制限の抽出

- [ ] 片脚立ちでの不安定性（特に中足部の前額面における不安定性）
- [ ] 荷重時痛
- [ ] 歩行時痛
- [ ] 足部不安定性に起因する歩行リズムの乱れ
- [ ] ロッカーファンクションの低下による歩行リズム，歩幅の変化

- ☐ ランニング時痛
- ☐ 側方への崩れ

F STEP 5：機能障害・活動制限の関連付け

- STEP4であげた機能障害と活動制限との関連づけを行う．
- 運動連鎖を考慮する．
- ほかの要因（心理社会的要因，中枢神経感作など）も考慮しながら機能障害と活動制限の原因を明確にする．

動作別の関連付け

■立位姿勢

- ☐ 疼痛により左右均等に荷重できない場合がある．
- ☐ 疼痛などにより足部の安定化機構（トラス機構，ウインドラス機構など）が崩れ，距骨下関節が過回内位をとりやすくなる．
- ☐ 上記により，足部の前額面での不安定性が著明となる．
- ☐ この不安定性により内側縦アーチが下降し，機能異常へとつながる．

■片脚立ち

- ☐ 足部が不安定な場合にはさらに距骨下関節の回内が強調され，前額面上での不安定性が高まり，左右への動揺が著明となる．

■歩行

- ☐ ヒールロッカー時に前脛骨筋の遠心性収縮が遅延したり，後脛骨筋と腓骨筋の同時収縮（co-activation）が不良となったりすることにより，距骨下関節の正常な運動が妨げられ，足部の剛性が低下する．
- ☐ 足部の剛性が低下した状態で立脚中期を迎えることにより，アンクルロッカーファンクションがうまく作用せず，踵離地が遅延する．

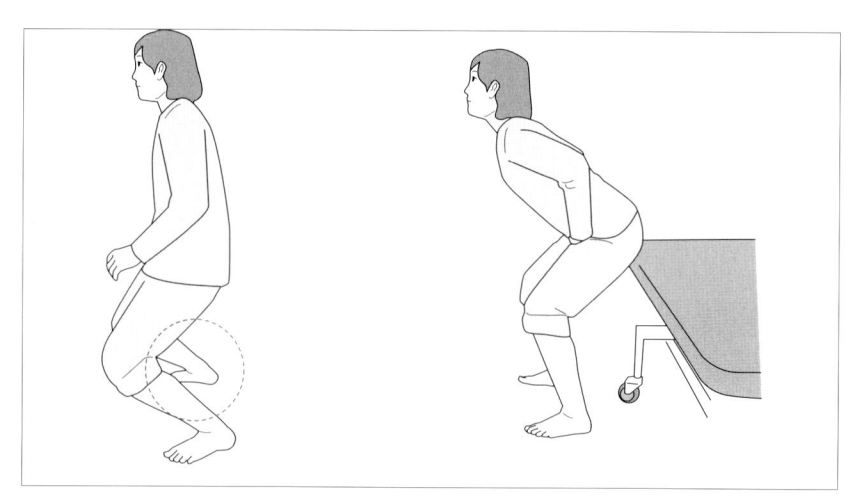

図 5　スクワット動作

足部障害を持つ患者のスクワット動作（左）．足関節に軽度背屈可動域制限があるにもかかわらず，この動作時には大きく下腿を前傾させている．その結果距骨下関節の運動が惹起され，Knee-in Toe-outとなっている．右は矯正した後のスクワット動作．下腿が床面に対して垂直に近づき，運動効率も高まっている．

- □ 踵離地が遅延することにより中足指節関節への体重移動が行えず，ウインドラス機構が働かない．
- □ これらの不安定性により足部機能異常が助長され，疼痛が持続する原因となる．

■ スクワット動作（図5）

- □ 足関節背屈可動域が低下しているにもかかわらず，距骨下関節の柔軟性により下腿が過剰に前傾する．
- □ 相対的に股関節の屈曲が減少し，骨盤後傾，脊柱屈曲傾向が高まる．
- □ 距骨下関節の過回内運動により，下腿は内側に誘導され，Knee-in Toe-outを呈することが多い．

G STEP 6：治療への展開

- STEP4，5であげた機能障害と活動制限に対するスタンダードな治療を展開する．

■ 運動療法

☐ 関節可動域運動：バネ靱帯の機能異常を誘発もしくは悪化させる可能性があるため，足関節背屈制限が認められる場合には下腿三頭筋のストレッチなどを指導する．

☐ 関節モビライゼーション：足関節背屈制限が関節包内の問題によって生じている場合，下腿骨に対して距骨を後方に滑らすモビライゼーションを加える．

☐ 足部周囲筋の協調性運動：荷重位において足部を安定した状態に維持できるよう，後脛骨筋，長腓骨筋，前脛骨筋，下腿三頭筋の収縮のタイミングを学習させ，前額面での不安定性を解消する．

☐ 運動再教育，運動学習プログラム：患者に十分説明をし，運動を理解させた上で，軽負荷にて正確な課題運動を繰り返し実施させる．

☐ 筋力増強運動：より負荷の加わる運動を可能とするため，協調性が獲得された運動に関与する筋群を強化する．

☐ 立位でのバランス運動：支持基底面を変化させ，重心を移動させた際に足部の安定性を維持できるよう，不安定板などを用いてトレーニングする．

■ ADL 指導

☐ 疼痛に応じた活動量を指導する．

☐ 足底板療法：足底板を挿入することによって疼痛が軽減，あるいは動作がスムーズになると認められた場合，日常的にそれらの装具，足底板を用いることを勧める．

☐ 足部への負担を軽減させるため，適切な靴を処方する．

【文献】
1) キルステン　ゲッツ・ノイマン, 月城慶一ら翻訳：観察による歩行分析, 医学書院, 2005
2) Magee DJ: Orthopedic physical assessment (4th ed), SANDERS, 2002

（亀尾　徹）

MEMO

4 足関節捻挫（足関節障害）

A 治療に至るまでのフロー

STEP 1 病態の把握と動作の予測

1) 足関節捻挫の病態や障害の知識を大まかに整理する．
2) 疼痛の部位や種類を把握し，動作との関連性を予測する．
3) 関節可動域や筋力を確認し，動作との関連性を予測する．
4) 動作制限や跛行を把握する．

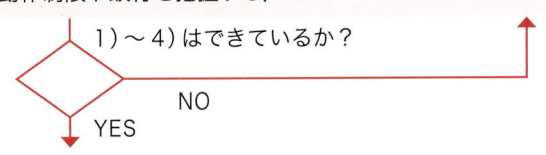

1)～4)はできているか？
NO
YES

STEP 2 動作の大まかな観察（気づきの作業）

5) 立位，片脚立位，歩行，踵上げ歩行，スクワット動作に着目する．
6) 対称性，リズム，スピード，代償の有無を観察する．
7) 正常動作との比較作業を行う．
8) 姿勢，動作の模倣を行う．

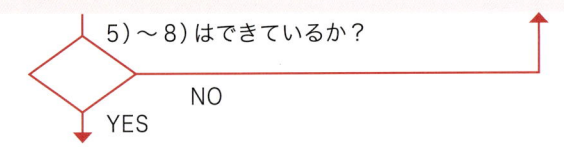

5)～8)はできているか？
NO
YES

STEP 3 動作の細かな観察

9) 立位，片脚立位，歩行，踵上げ歩行，スクワット動作における頭部，体幹，骨盤，下肢の位置関係（傾き，回旋）を3方面（前額面，矢状面，水平面）から観察する．
10) 股関節，膝関節，足関節，足部の位置関係（角度）を観察する．
11) 立位の観察9)～10)を行う．
12) 片脚立位の観察9)～10)を行う．

13) 歩行の観察 9)～10) を行う．
14) 踵上げ歩行の観察 9)～10) を行う．
15) スクワット動作の観察 9)～10) を行う．

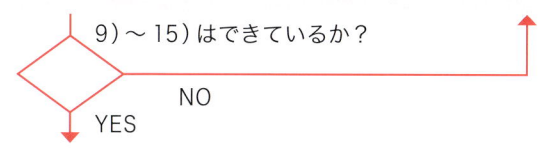

9)～15) はできているか？
NO
YES

STEP 4 機能障害・活動制限の抽出

16) 機能障害をあげる．
17) 姿勢・動作時の活動制限をあげる．

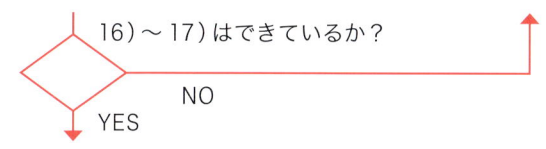

16)～17) はできているか？
NO
YES

STEP 5 機能障害・活動制限の関連付け

18) STEP4 であげた機能障害と活動制限との関連付けを行う．
19) 運動連鎖を考慮する．

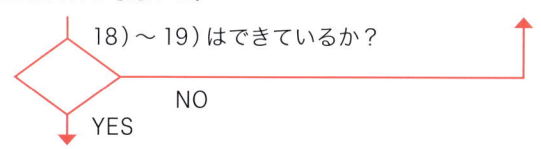

18)～19) はできているか？
NO
YES

STEP 6 治療への展開

20) STEP4・5であげた機能障害と活動制限に対する治療を展開する．

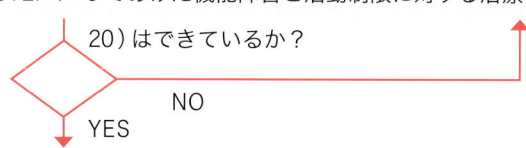

20) はできているか？
NO
YES

終了

B STEP1：病態の把握と動作の予測

- 足関節捻挫の病態や障害の知識を大まかに整理する．

☐ 足関節捻挫は，内反捻挫が外反捻挫に比べて多い．
☐ 荷重位での足関節底屈，足部内反の強制で受傷することが多い．
☐ 内反捻挫では足関節の痛みや不安定性により，関節可動域制限，動作制限，跛行などの症状を呈する．
☐ 内反捻挫により，関節不安定性を呈することがある．

- 疼痛の部位や種類を把握し，動作との関連性を予測する．

☐ 疼痛は足関節外果周辺に多く，足関節内果や前方にもみられることがある．
☐ 急性期では，足関節周辺に疼痛・腫脹・発赤・圧痛を認めることがある．
☐ 急性期では，安静時痛もみられることがある．
☐ 荷重時，運動時痛のため移動動作に大きく影響する．

- 関節可動域，関節不安定性，筋力を確認し，動作との関連を予測する．

☐ 足関節底背屈，足部内反，内転が制限されることが多い．
☐ 疼痛や腫脹のため，足関節周辺の筋力低下を呈することがある．
☐ 関節不安定性は前方，内反方向に呈することが多い．

- 動作制限や跛行を把握する．

☐ 立位，歩行など荷重痛をともなう動作の制限が多い．
☐ 特に，荷重時における足関節底背屈動作において動作制限を受けやすい．
☐ 痛みが強い場合は歩隔を広げ，重心移動を少なくして代償する．

§4. 足関節捻挫（足関節障害）　71

C　STEP 2：動作の大まかな観察（気づきの作業）

- 立位，片脚立位，歩行，踵上げ歩行，スクワット動作に着目する．
- 対称性，リズム，スピード，代償の有無を観察する．
- 正常動作との比較作業を行う．
- 姿勢，動作の模倣を行う．

■ 姿勢，動作における左右の対称性

☐ 立位において荷重が均等にされているかみる．
☐ 扁平足，ハイアーチ，回内足，回外足の有無をみる．
☐ その他，足の異常がないかをみる．
☐ 頭部，体幹，骨盤の傾きの有無をみる．
☐ 下肢（股関節，膝関節，足関節，足部）の向きをみる．

■ 姿勢，動作における前後の異常

☐ 立位において，重心が足底のどこに落ちているのかをみる．
☐ 下肢（股関節，膝関節，足関節）の角度をみる．
☐ 体幹，骨盤の前傾や後傾の有無をみる．

■ 動作におけるリズム，スピードの異常

☐ 歩行における左右対称性や前後の異常をみる．
☐ 各動作のリズムやスピードに異常があるかをみる．

■ 動作における代償

D STEP 3：動作の細かな観察

- 立位，片脚立位，歩行，踵上げ歩行，スクワット動作における頭部，体幹，骨盤，下肢の位置関係を3方面（前額面，矢状面，水平面）から観察する．
- 股関節，膝関節，足関節，足部の関節角度を観察する．

1）立位の観察

- 前額面からみた頭部，体幹，骨盤の傾きや下肢の向きを観察する．
- 矢状面からみた体幹や骨盤の傾き，下肢の各関節の角度を観察する．
- 水平面からみた体幹，骨盤の回旋を観察する．

■ 前額面

☐ 疼痛が強いときは，体幹は同側に傾く場合と反対側に傾く場合がある．
☐ 疼痛が強いときは，前額面では股関節外転，外旋，下腿外旋，足部外転を呈しやすい．

■ 矢状面

☐ 重心は足部後方に位置しやすい．
☐ 膝関節過伸展，足関節は底屈位を呈しやすい．
☐ このとき股関節は相対的に屈曲し，骨盤は前傾位をとりやすい．

■ 水平面

☐ 疼痛が強い場合は，骨盤や体幹は疼痛側に回旋しやすい．

2) 片脚立位の観察

- 膝伸展位と膝屈曲位で観察する（図1〜4）．
- 前額面，矢状面，水平面からみた頭部，体幹，骨盤の回旋，傾きを観察する．
- 股関節，膝関節，足関節，足部の位置関係を観察する．

■ 前額面

☐ 片脚立位（膝伸展位）において，足関節の不安定性を呈しやすい．
☐ 片脚立位（膝伸展位）において足部外転し，体幹の疼痛側の側屈を呈することがある．
☐ 片脚立位（膝屈曲位）において足部外転，回内，下腿内旋，膝関節の内側移動，骨盤の下制を呈しやすい．

■ 矢状面

☐ 片脚立位（膝伸展位）において股関節を屈曲，膝過伸展位，足関節底屈位を呈することがある．
☐ 片脚立位（膝屈曲位）において足関節背屈不足により下腿前傾低下し，骨盤後傾，後方重心を呈しやすい．

■ 水平面

☐ 片脚立位（膝屈曲位）において，骨盤は後方回旋を呈しやすい．

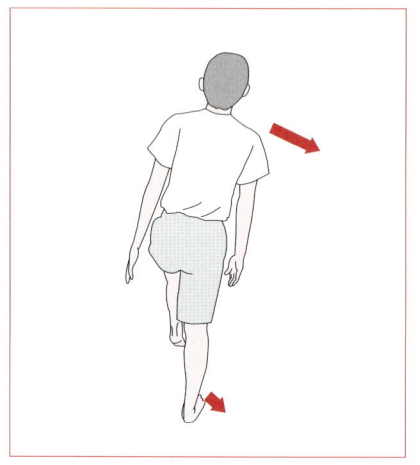

図1 片脚立位・膝伸展位(前額面)

足部外転し,体幹は疼痛側に側屈する.

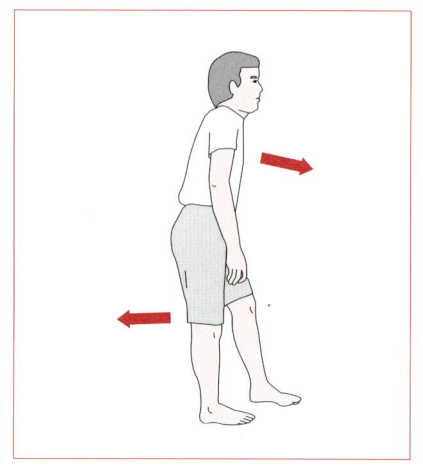

図2 片脚立位・膝伸展位(矢状面)

片脚立位(膝伸展位)膝関節過伸展,足関節底屈位を呈し,体幹,股関節は屈曲位をとる.

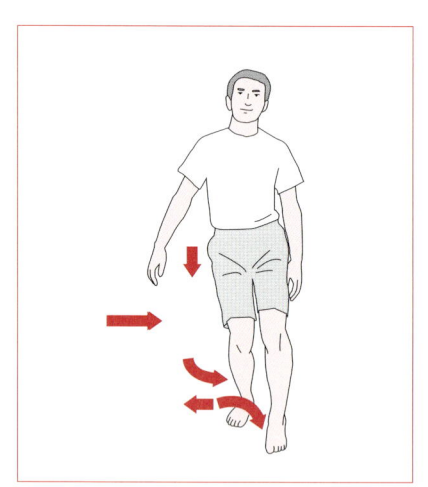

図3 片脚立位・膝屈曲位(前額面)

足部外転位,回内位,下腿内旋,膝関節は内側へ移動し骨盤は下制する.

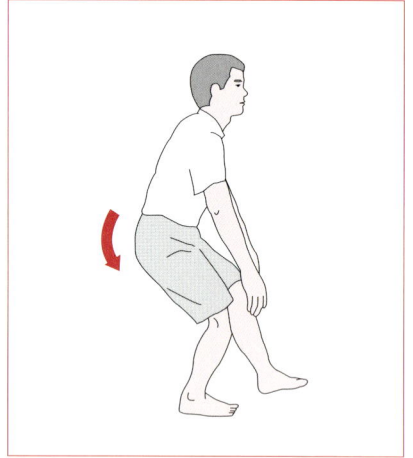

図4 片脚立位・膝屈曲位(矢状面)

骨盤後傾が出現し,重心の後方化を呈する.

3) 歩行の観察

- 踵接地, 立脚中期, 踵離地に分けて観察する.
- 前額面からみた頭部, 体幹, 骨盤の左右への傾きや重心の位置を観察する.
- 矢状面からみた頭部, 体幹, 骨盤の前後への傾きを観察する.
- 水平面からみた頭部, 体幹, 骨盤の左右への回旋を観察する.
- 股関節, 膝関節, 足関節, 足部の位置関係と角度を目測する.

■ 前額面（図5, 6）

☐ 踵接地から立脚中期にかけて, 骨盤の外側移動を認めることがある.
☐ 踵接地から立脚中期にかけて足部の外転, 回外位を呈しやすい.
☐ 立脚中期から踵離地にかけて, 足関節内反位での離地を呈することがある.

■ 矢状面（図7）

☐ 重心が後外側に位置しやすく, 足関節は底屈, 膝関節は過伸展をとりやすい.
☐ 立脚中期から踵離地相が短く, 重心の前方移動に際して足関節背屈, 股関節, 膝関節の伸展不足を呈しやすい.

■ 水平面

☐ 骨盤の回旋は重心の位置により, 前方回旋の場合と後方回旋の場合がある.

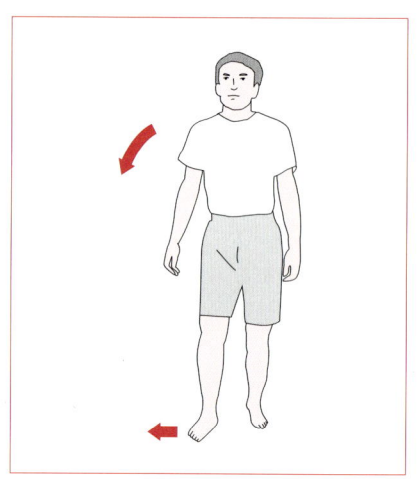

図5 歩行・踵接地～立脚中期（前額面）

歩行において足部外転，回外位を呈し，体幹は疼痛側に側屈する．

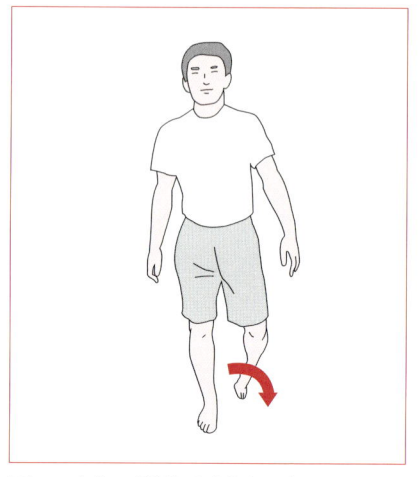

図6 歩行・踵離地（前額面）

踵離地において足部内反位での離地（小趾側での）荷重となる．

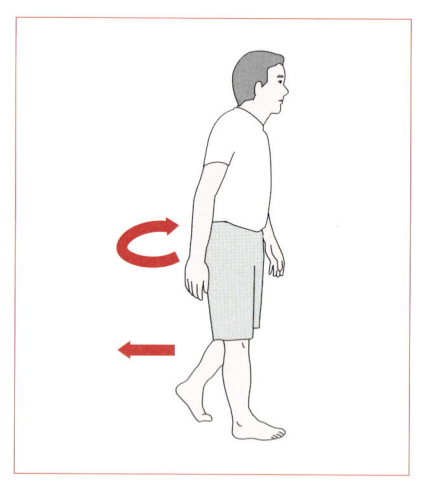

図7 歩行・立脚中期（矢状面）

足関節背屈不足に伴ない膝関節過伸展，股関節屈曲，骨盤後方回旋を呈する．

§4. 足関節捻挫（足関節障害） 77

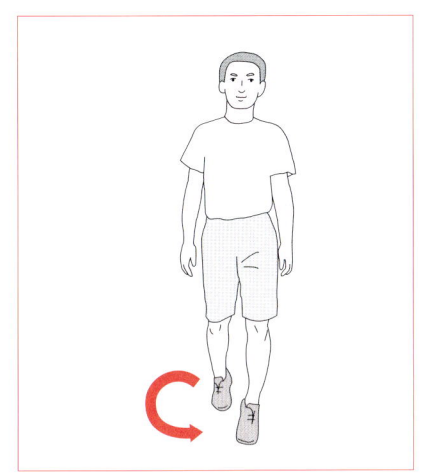

図8 踵上げ歩き（前額面）
踵上げ歩きにおいて足部内反位での接地，外側荷重が見られる．

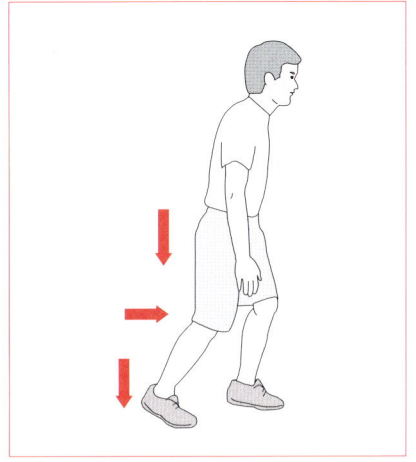

図9 踵上げ歩き（矢状面）
踵上げ歩きにおいて足関節底屈位保持の低下，膝関節，股関節の屈曲を呈する．（体幹，股関節，膝関節の伸展性低下）

4）踵上げ歩行動作の観察

- 立位から踵を挙上した状態での歩行の観察を行う（図8, 9）．
- 前額面からみた足部の位置を観察する．
- 矢状面からみた足部，足膝，股関節の前後への傾きを観察する．
- 水平面からみた体幹，骨盤の左右への回旋を観察する．
- 股関節，膝関節，足関節，足部の位置関係を目測する．
- □ 前額面では，前足部の外側で接地し，足部内反を呈しやすい．
- □ 矢状面では，足関節底屈保持の低下にともない，股関節，膝関節では屈曲位を呈しやすい．
- □ 水平面では，骨盤は後方に回旋することがある．

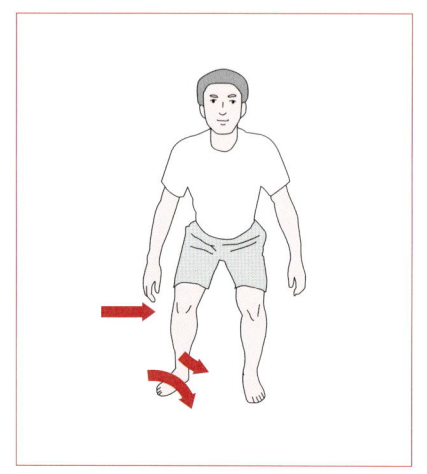

図10 スクワット（前額面）
屈曲動作において足部外転, 回内, 下腿内旋, 膝の内側移動を呈する.

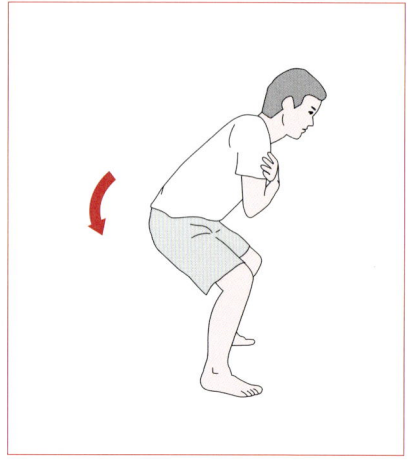

図11 スクワット（矢状面）
屈曲動作において足関節背屈不足にともない, 骨盤の後傾を呈する.

5）スクワット動作の観察

- スクワット動作はハーフスクワットとし, 立位からの屈曲動作と膝屈曲位からの伸展動作に分けて観察する（図10, 11）.
- 前額面からみた体幹, 骨盤の左右への傾きや重心の位置を観察する.
- 矢状面からみた体幹, 骨盤の前後への傾きを観察する.
- 水平面からみた体幹, 骨盤の左右への回旋を観察する.
- 股関節, 膝関節, 足関節, 足部の位置関係と角度を目測する.
- □ 前額面では, 屈曲動作にともない足部の外転や回内, 下腿内旋, 膝関節の内側移動を呈することがある.
- □ 矢状面では, 屈曲動作にともない足関節の背屈制限により骨盤後傾を呈することがある.
- □ 水平面では, 骨盤の回旋は疼痛側に回旋を呈することがある.

E STEP 4：機能障害・活動制限の抽出

> - 機能障害をあげる．
> - 姿勢・動作時の活動制限をあげる．

■ 機能障害の抽出ポイント

☐ 荷重時，運動時の足関節周辺の痛み（特に外側）がみられる．
☐ 足関節背屈・底屈制限がみられる．
☐ 足部の内転制限がみられる．
☐ 足関節周辺の腫脹がみられる．
☐ 足関節周辺筋力の低下がみられる．

■ 活動制限の抽出ポイント

☐ 片脚立位の不安定性がみられる．
☐ 歩行のリズムの低下がみられる．
☐ 歩行のスピードの低下がみられる．
☐ 踵上げ歩行動作の不安定性がみられる．
☐ 歩行，踵上げ歩行動作，スクワット動作の非対称性がみられる．

F STEP 5：機能障害・活動制限の関連付け

> - STEP4であげた機能障害と活動制限との関連付けを行う．
> - 運動連鎖を考慮する．

動作別の関連付け

■ 立位姿勢

□ 疼痛により，均等に荷重できないことがある．
□ 荷重痛により足部外転，足関節底屈，膝関節過伸展などを呈し後方重心となりやすい．

■ 歩行動作

□ 疼痛のため足部の外転や回内により，足関節の背屈を代償する．
□ 足関節背屈時痛をともなうため膝関節の過伸展で代償し，足部後外側荷重を呈しやすい．
□ また，荷重時の疼痛の軽減のため前足部での蹴り出しがみられず，反対側の足部接地を早める．
□ この代償のため，左右非対称でリズムがくずれる．

■ 片脚立位

□ 荷重痛，足関節の筋力低下，足関節の不安定により足部の外転を呈しやすい．さらに足部後方に重心が偏位し，安定した片脚立位がとりにくい．

■ 踵上げ歩行

□ 足関節底屈保持の低下により，股関節，膝関節の伸展位保持の低下が出現しやすい．
□ 足関節内反位を呈しやすいため，足関節不安定性が出現しやすい．

■ スクワット動作

□ 屈曲動作では足関節背屈制限により足部外転，回内，下腿内旋により膝関節の内側移動が出現しやすい．
□ 荷重時痛，足関節背屈制限のため下腿が前傾せず，骨盤の後方回旋にて代償する．

G STEP 6：治療への展開

> ● 理学療法では関節可動域運動，筋力増強運動，バランス練習，姿勢動作改善練習，テーピングや補装具療法がなされる．

■ 運動療法

☐ 関節可動域運動：足関節では特に背屈運動を積極的に行い，さらにスクワットなどの動作を通して股関節・膝関節・足関節の3関節のスムーズな運動がおこなわれるよう対応する．また，その動きをよく分析して偏りがある関節については十分な可動域運動を行う．

☐ 筋力増強運動：足関節周辺筋（特に外反筋・底背屈筋）の筋力だけでなく，下肢全体（特に股関節周囲筋）においても強化が必要である．

☐ バランス練習：片脚立位から行い，動作の偏りを調整していく必要がある．視覚的な手がかり（鏡など）を用いて修正する．

☐ 姿勢動作改善練習：視覚的な手がかりを用いて動作・運動を理解して動作・運動を修正する．

☐ テーピングや補装具を用いて再発防止につとめることもある．

■ ADL指導

☐ 痛みが強い場合や腫れが強い場合は松葉杖を用いて患部の保護を行うことも必要である．また，できるだけ正常歩行に近い形で松葉杖歩行を行えるよう指導をする．

☐ 階段昇降については2足1段から指導する．特に，くだり動作は重心の前方移動を行いながら背屈可動域が要求されるため，スクワット動作やしゃがみこみ動作などの両側の動作を通して階段昇降へ繋げていくよう指導する．

（飯田　晋）

5 アキレス腱炎（足関節障害）

A 治療に至るまでのフロー

STEP 1 病態の把握と動作の予測

1) アキレス腱炎の病態や障害の知識を大まかに整理する．
2) 疼痛の部位や種類を把握し動作との関連性を予測する．
3) 静的アライメントを把握し動作との関連を予測する
4) 関節可動域や筋力を確認し動作との関連性を予測する．
5) 動作制限や跛行を把握する．

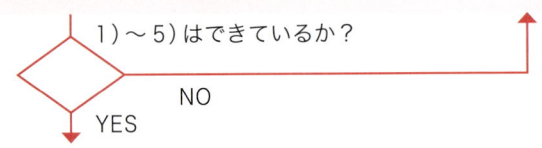

1)〜5)はできているか？ NO / YES

STEP 2 動作の大まかな観察（気づきの作業）

6) 立位，片脚立位，歩行，走行動作に着目する．
7) 対称性，リズム，スピード，代償の有無を観察する．
8) 正常動作との比較をする．
9) 姿勢，動作の模倣を行う．

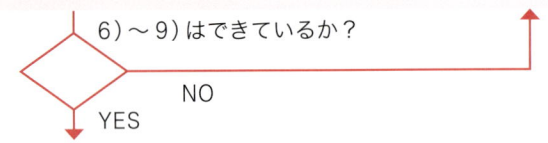

6)〜9)はできているか？ NO / YES

STEP 3 動作の細かな観察

10) 立位，片脚立位，歩行，走行動作，ジャンプ動作における頭部，体幹，骨盤，下肢の位置関係（傾き，回旋）を3方面（前額面，矢状面，水平面）から観察する．
11) 股関節，膝関節，足関節，足部の位置関係（角度）を観察する．
12) 立位の観察10)〜11)を行う．
13) 片脚立位の観察10)〜11)を行う．

14) 歩行の観察 10) 〜 11) を行う．
15) 走行動作の観察 10) 〜 11) を行う．
16) ジャンプ動作の観察 10) 〜 11) を行う．

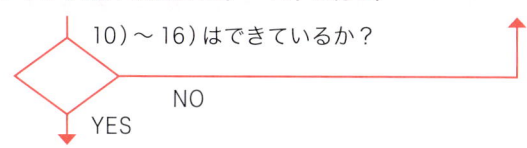

　　　　　10) 〜 16) はできているか？
　　　　　　　　　　NO
　　　　　YES

STEP 4 機能障害・活動制限の抽出

17) 機能障害をあげる．
18) 姿勢・動作時の活動制限をあげる．

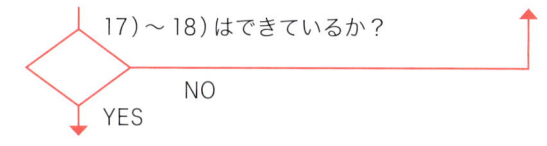

　　　　　17) 〜 18) はできているか？
　　　　　　　　　　NO
　　　　　YES

STEP 5 機能障害・活動制限の関連付け

19) STEP4 であげた機能障害と活動制限との関連付けを行う．
20) 運動連鎖を考慮する．

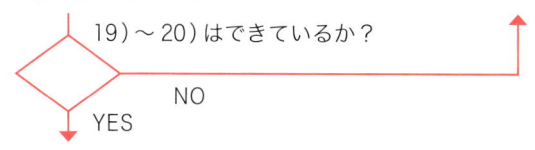

　　　　　19) 〜 20) はできているか？
　　　　　　　　　　NO
　　　　　YES

STEP 6 治療への展開

21) STEP4・5 であげた機能障害と活動制限に対する治療を展開する．

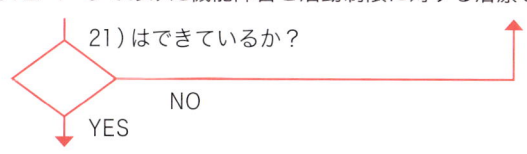

　　　　　21) はできているか？
　　　　　　　　　　NO
　　　　　YES

　　終了

B STEP 1：病態の把握と動作の予測

- アキレス腱炎の病態や障害の知識を大まかに整理する．

☐ アキレス腱やアキレス腱付着部に疼痛を認め，関節可動域制限，動作制限，跛行などの症状を呈する．
☐ スポーツ動作が原因で症状を呈することが多い．
☐ ほとんどが使いすぎにより症状を呈する．
☐ 下腿三頭筋の柔軟性が低下していることが多い．

- 疼痛の部位や種類を把握し，動作との関連性を予測する．

☐ アキレス腱炎の疼痛は，中央・内側・外側などにみられる．
☐ 安静時痛よりも運動時に疼痛をともなうことが多い．
☐ 荷重時・運動時痛が多い．
☐ アキレス腱に肥厚・腫脹・発赤をともなうことがある．
☐ アキレス腱の疼痛は伸張時にみられることが多いが，短縮時にもみられる．

- 静的アライメントを把握し，動作との関連を予測する．

☐ 後足部の肢位（回内位，中間位，回外位）により影響を与えることがある（図1）．
☐ 扁平足はアキレス腱内側に疼痛をともなうことが多い．
☐ ハイアーチはアキレス腱外側に疼痛をともなうことが多い．
☐ 内反膝・外反膝・脛骨の彎曲・外反母趾・内反小趾なども，アキレス腱に影響を与えることがある．

- 関節可動域や筋力を確認し，動作との関連を予測する．

§5. アキレス腱炎（足関節障害）　85

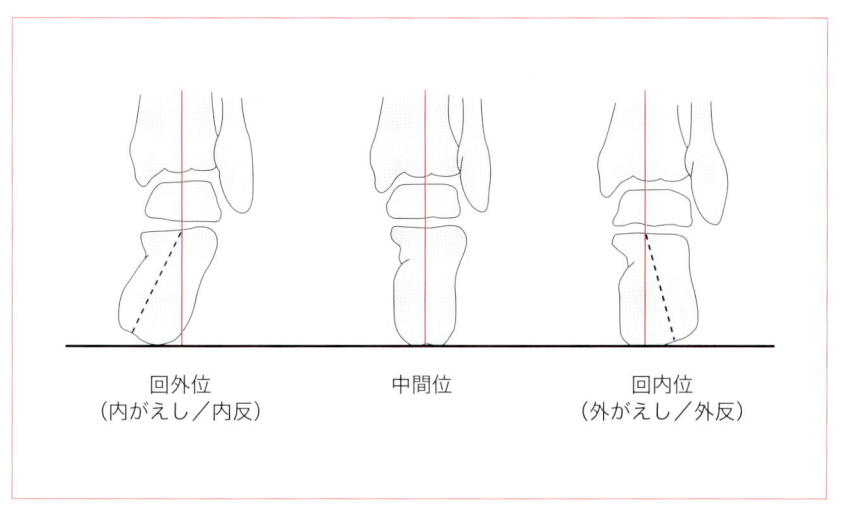

図1　後足部の肢位

回外位　　　　　　中間位　　　　　　回内位
（内がえし／内反）　　　　　　　　　（外がえし／外反）

後足部の肢位（回内位，中間位，回外位）により，アキレス腱に影響を与えることがある．
(David, J, Magee：下腿・足関節・足部．運動器疾患の評価：310-356, 1996 より）

☐ 足関節背屈，底屈制限がみられることが多い．
☐ 股関節伸展制限がみられることがある．
☐ 後足部の回内制限や過回内がみられることがある．
☐ 疼痛のため，足関節底屈筋力に影響を与えることがある．

- 動作制限や跛行を把握する．

☐ 走行動作，ジャンプなどアキレス腱に伸張ストレスが加わる動作の制限が多い．
☐ 疼痛が強いときは歩行において体幹の側屈，骨盤の外側移動，股関節外旋，膝関節過伸展，足部の外転などで代償する．

C STEP 2：動作の大まかな観察（気づきの作業）

- 立位，片脚立位，歩行，走行動作に着目する．
- 対称性，リズム，スピード，代償の有無を観察する．
- 正常動作との比較をする．
- 姿勢，動作の模倣を行う．

☐ 姿勢，動作において左右の対称性をみる．
　・立位において荷重が均等にされているかをみる．
　・扁平足，ハイアーチの有無や後足部（回内位，中間位，回外位）を確認する．
　・その他，足の異常がないかをみる．
　・頭部，体幹，骨盤の傾きの有無をみる．
　・下肢（股関節，膝関節，足関節，足部）の向きをみる．
　・片脚立位では左右差を確認する．
☐ 姿勢，動作において前後の異常をみる．
☐ 立位において重心が足底のどこにあるのかをみる．
☐ 下肢（股関節，膝関節，足関節）の角度をみる．
　・体幹，骨盤の前傾や後傾の有無をみる．
☐ 動作においてリズム，スピードに異常があるかをみる．
　・歩行，走行動作における左右対称性や前後の異常をみる．
☐ 動作において代償がみられるかをみる．

D STEP 3：動作の細かな観察

- 立位，片脚立位，歩行，走行動作，ジャンプ動作における頭部，体幹，骨盤，下肢の位置関係を3方面（前額面，矢状面，水平面）から観察する．
- 股関節，膝関節，足関節，足部の関節角度を観察する．

1）立位の観察

- 前額面からみた頭部，体幹，骨盤の傾きや下肢の向きを観察する．
- 矢状面からみた体幹や骨盤の傾き，下肢の各関節の角度を観察する．
- 水平面からみた体幹，骨盤の回旋を観察する．
- □ 前額面では疼痛が強いときは，荷重の状態により骨盤や体幹の傾きは変化する．
- □ 疼痛側に骨盤が傾く場合と非疼痛側に傾く場合がある．
- □ 足部は外転しやすい．
- □ 矢状面では，重心は足部後方に移動しやすい．
- □ 矢状面では，足関節は底屈位，膝関節では過伸展となりやすい．
- □ このとき股関節は相対的に屈曲し，骨盤は前傾位をとりやすい．
- □ 水平面では疼痛が強い場合は，骨盤や体幹は疼痛側と反対に回旋しやすい．

2）片脚立位の観察

- 片脚立位（膝屈曲位）で観察する（図2，3）．
- 片脚立位において前額面，矢状面，水平面からみた頭部，体幹，骨盤の回旋，傾きを観察する．

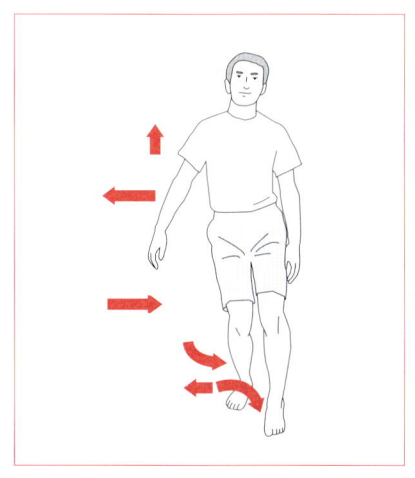

図2　片脚立位・膝屈曲位（前額面）

足部外転位，回内位，膝関節は内側へ移動し骨盤は外側へ移動し下制する．

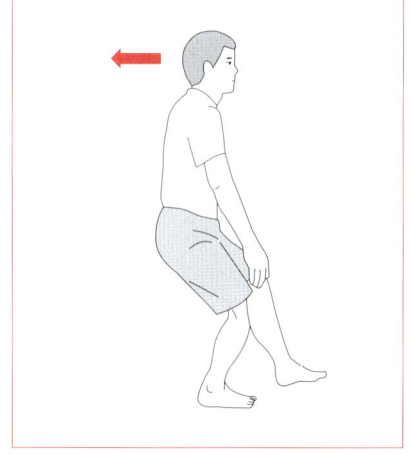

図3　片脚立位（矢状面）

足関節背屈不足，股関節屈曲不足により後方重心をとる．

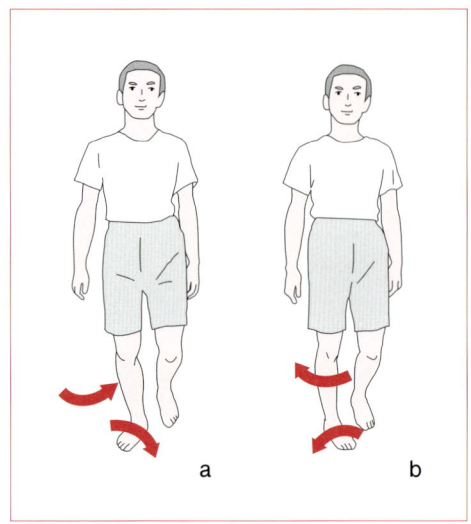

図4 歩行（前額面 踵接地から立脚中期）
a 足部外転・回内位，下腿内旋を呈する．
b 下腿外旋，足部内転・回外位を呈する．

図5 歩行（矢状面）
立脚中期に足関節底屈位，膝関節過伸展，股関節屈曲を呈する．後方重心位をとりやすい．

- 片脚立位において股関節，膝関節，足関節，足部の位置関係を観察する．
- ☐ 前額面では足部外転，過回内，膝関節の内側へ移動しやすい．
- ☐ 疼痛側に骨盤が傾く場合と非疼痛側に傾く場合がある．
- ☐ 骨盤は内側や外側へ移動する場合がある．
- ☐ 矢状面では足関節の背屈，股関節の屈曲，体幹の前傾の不足を呈しやすい．
- ☐ 水平面では骨盤の前方回旋や後方回旋を呈することがある．

3）歩行の観察

- 踵接地，立脚中期，踵離地に分けて観察する（図4，5）．
- 前額面からみた頭部，体幹，骨盤の左右への傾きや重心の位置を観察する．
- 矢状面からみた頭部，体幹，骨盤の前後への傾きを観察する．
- 水平面からみた頭部，体幹，骨盤の左右への回旋を観察する．
- 股関節，膝関節，足関節，足部の位置関係と角度を目測する．

- □ 前額面では踵接地から立脚中期にかけて足部のの内転，後足部の回内，下腿の内旋を呈しやすい．
- □ このとき内側縦アーチが崩れやすく，立脚中期では膝関節は内側へ移動しやすい．
- □ 反対に，前額面では踵接地から立脚中期にかけて足部内転，後足部の回外，下腿外旋を呈することがある．
- □ 矢状面では立脚中期において痛みが強い場合は重心が後方に位置しやすく，足関節底屈，膝関節過伸展を呈しやすい．
- □ 矢状面では，立脚中期から踵離地において足関節背屈制限により膝関節，股関節の屈曲を呈しやすい．
- □ 水平面では，骨盤の回旋は疼痛側と反対に回旋が起こることがある．

4）走行の観察

- 支持期と遊脚期に分けて観察する（図6, 7）．
- 前額面からみた頭部，体幹，骨盤の左右への傾きや重心の位置を観察する．
- 矢状面からみた頭部，体幹，骨盤の前後への傾きを観察する．
- 水平面からみた頭部，体幹，骨盤の左右への回旋を観察する．
- 股関節，膝関節，足関節，足部の位置関係と角度を目測する．
- 走行場面の観察は動きが非常に速いためビデオなどで撮影を行い，映像を観察したほうが理解しやすい．
- □ 前額面では支持期において足部の外転，過回内を呈することがある．
- □ このとき内側縦アーチも崩れ，膝は内側へ移動しやすい．
- □ また，骨盤の下制を呈することがある．
- □ 反対に前額面では足部内転，回外を呈することもある．
- □ 前額面では，踵離地時において足部内反の場合と外反の場合がある．
- □ 矢状面では，支持期において股関節の伸展制限を呈しやすい．
- □ 水平面では，骨盤の回旋は疼痛側と非疼痛側に回旋が起こる場合がある．

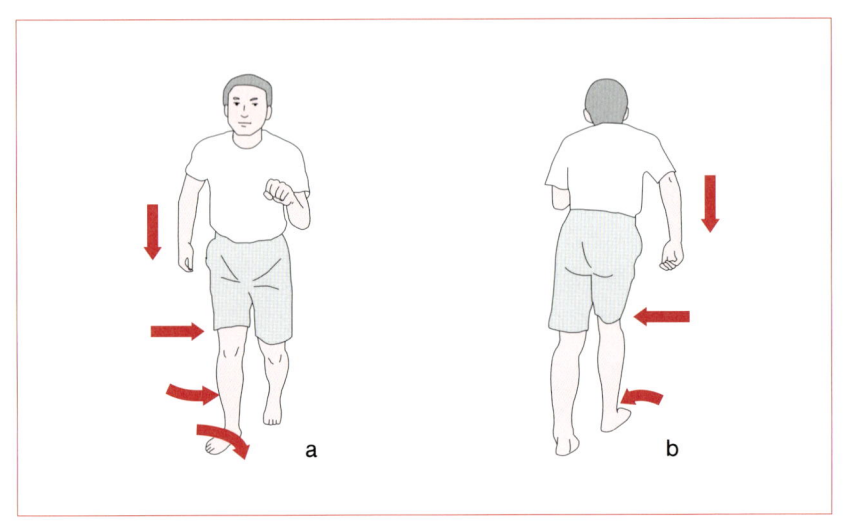

図6 走行（前額面）
a 足部外転，回内位，膝関節の相対的に内側移動，骨盤の下制を呈する．
b 後方より足部外転，回内位，膝関節の相対的に内側移動，骨盤の下制を呈する．

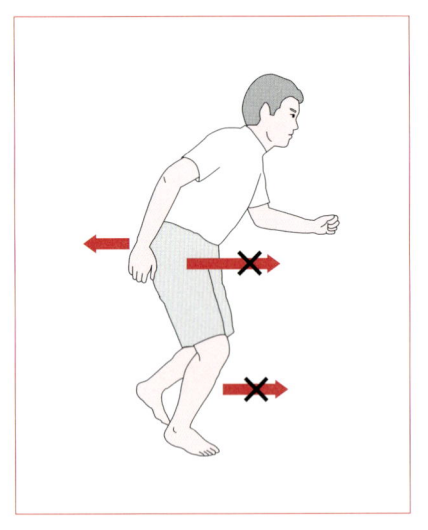

図7 走行（矢状面）
足関節の背屈不足にともない重心の前方化制限，股関節の伸展不足．

5）ジャンプ動作の観察

- 踏み切りと着地で観察する（図8, 9）.
- 前額面, 矢状面, 水平面からみた頭部, 体幹, 骨盤の回旋, 傾きを観察する.
- 股関節, 膝関節, 足関節, 足部の位置関係を観察する.
- □ 前額面では踏み切りにおいて足部過回内, 外転, 膝関節の内側移動を呈しやすい.
- □ 矢状面では踏み切りや着地において, 足関節背屈制限による下腿前傾の不足により, 重心の後方化を呈しやすい.
- □ 前額面では着地において前足部接地後, 足部過回内, 外転, 膝関節の内側移動を呈しやすい.
- □ 水平面では着地において, 疼痛により骨盤の回旋が出現しやすい.

E　STEP 4：機能障害・活動制限の抽出

- 機能障害をあげる.
- 姿勢・動作時の活動制限をあげる.

■ 機能障害の抽出ポイント

- □ 下腿三頭筋の短縮
- □ アキレス腱の短縮
- □ アキレス腱の伸張時痛
- □ 運動時・荷重時の疼痛
- □ 足関節背屈・底屈制限
- □ 後足部回内位・回外位・扁平足・ハイアーチ

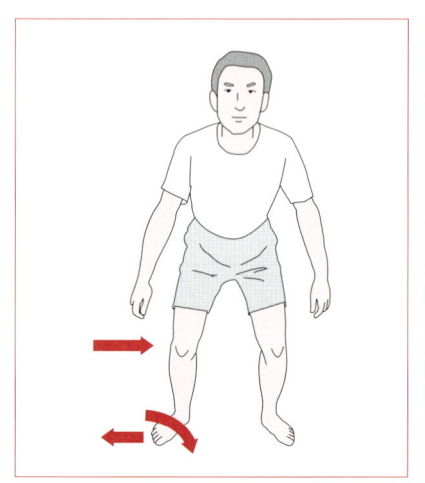

図8 ジャンプ着地（前額面）
足部外転，回内位，膝関節内側移動を呈する．

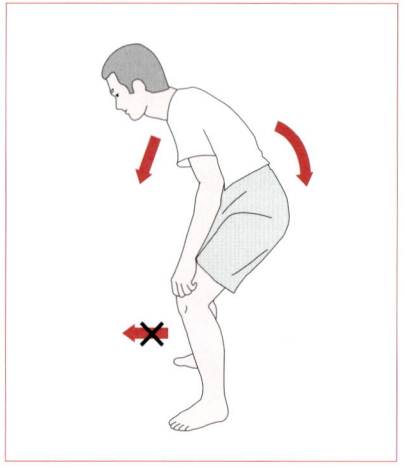

図9 ジャンプ着地（矢状面）
足関節背屈不足を股関節屈曲にて代償し，骨盤後傾位を呈する．重心の後方化がみられる．

■ 活動制限の抽出ポイント

☐ 片脚立位の安定性低下
☐ 歩行・走行・ジャンプ動作時のリズムの低下
☐ 歩行・走行・ジャンプ動作時のスピードの低下
☐ 歩行・走行・ジャンプ動作時の衝撃緩衝機能の低下

F　STEP 5：機能障害・活動制限の関連付け

- STEP4であげた機能障害と活動制限との関連付けを行う．
- 運動連鎖を考慮する．

§5. アキレス腱炎（足関節障害）　　93

動作別の関連付け

■ 立位姿勢

☐ 後足部の過回内, 扁平足などマルアライメントを呈することが多い.
☐ 伸張時痛や荷重痛により足部回内位, 膝外反位を呈しやすい.
☐ 伸張時痛や荷重痛により足部回外, 内転, 足関節底屈位, 膝関節過伸展などを呈し後方重心となりやすい.
☐ 片脚立位姿勢
・姿勢保持において足部回内, 外転, 膝外反位を呈することがある.
・バランスを保つため体幹の側屈・回旋や骨盤の移動がみられることがある.

■ 歩行動作

☐ 体幹や骨盤の偏位は荷重痛に依存する.
☐ アキレス腱の疼痛のため足部の外転, 下腿内旋により足関節の背屈を代償する.
☐ アキレス腱の疼痛のため足部の回外, 内転により足部外側への体重移動で代償する.
☐ 足関節背屈制限により, 膝関節の過伸展や股関節の屈曲を用いて代償する.
☐ この代償のため左右非対称でリズムが崩れ, スピードが遅くなりやすい.

■ 走行動作

☐ 歩行動作に比べてスピードをともなうため, 衝撃緩衝能力に支障が出る.
☐ 支持脚において足部の外転, 過回内, 下腿内旋, 膝関節の内側移動を呈しやすい.
☐ このため, 支持脚においてアキレス腱部にねじれのストレスが加わり, アキレス腱に均等にストレスが加わらない.
☐ 支持期において足関節背屈時の疼痛のため, 股関節や膝関節の屈曲動作で代償する.

■ ジャンプ動作

☐ 踏み切りや着地において足部外転，過回内，下腿内旋により足関節背屈動作を代償する．
☐ これにより足部，膝の運動が同一方向を向かないことが多く，アキレス腱部にねじれのストレスが加わりやすい．
☐ 足関節背屈制限により，膝関節や股関節の屈曲動作で代償するが前方への重心移動が得られず，後方重心となりやすい．

G STEP 6：治療への展開

> ● 理学療法では関節可動域運動，ストレッチング，筋力増強練習，バランス練習，姿勢動作改善練習，テーピングや補装具療法がなされる．

■ 運動療法

☐ 関節可動域運動：足関節だけではなく，膝関節，股関節，体幹も含めて各関節の可動域が必要である．動きをよく分析して動きの偏りがある関節については十分な可動域運動を行う．
☐ ストレッチング：走行動作における下肢・体幹の2関節筋は推進力を出していくことに必要な筋である．十分に伸張しておく必要がある．
☐ 筋力増強運動：足関節周辺の筋力だけでなく，下肢全体(特に股関節周囲筋)においても強化が必要である．
☐ バランス練習：片脚立位から行い，動作の偏りを調整するために必要である．視覚的な手がかり(鏡など)を用いて修正する．
☐ 姿勢動作改善練習：視覚的な手がかり(ビデオなど)を用いて動作・運動を理解して動作・運動を修正する．

■ ADL 指導

□ 靴を選ぶ際はソールとヒール部分がしっかりしているものを選択する．普段はいている靴は足底部のすり減りがないか，形が崩れていないか確認する．
□ 歩行においてけり出しが行いやすいように足底板などを入れてアキレス腱にストレスが加わらないようにする．
□ 運動を行うサーフェイスは非常に重要で人工芝や全天候型の陸上競技場，ロードなどは練習量を調整して対応する．

（飯田　晋）

MEMO

6 肩関節周囲炎（肩関節障害）

A 治療に至るまでのフロー

STEP 1 病態の把握（疾患の特性）動作の予測

1) 肩関節機能（肩複合体）を理解する．
2) 回旋筋腱板の役割を理解する．
3) 肩関節周囲炎の病態や障害の知識を大まかに整理する．
4) 疼痛の部位や種類を把握し動作との関連性を予測する．
5) 肩甲上腕関節，肩甲胸郭関節の運動と関連する筋との関連性を予測する．
6) 脊柱のアライメントと肩甲上腕関節，肩甲胸郭関節との関連性（運動連鎖）を予測する．

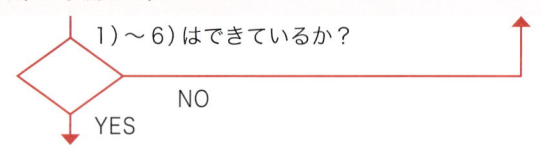

1)〜6)はできているか？
YES ↓　NO →

STEP 2 動作の大まかな観察（気づきの作業）

7) 座位や立位における異常姿勢の有無を観察する．
8) 歩行時の腕の振りを観察する．
9) 寝返り時の痛みや異常動作，代償動作の有無を観察する．
10) 結髪動作や結帯動作における痛みや異常動作，代償動作の有無を観察する．
11) 上肢の挙上（屈曲）や外転，リーチ動作における痛みや左右の対称性を確認する．

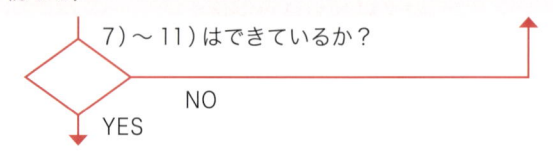

7)〜11)はできているか？
YES ↓　NO →

STEP 3 動作の細かな観察作業

12) 上肢の挙上・外転動作における肩甲上腕リズムを観察する．
13) 前方へのリーチ動作における肩関節とそれに連動した体幹の運動を観察する．
14) 肩甲骨面上へのリーチ動作における肩関節とそれに連動した体幹の運動を観察する．
15) ハンズオンヒップポジションの観察．
16) 肩甲上腕関節複合運動テストの観察．
17) 肩甲胸郭関節の動きの観察．
18) 背臥位での上肢屈曲動作の観察．

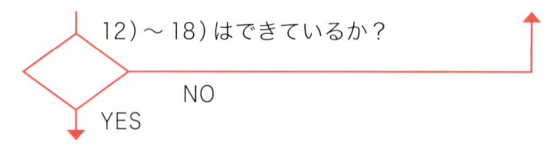

12)〜18) はできているか？ NO / YES

STEP 4 機能障害・活動制限の抽出

19) 姿勢・動作時の機能障害，活動制限をあげる．

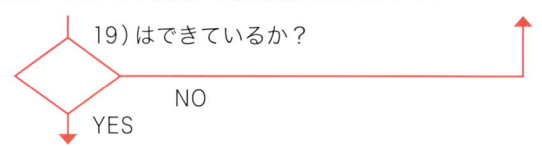

19) はできているか？ NO / YES

STEP 5 機能障害・活動制限の関連付け

20) STEP 4 であげた機能障害と活動制限との関連付けを行う．
21) 運動連鎖との関連付けを行う．

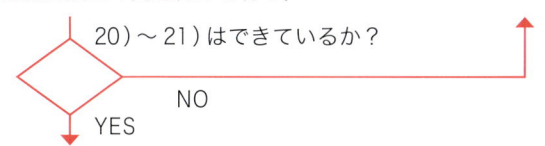

20)〜21) はできているか？ NO / YES

STEP 6 治療への展開

22) 痛みや機能障害，またその原因となっている不良姿勢に対して適切な治療や生活指導を行う．

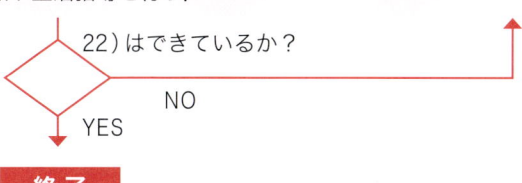

22) はできているか？ NO / YES

終了

B STEP 1：病態の把握（疾患の特性）と動作の予測

- 肩関節機能（肩複合体）を理解する．

☐ 狭義の肩関節は上腕骨頭と肩甲骨関節窩からなる肩甲上腕関節のことを指す．
☐ 広義の肩関節には肩鎖関節，胸鎖関節，肩峰下関節（第2肩関節），肩甲胸郭関節も含める．
☐ 解剖学的関節分類として，肩甲上腕関節，肩鎖関節，胸鎖関節，機能的関節分類として肩甲胸郭関節，第2肩関節がある．
☐ 上肢全体の運動を100%とすると，肩の運動は上腕が60%，肩甲骨が30%，体幹・胸郭が10%担っている．

- 回旋筋腱板の役割を理解する．

☐ 回旋筋腱板（腱板）は肩甲下筋，棘上筋，棘下筋，小円筋で構成され，ローテーターカフ，あるいは腱板とよばれる．
☐ 関節包とともに関節の安定性や可動性，運動方向の誘導に関与している．
☐ 回旋筋腱板は関節の前面に肩甲下筋，上面に棘上筋，棘下筋，後面に小円筋が位置する（図1）．

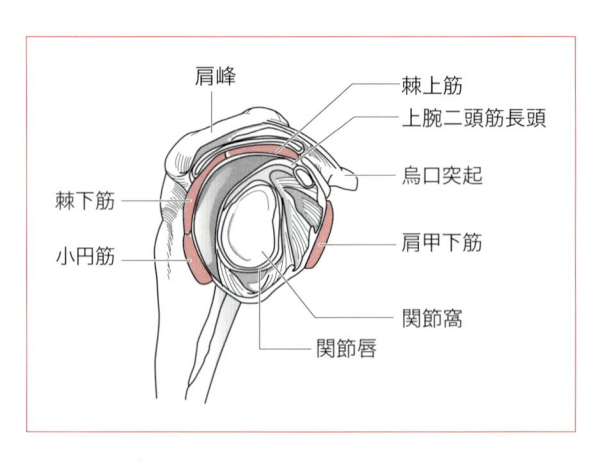

図1　肩関節と包み込む回旋筋腱板

§6. 肩関節周囲炎（肩関節障害）

- □ 関節包と密着しており，これらの張力の強さによって肩関節の安定化が得られる．
- □ 腱板は各筋が単独で収縮することはなく，それぞれの機能不全を他の筋が補うような作用がある．
- □ 上腕骨の外転は下垂位では棘上筋による作用であるが，外転角度が増すとほかの回旋筋腱板も補助的に働く．

- ● 肩関節周囲炎の病態や障害の知識を大まかに整理する．

- □ 肩関節周囲炎は肩関節周囲のさまざまな部位の障害の総称である．
- □ 五十肩もその1つで，加齢変化を基盤とした作業関連の筋骨格疾患であり，疼痛や関節可動域の制限をきたす．
- □ 肩甲上腕関節の障害だけでも腱板炎，腱板損傷，肩峰下滑液包炎，関節包炎，関節唇損傷，上腕二頭筋長頭腱損傷など多岐にわたる．
- □ そのほかの部位に関しても肩鎖関節炎や胸郭出口症候群なども含まれる．
- □ このような疾患の痛みの原因を判断するには**表1**に示すようなさまざまな鑑別診断の特殊テストを実施する必要があるが，本稿ではその具体的な方法は割愛する．
- □ 肩関節周囲炎における組織間の状態として，癒着よりも炎症により滑膜が増殖している状態が多いとされる．

表1　肩関節周囲の痛みの鑑別診断テストと徴候

鑑別診断テスト	徴候
頸椎性疾患テスト	Overpressure test, Spurling's test
胸郭出口症候群テスト	Wright test, Adson test, Eden test, Allen test
肩鎖関節疾患テスト	O'Brien's test, Cross-arm adduction impingement test, High arc test, Piano key sign
肩甲上腕関節不安定性テスト	Apprehension test, Sulcus test, Load and shift test
腱板のインピンジメントテスト	Neer test, Hawkins test, Cross-arm adduction impingement test
腱板機能のテスト	Empty can test, Full can test, Drop arm test
上腕二頭筋長頭腱のテスト	Speed test, Yergason's test
関節唇のテスト	Clunk test, Circumduction test, Crank test, O'Brien's test

100　第Ⅱ章　疾患・障害別動作分析

- □ 損傷した組織が関節内に挟み込まれることで運動時に痛みや引っ掛かりが生じることがある．
- □ 外傷に起因しない肩関節周囲炎は，日常生活動作の中で無意識に繰り返される動作が肩関節への過度な負担となり生じることが多い．
- □ 座位や立位姿勢，動作時の姿勢が腱板などの肩関節周囲の機能不全を引き起こし，痛みを誘発させる場合がある．

- ●疼痛の部位や種類を把握し動作との関連性を予測する．

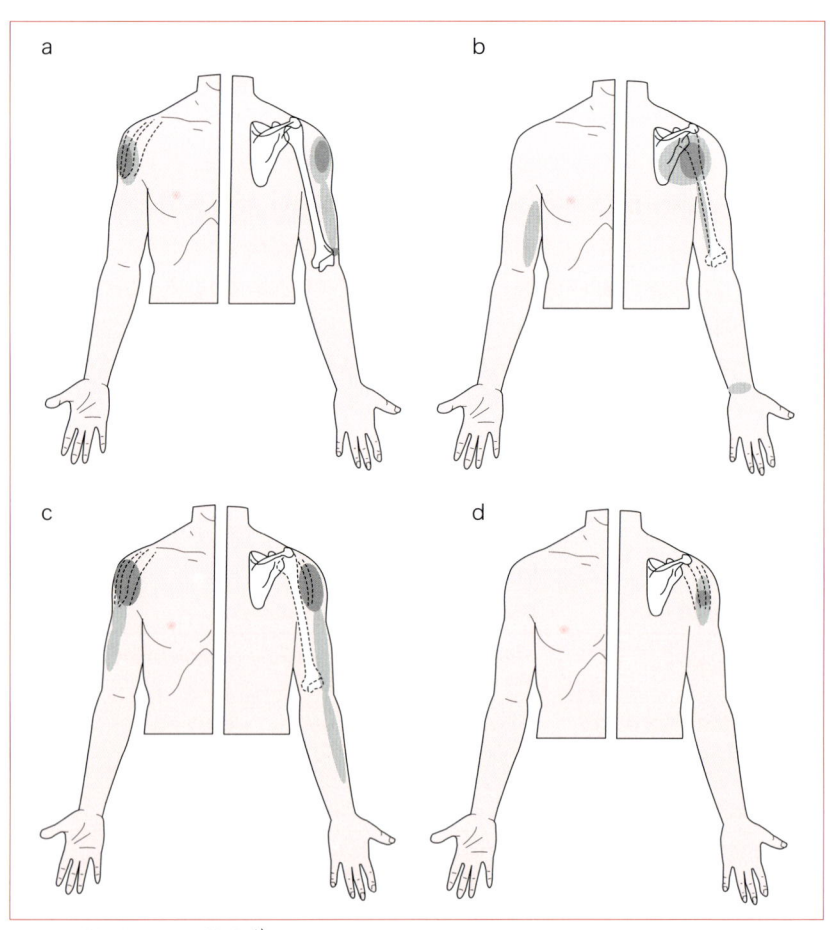

---

a　　　　　　　　　　b

c　　　　　　　　　　d

図2　腱板由来の放散痛[1]（文献1より一部改変して引用）

§6. 肩関節周囲炎（肩関節障害）

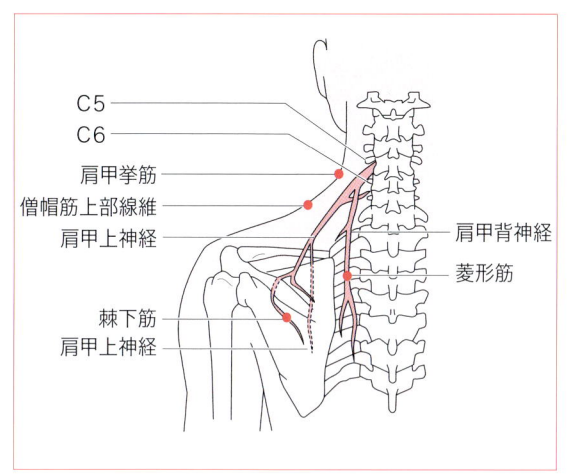

図3 肩関節周囲の圧痛点[1]

（文献1より一部改変して引用）

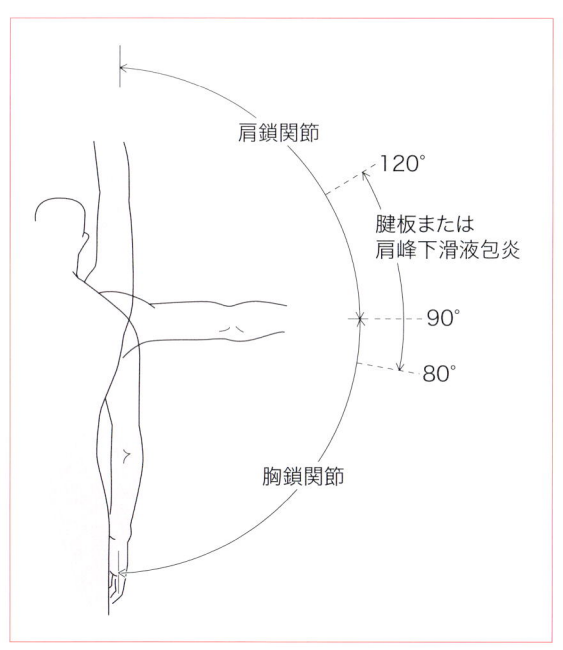

図4 外転時の可動域と痛みの部位との関係

（文献2より一部改変して引用）

- ☐ 肩関節周囲炎で痛みが生じる部位は，前面や後面，上腕の近位部などさまざまなタイプがある（図2）．
- ☐ これらの痛みの部位や痛みが生じる動作に関しては動作観察から判断するのは困難で，さまざまな評価を実施しその原因を特定する必要がある．

- ☐ 肩関節周囲の圧痛点を把握する（**図3**）．
- ☐ 外転90°までは胸鎖関節における痛みが予測される（**図4**）．
- ☐ 外転90°以上では肩鎖関節における痛みが予測される（**図4**）．
- ☐ 外転80°〜120°の範囲では腱板もしくは肩峰下滑液包炎による痛みが予測される（**図4**）．
- ☐ 中年女性が夜間に激しい痛みを感じ，可動域の制限が生じる場合は石灰沈着性腱板炎であることが多い．

> ● 肩甲上腕関節，肩甲胸郭関節の運動とその作用筋を把握し，アライメントの異常や動作との関連性を予測する．

表2　肩甲上腕関節の運動方向と作用筋

運動方向	作　用　筋
屈　曲	三角筋前部線維，大胸筋鎖骨部，烏口腕筋，上腕二頭筋
伸　展	三角筋後部線維，大円筋，広背筋，上腕三頭筋
内　転	大胸筋胸肋部，大円筋，広背筋，大胸筋鎖骨部，肩甲下筋，烏口腕筋，上腕二頭筋短頭
外　転	三角筋中部線維，棘上筋，上腕二頭筋長頭，上腕三頭筋長頭
内　旋	肩甲下筋，大円筋，三角筋前部線維，大胸筋，広背筋
外　旋	棘下筋，小円筋，三角筋後部線維
水平内転	三角筋前部線維，大胸筋，烏口腕筋，肩甲下筋
水平外転	三角筋中部線維，棘下筋，小円筋，広背筋，大円筋

表3　肩甲胸郭関節の運動方向と作用筋

運動方向	作　用　筋
外転・上方回旋	三角筋前部線維，烏口腕筋，前鋸筋，大胸筋，小胸筋
挙　　上	僧帽筋上部線維，肩甲挙筋
下制・内転	僧帽筋下部線維，前鋸筋，広背筋
内　　転	僧帽筋中部線維，大菱形筋，小菱形筋
内転・下方回旋	大菱形筋，小菱形筋，肩甲挙筋，大胸筋

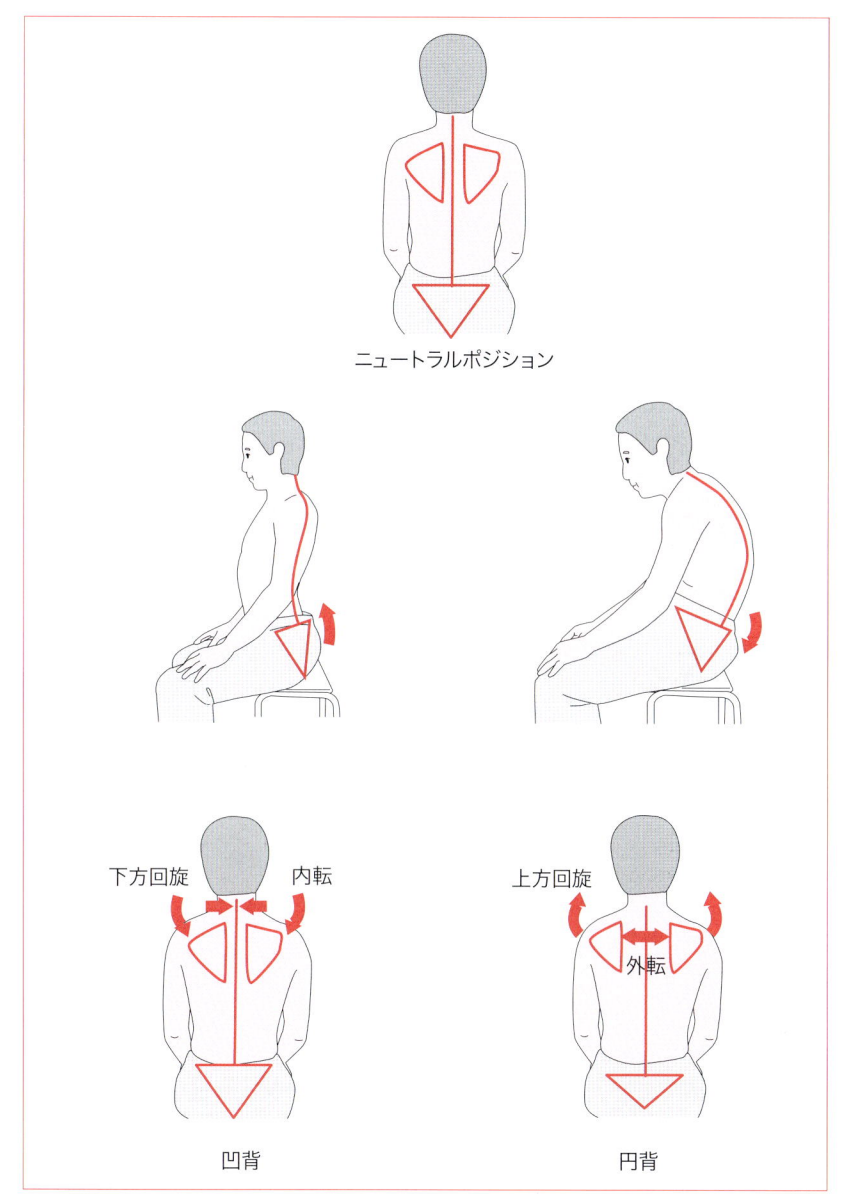

§6. 肩関節周囲炎（肩関節障害）　103

ニュートラルポジション

下方回旋　　内転

上方回旋

外転

凹背　　　　　　　　　　　　　　円背

図5　姿勢の変化に伴う肩甲胸郭関節の動き

腰椎の前彎が強まると肩甲骨は内転・下方回旋する（左）．逆に骨盤が後傾した円背姿勢では肩甲骨は外転・上方回旋する（右）．

- ☐ 肩甲上腕関節の運動方向から作用する筋を予測する（**表2**）．
- ☐ 肩甲胸郭関節の運動方向から作用する筋を予測する（**表3**）．

> ● 脊柱のアライメントと肩甲上腕関節，肩甲胸郭関節との関連性（運動連鎖）を予測する．

- ☐ 猫背や円背は胸椎の後彎を増強させ，頭部が前方に変位する．その際，肩甲胸郭関節は外転，上方回旋する（**図5**）．
- ☐ 凹背のように腰椎の前彎が強まると胸椎の後彎が増大し，肩甲胸郭関節は内転，下方回旋する（**図5**）．
- ☐ 右凸の側彎では相対的に左側の肩甲胸郭関節では内転・下方回旋し，右側では外転・上方回旋する．
- ☐ 頭部前方姿勢とは後頭環椎関節が伸展位，上位頸椎が伸展位，下位頸椎が屈曲位，胸椎の後彎増大を伴う．（**図6**）．
- ☐ 頭部前方姿勢によって機能低下を起こす筋に，体表の前面では頸部深層屈筋群，後面では僧帽筋中部線維，僧帽筋下部線維，前鋸筋などがある．
- ☐ 頭部前方姿勢で短縮を起こす筋は，体表の前面では斜角筋群，大胸筋，小胸筋，胸鎖乳突筋で，後面では肩甲挙筋，僧帽筋上部線維，後頭下筋などがある．

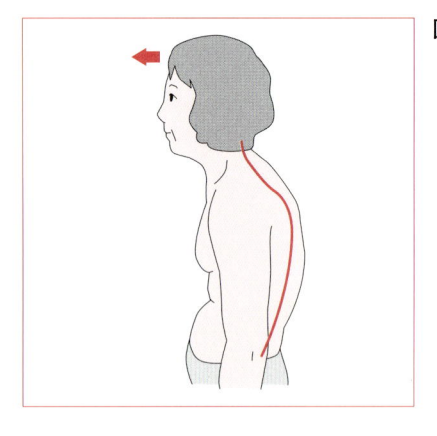

図6　頭部前方姿勢

C STEP2：動作の大まかな観察（気づきの作業）

- 座位や立位における異常姿勢の有無を観察する．

☐ 座位，立位とも腕の重さによって痛みが増強される場合がある．
☐ 痛みが強い場合には腕の重さを支えるために無意識に腕を組んだ姿勢となる．
☐ 罹患側の肩甲帯を挙上位，肩関節内旋位，軽度屈曲・内転位，肘関節屈曲位を呈する．
☐ 肩甲骨周囲の筋の委縮や肥厚の有無を確認する．

- 歩行時の腕の振りを観察する．

☐ 歩行時に罹患側の腕の振りが減少し，肘関節は屈曲位を呈する．

- 寝返り時の痛みや異常動作，代償動作の有無を観察する．

☐ 痛みが強い場合には夜間睡眠時も痛みを感じる．
☐ 罹患側を上にした側臥位をとることが多い．
☐ 長時間同じ姿勢をとった後の動き始めに痛みが出現しやすい．
☐ 寝返る際にも罹患側の肩を押さえたまま体幹の回旋を誘導するように寝返る．

- 結髪動作や結帯動作における痛みや異常動作，代償動作の有無を観察する．

☐ 髪の毛を梳かす・結ぶなどの結髪動作は肩関節が90°程度の屈曲・外転位をとる必要がある．
☐ その肢位から内旋・外旋運動が必要とされ，その際に痛みが出現する．
☐ 屈曲・外転の可動域に制限がある場合は体幹を伸展・側屈させ，代償する．
☐ 着物の帯やベルトを通すような結帯動作では肩関節の伸展・内旋位をとる必要がある．

a　挙上・前額面　　　　b　挙上・矢状面

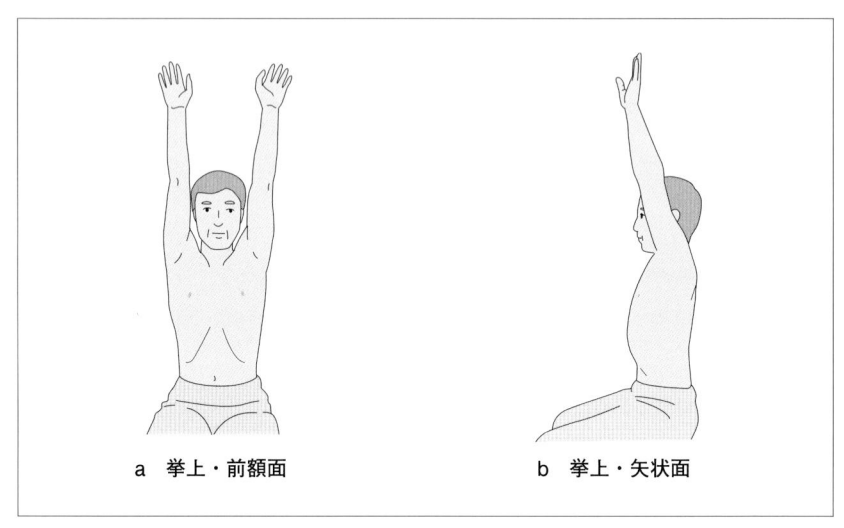

図7　屈曲動作での痛みなどの確認
前額面では挙上時の体幹側屈の有無を確認する．矢状面では挙上角度の左右差や脊柱の代償の有無を確認する．

☐ 痛みや可動域の制限がある場合には体幹を前屈・側屈させるような代償動作をとる．

- 上肢の挙上（屈曲）や外転，内外旋，リーチ動作における痛みや左右の対称性を確認する．

☐ 屈曲動作における最大角度や痛みの有無，挙上する速度などを前額面・矢状面上で確認する（図7）．
☐ 外転動作における最大角度や痛みの有無，あげる速度などを前額面・矢状面上で確認する．
☐ 内外旋動作における最大角度や痛みの有無，動作速度などを水平面・前額面・矢状面上で確認する．
☐ 前方へのリーチ動作におけるリーチ範囲や痛みの有無，動作速度などを前額面・矢状面上で確認する．

D STEP3：動作の細やかな観察

- 上肢の挙上・外転動作における肩甲上腕リズムを観察する．

☐ 挙上動作時には一般的に上腕骨と肩甲骨は一定の割合で動き，その比率はおおよそ2：1といわれている（肩甲上腕リズム）．
☐ このような肩甲上腕リズムが左右で異なっていないかどうかを観察する．
☐ 代償的に体幹の伸展や側屈が生じていないか観察する（図8）．

- 前方へのリーチ動作における肩関節とそれに連動した体幹の運動を観察する（図9）．

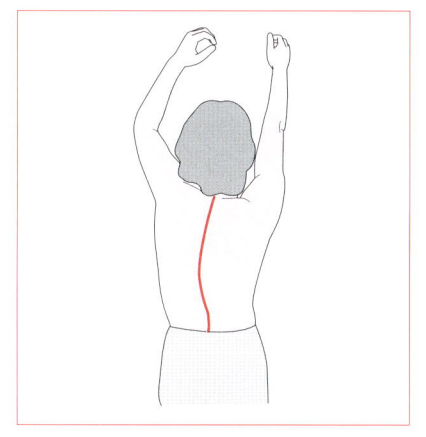

図8　挙上時の代償動作の観察
左肩関節の痛みや可動域制限がある場合，左肩甲帯の挙上と脊柱の側弯が生じる．

☐ 肩甲帯の前方への突出（protraction）が十分行われているか観察する．
☐ その際に反対側の肩甲帯が後方突出（retraction）し，上部の体幹の回旋が行われているか観察する．

- 肩甲骨面上へのリーチ動作における肩関節とそれに連動した体幹の運動を観察する（図10）．

☐ 肩甲帯の前方への突出（protraction）が十分行われているか観察する．
☐ その際に反対側の肩甲帯が後方突出（retraction）し，上部の体幹の回旋が行われているか観察する．
☐ リーチする方向への骨盤の側方移動や傾斜とそれに伴う体幹の側屈が見られるか観察する．

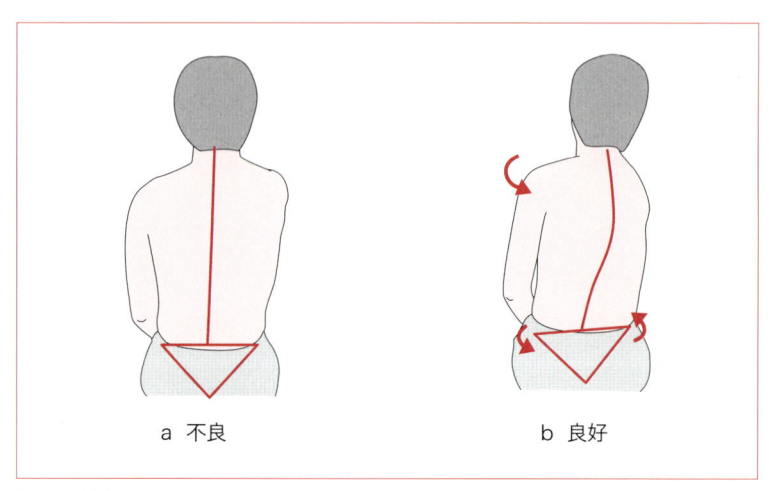

図9　前方へのリーチ

良好なリーチ動作では骨盤の回旋が伴う．

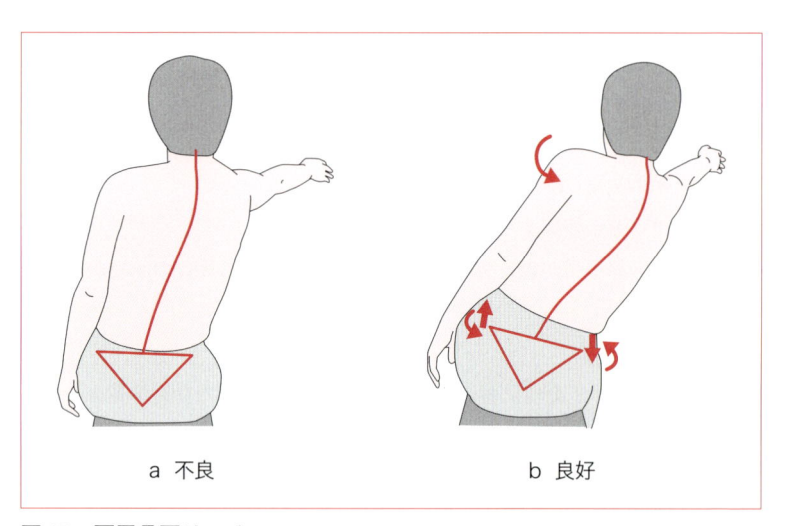

図10　肩甲骨面リーチ

良好なリーチ動作では体幹の側屈や骨盤の回旋・挙上・下制などの複合的な動きが生じる．

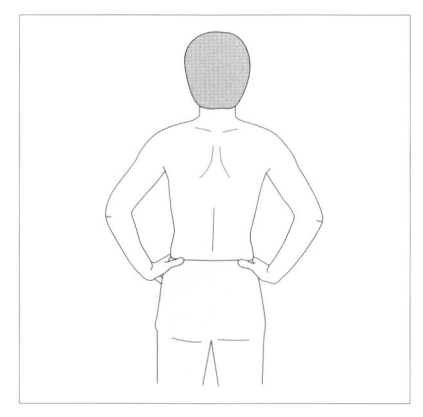

§6. 肩関節周囲炎（肩関節障害）　109

図11　ハンズオンヒップポジションの観察

肩甲骨周囲筋の萎縮の有無やアライメントの左右差を観察する．

- ハンズオンヒップポジションの観察（図11）．

□ 図のように母指を後ろに向け，腰に手を当てさせるポジションをとらせる．
□ このようなポジションをとらせることで患者の肩関節は50°程度外転し，軽度内旋位になる．
□ 肩甲骨棘下窩のくぼみの左右差を観察することで棘下筋の委縮を確認することができる．
□ 前鋸筋の萎縮や腱板の機能障害，肩甲上腕関節の不安定性がある場合には肩甲胸郭関節は前方に傾斜し，肩甲骨下角や肩甲骨内側縁が浮き上がる．

- 肩甲上腕関節複合運動テストの観察（図12）．

□ 図のように腰に手をまわし，脊柱を上になぞらせる動作は，伸展・内転・内旋の動きが必要となる．
□ 手が上に上がるほど肩甲上腕関節の内旋と肩甲胸郭関節の下方回旋などの複合的な運動が求められる．
□ このような動作の左右差を比較することで，上記の複合運動の左右差を観察することができる．

□ 肩甲下筋に機能不全や断裂がある場合には内旋制限のために肩関節前方の痛みを訴える．

- 肩甲胸郭関節の動きの観察（図13）．

□ Kiblerによって開発されたテストで，図のような3種類の姿勢をとらせ，その際の脊柱の棘突起から肩甲骨内側縁（下角）までの距離の左右差を観察する．
□ 2~3cm以上の差が生じる場合は，肩峰下のインピンジメントや肩甲上腕関節や肩甲胸郭関節の機能異常が示唆される．
□ kibler肩甲骨外側スライドポジション2では，僧帽筋下部線維と前鋸筋がわずかに活動する．
□ kibler肩甲骨外側スライドポジション3では，僧帽筋上部線維，大菱形筋，小菱形筋，前鋸筋が最大筋力の40%程度活動する．

- 背臥位での上肢屈曲動作の観察．

□ 背臥位をとることで肩甲胸郭関節の動きを抑えることができる．
□ この状態で屈曲させることで肩甲上腕関節での可動域制限がどの程度なのか，またその際の代償動作の有無を確認することができる（図14）．
□ 図のように最大屈曲時に腰椎の前彎を強める場合には，上肢の屈曲動作において体幹の代償が大きく，座位や立位時には肩甲胸郭関節の過度の動きが強いられている可能性がある．

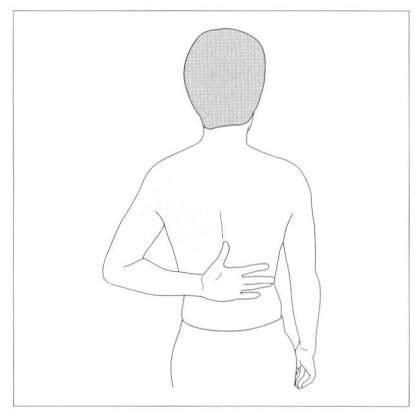

図12 健康上腕関節の複合運動

脊柱の棘突起に沿って頭側へすべらせる．そのときの高さの左右差や肩甲骨の動きを観察する．

a kibler：肩甲骨外側スライドポジション1

b kibler：肩甲骨外側スライドポジション2

c kibler：肩甲骨外側スライドポジション3

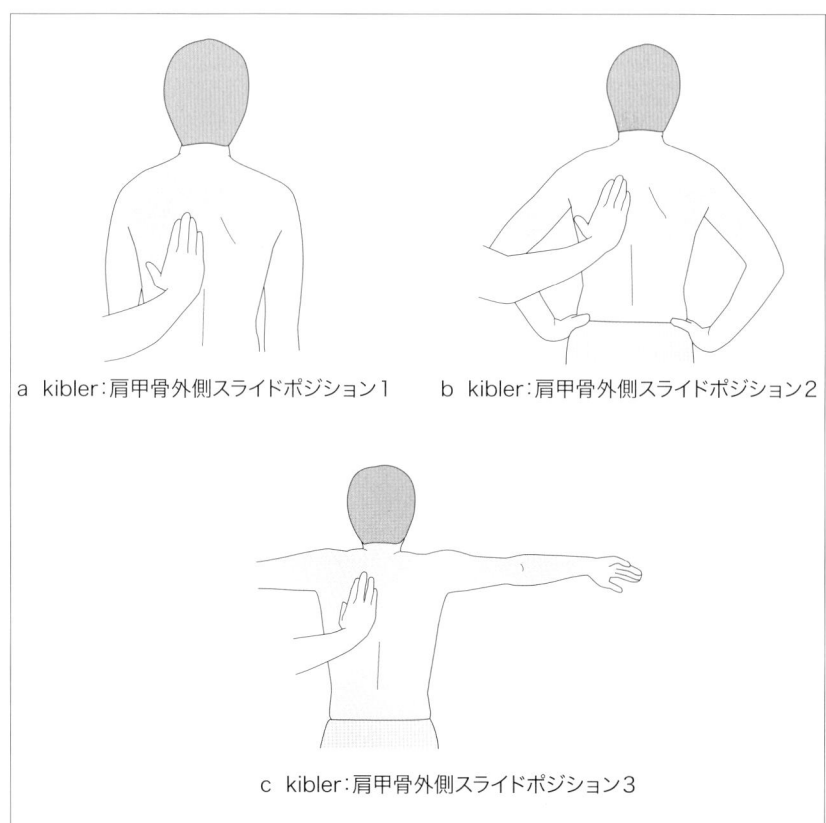

図13 肩甲上腕関節複合運動テスト

それぞれのポジションで肩甲骨と脊柱との距離を調べる．メジャーで測定した方が良いが，手指を当てその横指でみる方法が簡便である．

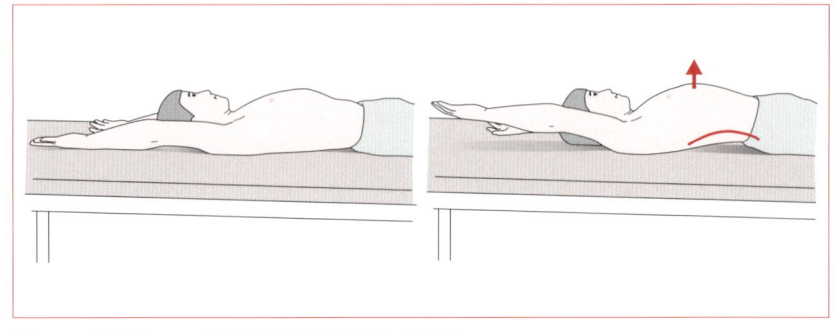

図 14 背臥位での上肢屈曲動作と脊柱の代償
左右の挙上角度の違いや脊柱,特に胸椎の代償動作の有無を観察する.

E STEP 4：機能障害・活動制限の抽出

- 姿勢・動作時の機能障害をあげる.

☐ 疼痛（安静時痛,運動時痛）,しびれ（神経症状）.
☐ 関節可動域障害.
☐ 姿勢の異常.
☐ 筋短縮・萎縮.
☐ 筋力低下.
☐ 筋の協調性の低下.

- 機能障害による活動制限をあげる.

☐ 挙上運動を伴う動作の制限（高い所に手が届かない,など）.
☐ 水平内・外転運動を伴う動作の制限（カーテンの開け閉め,など）.
☐ 内・外旋運動を伴う動作の制限（机や窓の拭き掃除,など）.
☐ 複合的な回旋運動を伴う動作の制限（結髪や結帯などの整容動作,など）.

F　STEP5：機能障害・活動制限の関連付け

> ● STEP4であげた機能障害と活動制限との関連を運動連鎖も考慮して実施する．

☐ 座位姿勢と肩関節の機能障害．
- 骨盤の前後傾の角度は腰椎-胸椎を介して肩甲胸郭関節のアライメントの異常を引き起こす．
- 不良な座位姿勢での長時間の作業は頭部前方姿勢を引き起こし，頭部から肩甲帯の筋の緊張が高まり肩甲骨の位置が不適切な状態になる．その結果，腱板は機能不全を生じ，さまざまな動作時に痛みや可動域の制限を引き起こす．

☐ 立位姿勢と肩関節の機能障害．
- 円背姿勢での立位は肩甲胸郭関節が相対的に外転・上方回旋位になり，肩関節の屈曲や外転の動作を制限してしまう．肩甲胸郭関節の動きが悪いにもかかわらず無理やり上肢を屈曲するような動作が繰り返され，肩甲上腕関節でインピンジメントが生じ痛みや可動域の障害を引き起こす．
- 脊椎の圧迫骨折などに伴い不良姿勢を呈している場合には脊柱の可動性が低下しており，そのような状況で過度な肩関節の運動を行うと痛みや可動域の制限を引き起こす．

☐ 腱板の機能不全と肩関節の運動との関連．
- 腱板は関節包と共同で上腕骨頭を関節窩に保持させる作用があり，肩甲上腕関節の安定化機構の中心を担う．腱板はすべて肩甲骨から起始するため，肩甲骨が胸郭上に固定されることで初めて腱板は適切に機能する．
- これらの腱板の機能は痛みや不安定性が生じる関節の角度によっても変化する．そのため，ある角度までは力が入るが，それ以上になると急に力が入らなくなるといった症状を引き起こす．また，主動作筋と拮抗筋の関係でそのコントロールが適切に行えていない場合，上腕骨頭の運動方向が適切な方向に誘導されないといった症状も見られる．
- このような症状は無意識に学習されてしまっている場合が多く，適切な動作方向や筋出力の再構築を行う必要がある．

G STEP 6：治療への展開

■ 運動療法

> ● 急性期や痛みが強い場合は患部の安静や薬物療法，物理療法などで痛みを管理することが重要である．

☐ コッドマン体操
☐ 急性期や亜急性期の疼痛の軽減や自宅で実施できる関節可動域運動の導入として行われる．
☐ 関節可動域運動
・急性期の安静時の疼痛が消失したら，徐々に関節可動域運動を開始する．この際に脊柱や肩甲骨のアライメントを正した状態で実施する．正しい運動方向や筋の協調性の獲得を目指して実施する．
☐ ストレッチング
・痛みや不使用により短縮した筋の柔軟性を改善することで正しい運動方向や筋の協調性の獲得をはかる．
☐ 筋力強化運動（腱板エクササイズ）
・腱板の機能不全を改善し，肩甲上腕関節，肩甲胸郭関節の連動した正しい運動を再獲得するために行われる．

■ ADL 指導

☐ 座位・立位姿勢の改善
・座位や立位の姿勢が肩甲胸郭関節のアライメントの不良につながり，結果として腱板の機能低下や痛みの原因となるので，まずは無意識のうちにとってしまう不良姿勢を意識させ，修正させる．
☐ 作業姿勢や動作方法の改善
・不良な姿勢による作業が筋の機能低下や痛みを誘発している事例は少なくない．これらに対して正しい作業姿勢を指導することで再発の予防につながる．

【参考・引用文献】
1) 菅谷啓之,編：肩のこり・痛みの診かた治しかた,（鈴木一秀,肩関節由来の肩こり・痛みの対処法, pp53-62）全日本病院出版会, 2008
2) 池田均・信原克哉著：肩診療マニュアル（第2章臨床症状, pp41-57）医歯薬出版, 1998

（地神裕史）

MEMO

7 腰痛症（腰部障害）

A 治療に至るまでのフロー

STEP 1 病態の把握と動作の予測

1) 腰痛の特徴を大まかに整理する．
2) 痛みの部位と痛みを生じる姿勢，動作との関連性を予測する．
3) 関節可動域制限との関連性を予測する．
4) 筋力低下との関連性を予測する．

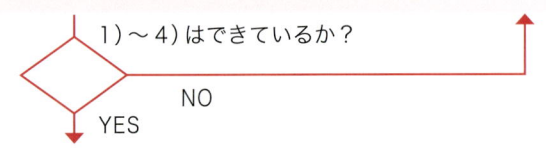

1)〜4)はできているか？ YES / NO

STEP 2 動作の大まかな観察（気づきの作業）

5) 座位，立位にて不良姿勢の有無を観察する．
6) 痛みを避けるための姿勢変化が起こっているか観察する．
7) 歩行時における左右非対称性の有無を観察する．

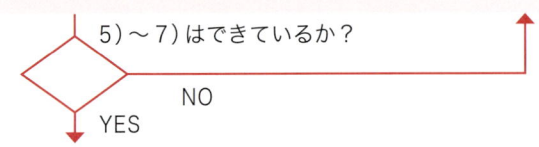

5)〜7)はできているか？ YES / NO

STEP 3 動作の細かな観察

8) 座位，立位姿勢をアライメントに注意しながら観察する．
9) 前屈，後屈，側屈，回旋動作を観察する．
10) 立ち上がり，歩行をアライメントに注意しながら観察する．
11) 動作を模倣する．

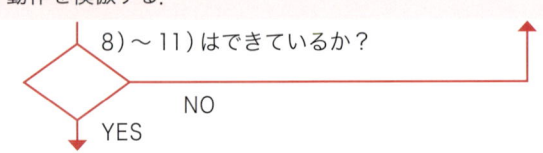

8)〜11)はできているか？ YES / NO

STEP 4 機能障害・活動制限の抽出

12) 姿勢,動作時の機能障害・活動制限をあげる.

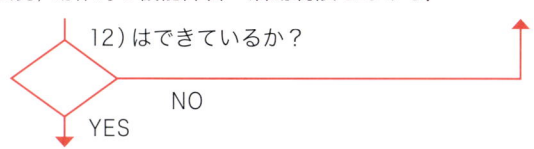

12)はできているか？ NO / YES

STEP 5 機能障害・活動制限の関連付け

13) STEP4 であげた機能障害と活動制限との関連付けを行う.
14) 運動学的に運動連鎖を考慮し姿勢,動作の分析を行う.

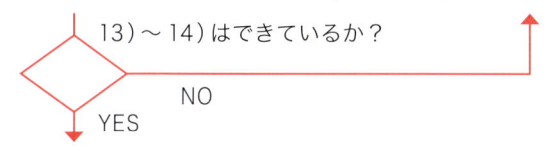

13)〜14)はできているか？ NO / YES

STEP 6 治療への展開

15) 患部の安静,筋のリラクゼーション
16) 腰椎部の安定化
17) 腰椎の生理的前彎位の獲得および左右非対称性の改善
18) 異常な運動パターンの改善

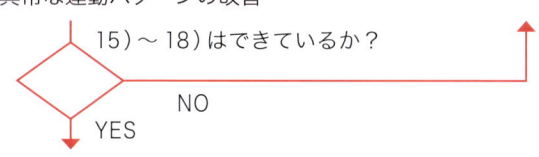

15)〜18)はできているか？ NO / YES

終了

B STEP1：病態の把握と動作の予測

- 腰痛の特徴を大まかに整理する．

☐ 日常生活における偏った動作の習慣（農作業やデスクワークといった腰部屈曲の持続）や不良姿勢（腰椎前彎の増強や側彎など）の持続などにより，局所に力学的ストレスが生じ腰痛につながることが多い．
☐ 一度腰痛を起こし対処が不十分な場合は，再発をくり返すことが多い．
☐ 画像検査にて異常の認められるものには，椎間板ヘルニア，椎間板症，椎間関節症，分離症，分離すべり症，脊柱管狭窄症，変形性脊椎症，腰椎圧迫骨折などがある．
☐ 画像検査にて異常の認められないものは，一般的に「筋・筋膜性腰痛」とよばれ，慢性的な経過を呈することが多い．腰背部筋群の疲労から痛みが生じてくる．
☐ 発症からの経過により急性腰痛と慢性腰痛に分かれる．

- 痛みの部位および痛みを生じる姿勢，動作と疾患（原因）との関連性を予測する．

☐ 痛みが腰だけの場合は，筋・筋膜性腰痛や急性腰痛症，腰痛捻挫を疑う．
☐ 痛みが腰のほか殿部や大腿部後面，股関節にもある場合は，椎間関節症を疑う．
☐ 痛みが腰のほか下腿部から足部にもある場合は，椎間板ヘルニアを疑う．
☐ 後屈動作で痛みが強くなる場合は，腰椎への圧縮ストレスによる椎間関節症，分離すべり症を疑う．
☐ 前屈動作にて痛み（腰痛あるいは殿部痛，下肢痛）が出現する場合は，腰椎への後方伸張ストレスによる椎間板ヘルニアを疑う．
☐ 同じ姿勢，動作を一定時間続けていると痛む場合は，筋・筋膜性腰痛を疑う．
☐ 腰椎後彎—骨盤後傾位をとることが多い場合は，腰椎への後方開大や後方伸張ストレスによる椎間板ヘルニアを疑う．
☐ 腰椎過前彎—骨盤前傾位をとることが多い場合は，腰椎への圧縮ストレスによる椎間関節症や分離すべり症を疑う．

§7. 腰痛症（腰部障害）

- □ 筋・筋膜性腰痛では，痛みを避けるため筋硬結部が伸張位となるような姿勢をとることが多い（筋痛防御姿勢）．
- □ ただし，腰痛はさまざまな要因が絡み合っているため，上記のように単純に判断することが難しい疾患であることを理解しておく．

- 関節可動域制限と腰痛，姿勢，動作との関連性を予測する．

- □ 股関節，胸椎部に制限がある場合には，代償的に腰椎への過剰運動，ストレス発生につながる．
- □ 腰椎過剰屈曲（後方伸張ストレス）を起こす場合は，股関節屈曲制限，胸椎屈曲制限をもつ可能性がある．
- □ 腰椎過剰伸展（圧縮ストレス）を起こす場合は，股関節伸展制限，胸椎伸展制限をもつ可能性がある．
- □ 逆に，腰椎部に制限がある場合には，股関節，胸椎部の可動性が大きくなることが多い．
- □ 腰椎の屈曲制限（過前彎）がある場合には，代償的に股関節屈曲位・骨盤前傾位・胸椎の後彎増加（円背），頭部突出（頸椎過伸展）につながる．
- □ 腰椎の伸展制限（後彎）がある場合には，代償的に股関節伸展位・骨盤後傾位・胸椎の後彎減少（あるいは後彎増加）を生じることが多い．
- □ 上記同様に，腰椎の側屈や回旋の可動性も股関節，胸椎との関連を考慮する．

■ 可動域の傾向を整理する

- □ 腰椎屈曲低下（伸展増加）⇒股関節屈曲増加（伸展低下）・胸椎屈曲増加（伸展低下）
- □ 腰椎屈曲増加（伸展低下）⇒股関節屈曲低下（伸展増加）・胸椎屈曲低下（伸展増加）
- □ 腰椎右側屈低下（左側屈増加）⇒右股関節外転増加（内転低下）・左股関節内転増加（外転低下）・胸椎右側屈増加（左側屈低下）
  ※骨盤右下制・左挙上，骨盤左移動
- □ 腰椎右回旋低下（左回旋増加）⇒左股関節外旋増加（内旋低下）・右股関節内旋増加（外旋低下）・胸椎右回旋増加（左回旋低下）※骨盤左前方回旋・右後方回旋

> - 筋力低下と腰痛，姿勢との関連性を予測する．

☐ 腹筋群の筋力低下は腰椎前彎の増強につながる．
☐ 背筋群の筋力低下は腰椎前彎の減少につながる．
☐ 深部筋群である多裂筋，腹横筋，横隔膜，骨盤底筋群などの筋力低下は，腰椎部の不安定性につながる．
☐ 深部筋群の機能不全は，腰方形筋や腸肋筋，最長筋の過緊張を生じ腰痛につながりやすい．
☐ 殿筋群や腸腰筋など，股関節の筋力低下は骨盤の前傾増強や後傾を生じ，さらに前彎増強や前彎減少につながる．
☐ 股関節の筋力に左右差が大きい場合には，骨盤の左右傾斜や回旋偏位を生じ，その代償として腰椎への側屈・回旋ストレスにつながる．

C STEP 2：動作の大まかな観察（気づきの作業）

> - 座位，立位にて不良姿勢の有無を観察する．

☐ 腰痛では不良姿勢の習慣化が症状につながるため，姿勢評価が非常に重要となる．

■ 座位姿勢を矢状面より観察

☐ 骨盤の傾斜および腰椎・胸椎の彎曲をみる．
☐ 脱力した状態でも腰椎は十分な屈曲がとれず軽度前彎位のまま，骨盤は後傾が小さく胸椎は後彎が大きい．※腰背部筋群の過緊張，短縮が予想される（図1）．

■ 座位姿勢を前額面より観察

☐ 大まかに左右非対称性の有無をみる．
☐ 左右の肩や骨盤の高さに左右差がある場合は，脊柱に側彎がみられ，左右どちらかに偏って荷重している可能性が高い．腰椎へのストレスが予想される．

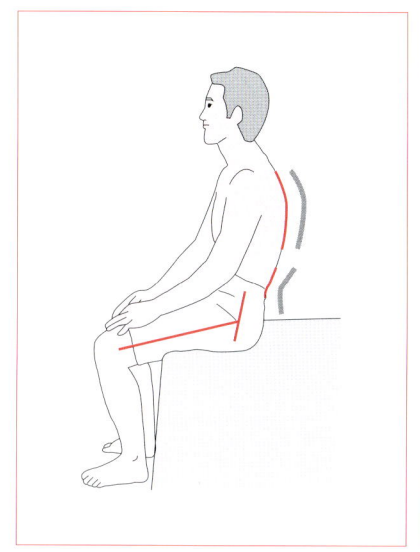

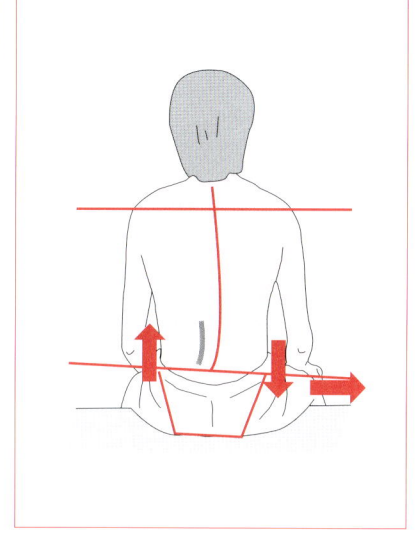

図1 座位姿勢を矢状面より観察

脱力した状態でも腰椎は十分な屈曲がとれず軽度前彎位のまま，骨盤は後傾が小さく胸椎は後彎が大きい．

図2 座位姿勢を前額面より観察

肩の高さはほぼ同じだが骨盤の高さは右側が低く，右側に偏った荷重がみられ脊柱への側彎から腰椎へのストレスが予想される．

- ☐ 前から見たときに両膝の向きに違いがある場合は，骨盤の左右への傾斜や回旋変位が起こっている可能性が高い．
- ☐ 肩の高さはほぼ同じだが骨盤の高さは右側が低く，右側に偏った荷重がみられ脊柱への側彎から腰椎へのストレスが予想される（**図2**）．

■ 立位姿勢を矢状面より観察

- ☐ 骨盤の傾斜および腰椎（生理的前彎からの逸脱），胸椎の彎曲（生理的後彎からの逸脱）をみる．
- ☐ 骨盤は後傾し腰椎は前彎の消失，胸椎は後彎が増強している（**図3**）．

■ 立位姿勢を前額面より観察

- ☐ 大まかに左右非対称性の有無をみる．

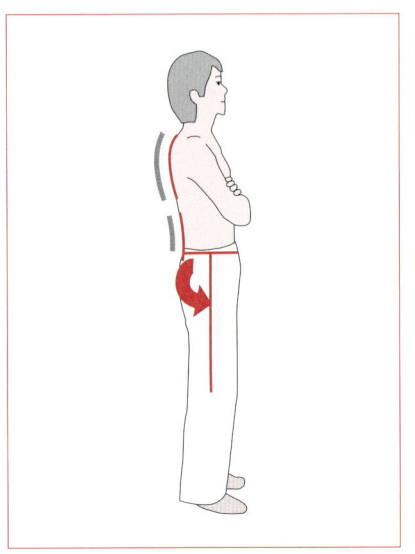

図3 立位姿勢を矢状面より観察

骨盤は後傾し腰椎は前彎の消失,胸椎は後彎が増強している.

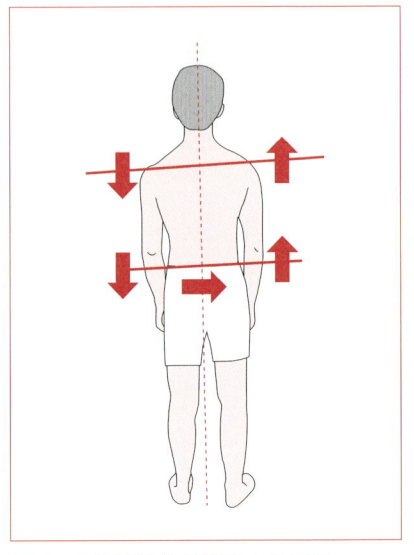

図4 立位姿勢を前額面より観察

肩,骨盤ともに右側が高くなっている.足部に対し頭部が左側,骨盤が右側に変位している.

☐ 左右の肩および骨盤の高さに違いがないか,足部(支持基底面)に対する頭部の位置,骨盤の位置に左右変位がないかをみる.

☐ 肩,骨盤の高さに左右差がある場合や骨盤の位置が左右に変位している場合は,どちらかの下肢に偏って荷重している可能性が高く,脊柱に側彎が生じ腰椎へのストレスが予想される.

☐ 肩,骨盤ともに右側が高くなっている.足部に対し頭部が左側,骨盤が右側に変位している(**図4**).

- 痛みを避けるための姿勢変化が起こっているか,観察する.

☐ 静的な姿勢でも痛みが強い場合は,痛みを避けるように姿勢を変化させていることが多い.この場合は,腰部へのストレスを取り除くような姿勢を無意識にとっている.

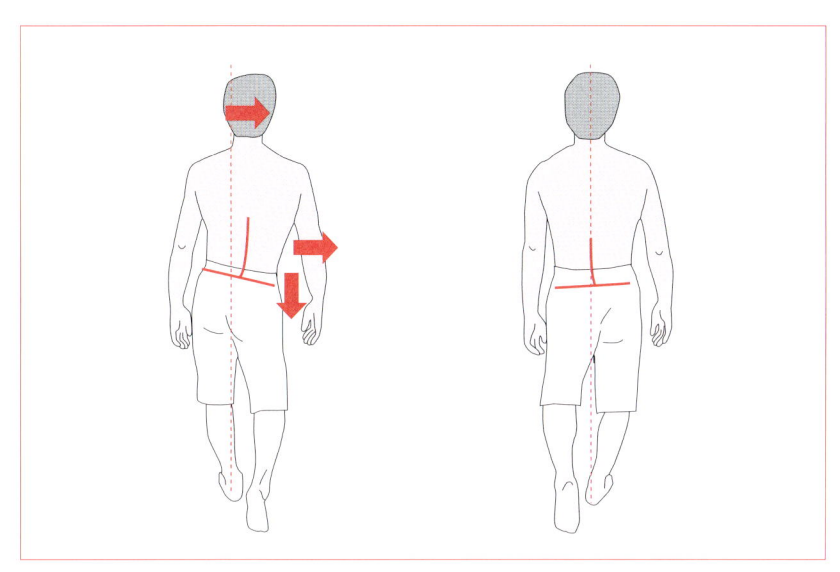

図 5　歩行の観察

左立脚期での体幹の右への傾きが大きく，右腕が外転位を呈している．左右立脚期での非対称が確認できる．

□ 腰背部筋に短縮痛がある場合は，その筋群を伸張させると痛みが軽減するため，体幹を変位させ短縮しないように姿勢を変化させることが多い．

- 歩行時における左右非対称性の有無を観察する．

■ 歩行を観察

□ 大まかに左右非対称性の有無をみる．
□ 頭部，体幹の左右への傾きや腕の振りをみると，左右非対称性を確認しやすい．
□ 左右立脚期の長さをみて，歩行リズムが一定になっているか確認する．
□ 左立脚期での体幹の右への傾きが大きく，右腕が外転位を呈している．左右立脚期での非対称が確認できる（図5）．

D | STEP 3：動作の細かな観察

- 座位，立位姿勢を矢状面・前額面・水平面から観察する．

■ 座位姿勢を矢状面にて観察

☐ 骨盤の傾斜および腰椎，胸椎の彎曲をみる．
☐ 脱力した座位と脊柱を伸ばした座位をみることで腰椎，胸椎の可動性を確認する．
☐ 脊柱全体の可動性が小さく，特に腰椎は脱力した状態でも前彎位のままとなっているため，腰椎屈曲の可動性低下が予想される（図6）．

■ 座位姿勢を前額面にて観察

☐ 左右どちらの座骨に体重が乗っているか．第7～9胸椎部（または胸骨柄）からの垂線により判断する．
☐ 左右の肩（肩峰あるいは肩甲骨）の高さに違いはないかをみる．左右肘の高さの違いから肩の高さを確認することもできる．
☐ 骨盤の傾き（左右の腸骨稜の高さ）の有無をみる．
☐ 脊柱が左右非対称（側彎）になっていないかをみる．
☐ 肩甲帯，骨盤帯の回旋をみる．
☐ 右側の肩と左側の骨盤が高く，脊柱には側彎が生じている．右の座骨への荷重が大きく，肩甲帯，骨盤帯に回旋変位もみられる（図7）．

■ 立位姿勢を矢状面にて観察

☐ 骨盤の傾斜および腰椎，胸椎の彎曲をみる．
☐ 足部と骨盤の位置関係をみる（骨盤の前方変位，後方変位の有無）．
☐ 股，膝，足関節の屈曲伸展（底屈背屈）の有無をみる．
☐ 正常な立位姿勢と比較し，違いを確認する．
☐ 骨盤前傾位，腰椎前彎の増強，胸椎後彎の増強がみられる（図8）．

§7. 腰痛症(腰部障害)　125

図6　座位姿勢を矢状面より観察

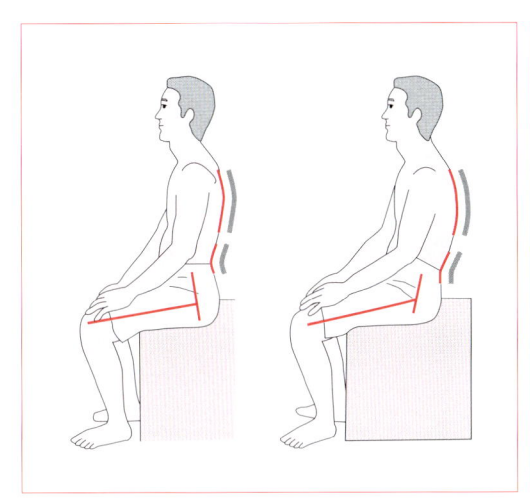

脊柱全体の可動性が小さく,特に腰椎は脱力した状態でも前彎位のままとなっているため,腰椎屈曲の可動性低下が予想される.

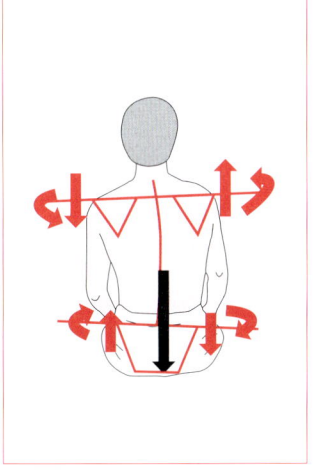

図7　座位姿勢を前額面より観察

右側の肩と左側の骨盤が高く,脊柱には側彎が生じている.右の座骨への荷重が大きく,肩甲帯,骨盤帯に回旋変位もみられる.

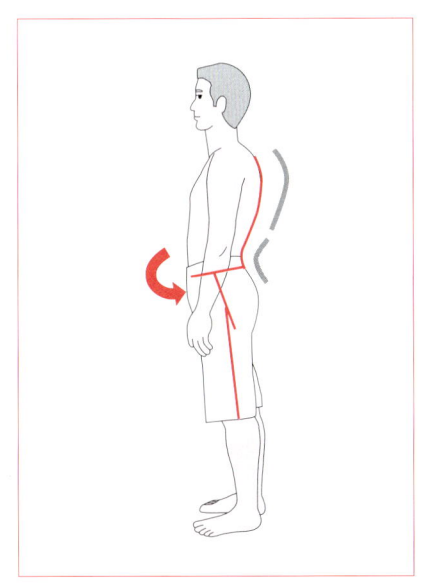

図8　立位姿勢を矢状面より観察

骨盤前傾位,腰椎前彎の増強,胸椎後彎の増強がみられる.

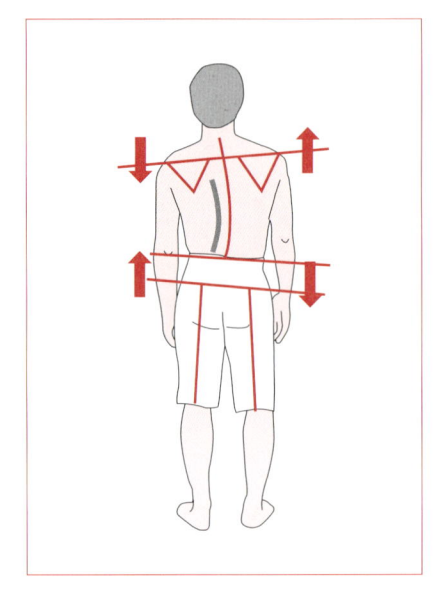

図9 立位姿勢を前額面より観察

右側の肩と左側の骨盤が高く，脊柱は右凸の側彎を生じている．股関節は右外転位，左内転位で足部は右外反位，左内反位をとっている．両足部に対し骨盤の左右変位はみられない．

■ 立位姿勢を前額面にて観察

□ 左右腸骨の高さを調べ，骨盤の傾きの有無をみる．その際に左右股関節の内外転の有無も同時にみる．左右膝の高さをみることで，骨盤の高さの違いを予想できる．
□ 両足部（支持基底面）に対して，骨盤の位置に左右変位がないかをみる．
□ 左右の肩の高さに違いはないかをみる．
□ 脊柱が左右非対称（側彎）になっていないかをみる．
□ 足部の内外反の有無をみる．
□ どの部分に左右非対称性があるか，細かく確認する．
□ 右側の肩と左側の骨盤が高く，脊柱は右凸の側彎を生じている．股関節は右外転位，左内転位で足部は右外反位，左内反位をとっている．両足部に対し骨盤の左右変位はみられない（**図9**）．

■ 座位・立位姿勢を水平面にて観察

□ 肩甲帯，骨盤帯の回旋の有無をみる

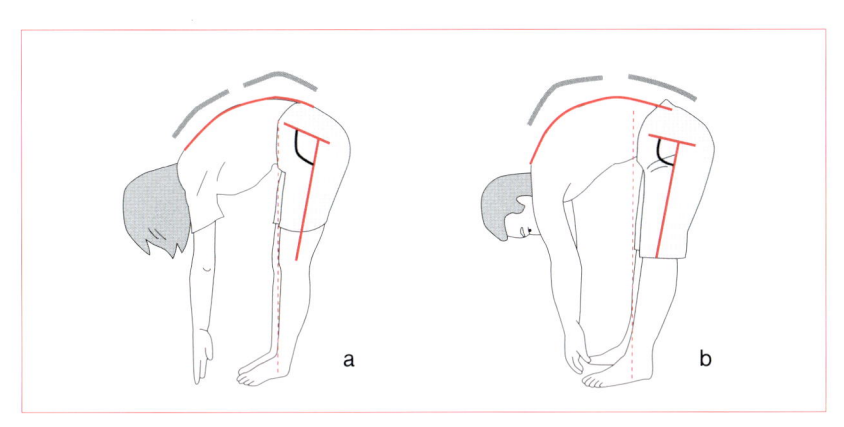

図 10 前屈動作をみる

a は胸椎，股関節の屈曲が小さく，腰椎のみで屈曲が起こっている．胸背部筋群や大殿筋，ハムストリングスの過緊張，短縮や腰背部筋群の弱化が予想される．逆に b は胸椎，股関節の屈曲が大きく，腰椎での屈曲がみられない．

> ● 立位にて前屈・後屈・側屈・回旋動作での痛みの有無と部位の確認，および腰椎・骨盤を中心に全身の可動性を観察する．

■ 前屈動作

☐ 骨盤の前傾角度（股関節の屈曲角度）と，腰椎の屈曲角度の割合（バランス）をみる．
☐ 胸椎の屈曲角度と腰椎の屈曲角度の割合をみる．
☐ 骨盤の後方移動をみる．
☐ 以上より，大腿後面（股関節伸筋群）と腰椎後面（腰背部筋群），胸椎後面（胸背部筋群）の柔軟性をみる．
☐ 左図では胸椎，股関節の屈曲が小さく，腰椎のみで屈曲が起こっている．胸背部筋群や大殿筋，ハムストリングスの過緊張，短縮や腰背部筋群の弱化が予想される．腰椎後方の伸張ストレス，後方開大を増強する動作で椎間板ヘルニアを有する症例に多くみられる（図 10a）．右図は逆に腰椎での屈曲がみられず股関節，胸椎での屈曲が大きくなっている（図 10b）．比較すると特徴がよくわかる．

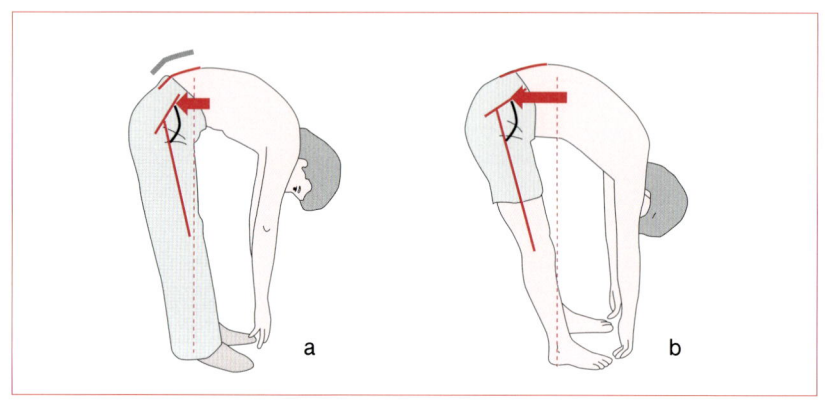

図11 前屈動作をみる

aは骨盤の後方移動が小さく股関節での屈曲もみられない，腰椎下部での屈曲が大きくなっている．bの骨盤後方移動と比較すると特徴がよくわかる．

- □ 左図では骨盤の後方移動が小さく股関節での屈曲もみられない，腰椎下部での屈曲が大きくなっている（図11a）．右図の骨盤後方移動と比較すると特徴がよくわかる（図11b）．

■ 後屈動作

- □ 骨盤の後傾（股関節の伸展角度）と腰椎の伸展角度の割合（バランス）をみる．
- □ 胸椎の伸展角度と腰椎の伸展角度の割合をみる．
- □ 骨盤の前方移動をみる．
- □ 以上より，大腿前面（股関節屈筋群）と腹部（腹筋群），前胸部（小・大胸筋）の柔軟性をみる．
- □ 骨盤の前方移動が小さく股関節伸展がみられないため骨盤が後傾せず，腰椎での過伸展が起こっている．股関節屈筋群の過緊張，短縮や腹筋群の弱化が予想される．腰椎での圧縮ストレスを増強する動作で椎間関節症や分離すべり症を有する症例で多くみられる．また，脊柱間狭窄症を有する症例でもみられる（図12）．

■ 側屈動作

- □ 骨盤の側方移動および腰椎，胸椎の側屈角度の左右差をみる

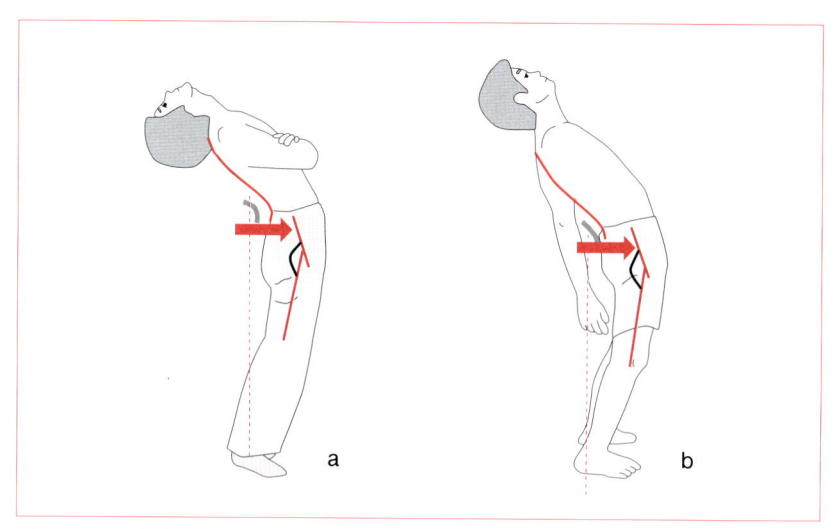

図12 後屈動作をみる

aは骨盤の前方移動が小さく，股関節での伸展がみられない．腰椎での過伸展が起こっている．bは股関節の伸展がみられる．

- 骨盤の側方移動と傾斜（股関節の内転角度）と腰椎の側屈角度，胸椎の側屈角度の割合をみる．
- 以上より，大腿外側（股関節外転筋群）と体幹外側―腰椎外側（体幹側屈筋群），胸椎外側の柔軟性および左右差をみる．
- 左側屈では骨盤の右側方移動が小さく，右股関節の内転もみられずに腰椎での過剰な側屈が起こっている．胸椎での左側屈もみられない．左腰背部の痛みを訴えた．右側屈では左側屈に比べ，骨盤の左移動，左股関節の内転，骨盤の傾斜（左高）がみられ腰椎での過剰側屈は起こっていない．痛みもない（**図13**）．

■ 回旋動作

- 骨盤での回旋（股関節を中心に下肢での回旋）と，腰椎での回旋角度の割合をみる．
- 腰椎での回旋角度と胸椎での回旋角度の割合をみる．
- 以上により，下肢（股関節を中心に）での回旋（内外旋筋群）と腰椎回旋，胸椎回旋の柔軟性をみる．

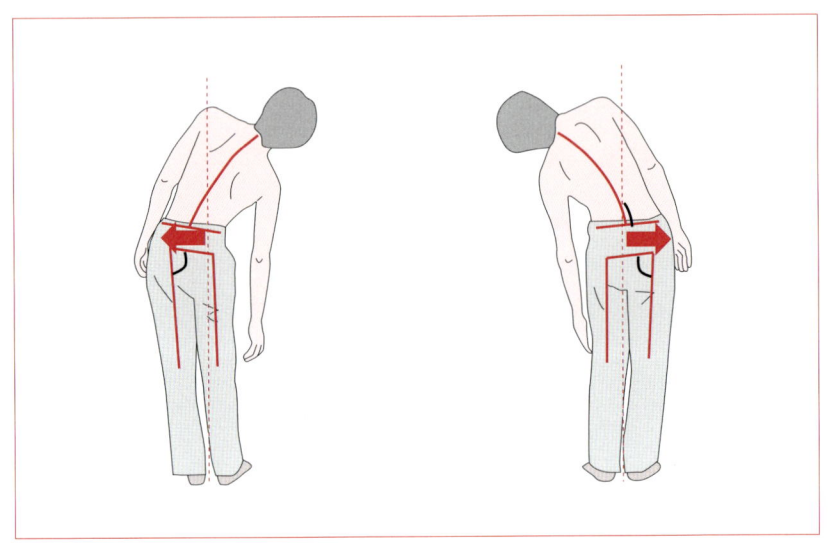

図 13 側屈動作をみる

左側屈では骨盤の右側方移動が小さく，右股関節の内転もみられずに腰椎での過剰な側屈が起こっている．胸椎での左側屈もみられない．

- 立ち上がりを観察する．
- 歩行を観察する．
- 動作の模倣を行う．

■ 立ち上がりの観察

☐ 重心を十分前方に移動して足部（前足部あるいは後足部）に荷重して立ち上がっているか確認する．後方重心のまま立ち上がる場合は，前足部（足指）の浮き上がりがみられることがある．

☐ 股関節の伸展不足（骨盤前傾から後傾が不十分）で腰椎前彎の増強をともない立ち上がる．

☐ 骨盤の前傾が不十分で腰椎前彎の減少（後彎位）にて立ち上がる．この場合，胸椎での屈曲を増強させ，上半身の前方への重心移動を代償する．

§7. 腰痛症（腰部障害）　　131

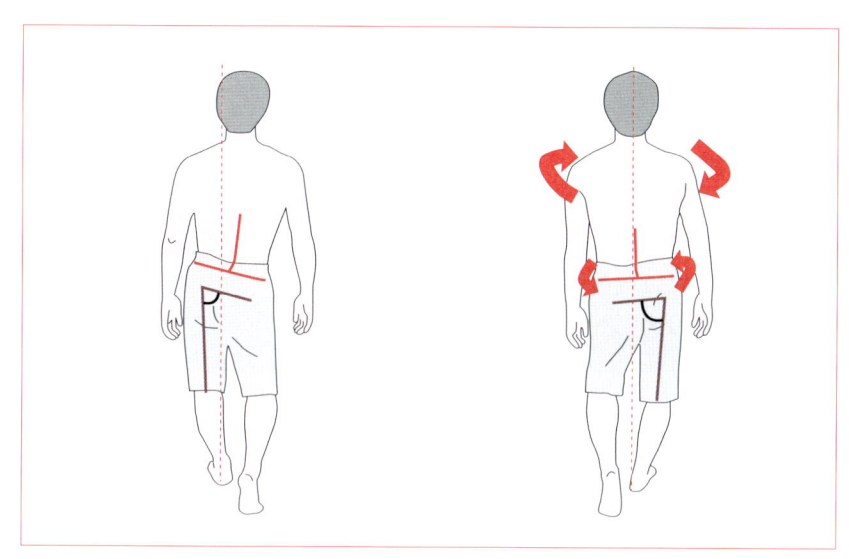

図14　歩行を観察する

右立脚期に比べて左立脚期は骨盤の下制が大きく，腰椎の左側屈を強めて体幹を立ち直らせている．また，骨盤は常に右前方回旋，肩甲帯は常に左前方回旋となっている．

- ☐ 体幹が左右に傾き非疼痛側での荷重にて立ち上がる．
- ☐ 開始ポジションである座位姿勢と終了ポジションである立位姿勢を参考に，立ち上がり動作を再確認する．姿勢は動作に反映される．

■ 歩行の観察

- ☐ 左右の非対称性を股関節—骨盤および体幹（腰椎部を中心に）をポイントに観察する．骨盤の傾き（左右，前後）や回旋，肩甲帯の回旋，脊柱の側屈を中心に歩行をみる．
- ☐ 右立脚期に比べて左立脚期は骨盤の下制が大きく，腰椎の左側屈を強めて体幹を立ち直らせている．また骨盤は常に右前方回旋，肩甲帯は常に左前方回旋となっている．このため，腰椎には左側屈と回旋ストレスが常に生じることが予想される（図14）．

■ 歩行時痛がある場合

☐ 左右どちらの立脚期あるいは遊脚期に痛みがあるのか，またどの部位に痛みがあるのか確認する．
☐ 疼痛側立脚期に体幹の側屈が認められる．
☐ 疼痛側立脚期に骨盤前傾，腰椎前彎の増強が認められる．
☐ 疼痛側遊脚期に骨盤後傾—体幹後傾が認められる．
☐ 以上は一例であり，さまざまなパターンが存在する．

■ 片脚立位を観察

☐ 歩行の立脚期に類似するため歩行にて動作を十分確認できなかった場合には，片脚立位を観察することで歩行動作を予測することもできる．ただし，必ず歩行動作とパターンが一致するとは限らない．
☐ また，片脚立位を観察することで，股関節の不安定性（骨盤の傾き）と腰椎の変位（アライメント）を確認することができる．
☐ トレンデレンブルグ傾向，逆トレンデレンブルグ傾向はないかを確認する．
☐ 骨盤の前後傾，骨盤の傾斜（左右の高さ）や側方移動と体幹の傾き（脊柱の彎曲〜上半身重心の位置）により腰椎のアライメントを確認する．
☐ 上記の左右差を確認する．
☐ 動作の模倣を行う．
☐ 以上，姿勢，動作，歩行を総合的に考慮し腰椎の異常パターンおよび可動制限，過剰運動を予測する．また，どの部位にストレス（剪断力，伸張力，インピンジメントなど）がかかっているかを予測する．

E STEP 4：機能障害・活動制限の抽出

- 姿勢，動作時の機能障害，活動制限をあげる．

§7. 腰痛症（腰部障害）

■ 機能障害

- 疼痛（安静時痛，運動時痛），しびれ（神経症状）
- 筋緊張亢進，筋短縮
- 筋力低下，筋のバランス不全
- 関節拘縮，可動障害
- 協調運動障害
- 姿勢異常，不良姿勢

■ 活動制限

- 片脚立位バランスの低下
- 座位，立位での重心移動能力の低下
- 偏った姿勢制御パターン
- 長時間の座位，立位作業困難，疼痛の出現・増悪
- 歩行困難，疼痛の出現・増悪
- 立ち上がり困難

F STEP 5：機能障害・活動制限の関連付け

- STEP4であげた機能障害と活動制限との関連付けを行う．
- 運動学的には，運動連鎖を十分に考慮する．

動作別の関連付け

■ 座位，立位の不良姿勢

- 股関節屈曲の可動制限（例，ハムストリングスの短縮）により，骨盤の後傾変位や腰椎の前弯減少，さらに腰椎での過剰屈曲（後方伸張ストレス─椎間板ヘルニア）につながる．

- 股関節伸展の可動制限（例，腸腰筋の短縮）により，骨盤の前傾増強変位や腰椎の前彎増強，さらに腰椎での過剰伸展（椎間関節での圧縮ストレス，剪断力の増加—椎間関節症やすべり症）につながる．
- 下肢に脚長差がある場合，骨盤の左右傾斜から脊柱の側彎変位となり，腰椎の椎間関節，仙腸関節へのストレスにつながる．
- ただし，下肢に脚長差がなくても中殿筋の筋力低下など左右下肢にアンバランスがある場合には，骨盤の左右傾斜がみられる．
- 腹筋群—背筋群のアンバランスにより腰椎前彎増強，減少につながる．
- 股関節屈筋群—伸筋群のアンバランスにより骨盤前傾の増強—腰椎前彎の増強，骨盤前傾の減少（後傾）—腰椎前彎の減少につながる．
- 体幹側屈筋群の左右差により，骨盤の左右傾斜や腰椎の側屈変位につながる．
- 股関節内外転筋群の左右差により，骨盤の左右傾斜，側方移動変位や腰椎の側屈変位につながる．
- 腹横筋，多裂筋の弱化により腰椎部の固定性低下につながる．さらに腰椎部不安定性を代償するため，浅層部の脊柱起立筋群の過剰収縮（過緊張）へつながる．

■ 前屈動作

- 股関節屈曲制限や骨盤後方移動制限により骨盤の前傾が十分できず，腰椎での過剰屈曲（後方伸張ストレス—椎間板ヘルニア）につながる．
- 股関節屈曲制限や骨盤後方移動制限は，股関節伸筋群（ハムストリングや大殿筋）の伸張性低下や股関節屈筋（腸腰筋）の筋力低下，股関節屈筋群（二関節筋である大腿直筋，縫工筋など）の過緊張によるインピンジメントなどが原因となる．
- 腰背部筋群の筋力低下あるいは腹筋群の短縮など，屈筋群と伸筋群のアンバランスにより腰椎の過剰屈曲が生じる．

■ 後屈動作

- 股関節伸展制限や骨盤前方移動制限により骨盤の後傾が十分できず，腰椎での過剰伸展（椎間関節での圧縮ストレス，剪断力の増加—椎間関節症やすべり症）につながる．
- 股関節伸展制限や骨盤前方移動制限は，股関節屈筋群の短縮・伸張性低下が原因となることが多い．

- □ 腰背部筋群の短縮あるいは腹筋群の筋力低下など，屈筋群と伸筋群のアンバランスにより腰椎での過剰伸展を生じる．

■ 側屈動作

- □ 股関節内外転制限や骨盤側方移動制限により骨盤の傾斜が十分できず，腰椎での過剰側屈（椎間関節での圧縮ストレス，剪断力の増加）につながる．
- □ 股関節内外転制限や骨盤側方移動制限は，股関節外転筋群の短縮・伸張性低下，筋力低下（遠心性筋力）や反対側股関節内転筋群の短縮・伸張性低下が原因となることが多い．
- □ 体幹側屈筋群の左右アンバランスにより（例えば右側が強く，左側が弱い場合は腰椎の右側屈が過剰に生じてしまう），腰椎での過剰側屈につながる．

■ 回旋動作

- □ 股関節内外旋制限により骨盤回旋が十分できず，腰椎での過剰回旋につながる．
- □ 胸椎での回旋制限により代償的な腰椎での過剰回旋が生じる．

■ 立ち上がり動作

- □ 殿部から足部への十分な前方への重心移動ができないため，股関節伸筋群の筋力を効率的に使用できず，腰背部筋群の過剰収縮がみられ筋疲労から腰痛につながる．
- □ 股関節の屈曲制限，股関節伸筋群の筋力低下や体幹下部の固定性低下（腹横筋や多裂筋などのインナーマッスルの筋力低下）により，骨盤の十分な前傾運動ができず足部への重心移動ができない．
- □ 股関節屈筋群の筋力低下のため，骨盤の前傾運動を腰背部筋群のみに頼るため筋疲労につながる．

■ 歩行

- □ 股関節の不安定性（中殿筋，大殿筋，腸腰筋などの筋力低下）など下肢の支持性，固定性低下により骨盤の前後傾や左右への傾きが生じ，代償的に腰椎の側彎や前彎，後彎の増強が起こり，腰椎のストレスにつながる．
- □ その他，上述した姿勢，動作時の問題が歩行動作に影響する．

G STEP 6：治療への展開

- 疼痛が強い場合には積極的な運動療法は実施せず，まず腰部の安静を第一に考える．どのようなストレス（姿勢や動き）で痛みが生じるかを特定し，ストレスが生じないように姿勢や動きを指導する．
- 姿勢や動きから短縮筋や動きのない関節を特定し，筋のリラクゼーション・ストレッチや関節モビライゼーション・可動域訓練を実施する．不安定性がある場合には筋促通・筋力強化により腰椎部の安定化を実施していく．
- 長期的には異常な運動パターンの改善や不良姿勢の改善を指導していく．

■ 運動療法

- □ 姿勢や動作から左右前後のバランスを考慮し，腹筋群・背筋群・股関節周囲筋群のストレッチ・強化を実施する．また股関節，胸椎部の可動性を獲得する．
- □ 腰椎部の安定化には呼吸に関与する筋群があるため，運動療法を実施する際には呼吸を止めないよう注意する．
- □ 胸椎（胸郭）の動きが悪い場合には胸式呼吸，腰椎部の安定化には腹式呼吸を実施する．
- □ 代表的な腰痛体操にはウィリアム体操，マッケンジー体操などがある．

■ ADL 指導

- □ 重い物を持つ，長時間の前屈姿勢，長距離歩行など腰部に負荷のかかる作業を行う場合にはコルセットを使用する．
- □ 同一姿勢を長時間とらないよう注意する．
- □ 腰椎の生理的前彎位の獲得および左右非対称性の獲得のため，姿勢に対して意識することにより不良姿勢を矯正していく．
- □ 問診にて仕事や日常よく行う動作を聴くことにより，姿勢改善や動作指導のヒントが得られやすくなる．

（遠藤　剛）

MEMO

8 頸椎症性脊髄症（頸部障害）

A 治療に至るまでのフロー

STEP1 病態の把握と動作の予測

1) 頸椎症性脊髄症の病態や障害の知識を大まかに整理する．
2) 感覚障害の部位と種類を把握し，動作との関連性を予測する．
3) 筋力低下の部位と程度を把握し，動作との関連性を予測する．
4) 筋緊張の異常を把握し，動作との関連を予測する．
5) 動作制限や跛行を把握する．

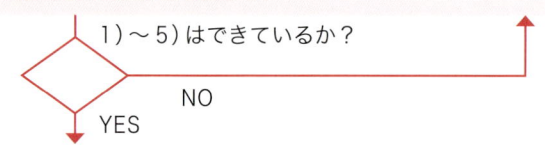

1）〜5）はできているか？
YES / NO

STEP2 動作の大まかな観察（気づきの作業）

6) 起き上がり，立ち上がり，立位，歩行，階段昇降に着目する．
7) 対称性，リズム（滑らかさ），スピード，バランス，安定性，代償の有無を観察する．（異常への気づき）
8) 正常動作との比較作業を行う．
9) 姿勢・動作の模倣を行う．

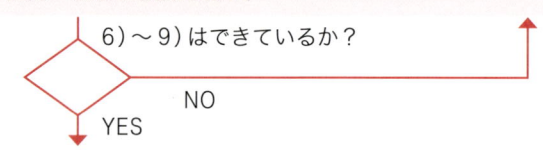

6）〜9）はできているか？
YES / NO

STEP3 動作の細かな観察

10) 起き上がり，立ち上がり，立位，歩行，階段昇降動作における頭部，体幹，骨盤の位置関係（傾きや彎曲方向）を観察する．
11) 頸椎，胸椎，腰椎，骨盤のアライメントを観察する．
12) 3方面（前額面，矢状面，水平面）から観察する．
13) 動作の模倣を再度行う．
14) 起き上がりの観察10）〜13）を行う．

15) 立ち上がりの観察10)〜13)を行う．
16) 立位の観察10)〜13)を行う．
17) 歩行の観察10)〜13)を行う．
18) 階段昇降の観察10)〜13)を行う．

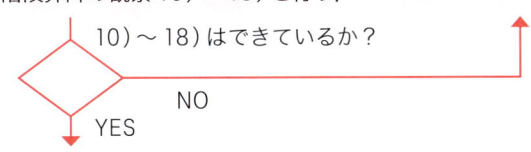

10)〜18)はできているか？
NO
YES

STEP 4 機能障害・活動制限の抽出

19) 機能障害をあげる．
20) 姿勢，動作時の活動制限をあげる．

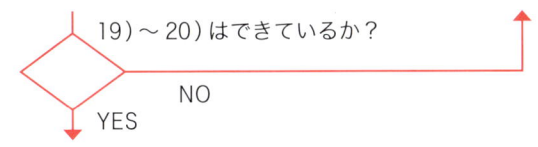

19)〜20)はできているか？
NO
YES

STEP 5 機能障害・活動制限の関連付け

21) STEP4であげた機能障害と活動制限との関連付けを行う．
22) 運動学的には運動連鎖を十分に考慮する．
23) ほかの要因（精神的要因など）も配慮しながら，機能障害と活動制限の原因を明確にする．
24) 動作の優先順位を考慮する．

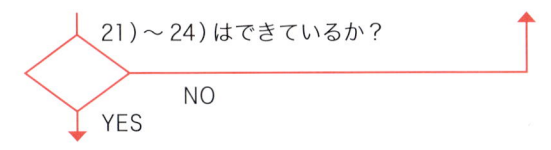

21)〜24)はできているか？
NO
YES

STEP 6 治療への展開

25) STEP4・5であげた機能障害と活動制限に対するスタンダードな治療を展開する．

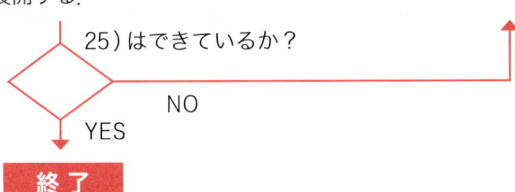

25)はできているか？
NO
YES

終了

B STEP1：病態の把握と動作の予測

- 頸椎症性脊髄症の病態や障害の知識を大まかに整理する．

☐ 手指の感覚障害（しびれ）を初発症状[1]とし，進行すると運動障害が加わり，多彩な症状を呈する．
☐ 歩行障害，手指の巧緻動作障害[1,2]を認める．
☐ 病態の進行により，筋力低下，腱反射の異常，膀胱直腸障害[2]がみられる．
☐ 椎間板変性，骨棘形成などがみられ，結果，脊柱管，椎間孔狭窄による神経症状をきたす[3]．
☐ 中年期以降の高齢者に多い[2,3]．

- 感覚障害の部位と種類を把握し，動作との関連性を予測する．

☐ 上肢の感覚障害は末梢に強く[1]，両手指のしびれが出現する．
☐ 深部感覚障害（位置覚，振動覚）のため，書字や箸の操作等の巧緻動作障害がある．
☐ 下肢の感覚障害のため，跛行がみられる．

- 筋力低下の部位と程度を把握し，動作との関連性を予測する．

☐ 上肢の筋力低下は髄節徴候[1,2]として出現する．
☐ 上肢の筋力低下は巧緻動作障害とあいまって，ADL障害をもたらす．
☐ 下肢にも筋力低下が生じている場合は，移動能力障害につながる．

- 筋緊張の異常を把握し動作との関連性を予測する．

☐ 腱反射の異常[3]がみられる．
☐ 下肢の筋緊張が亢進し，歩行や立位バランスに影響する．
☐ 「足がもつれる」[1]「足が上がらない」といった痙性歩行を呈し，速度や歩幅の低下[1]，リズムの異常などの歩行障害がみられる．

- 動作制限や跛行を把握する．

☐ 手指の巧緻動作障害などのため，ボタンのかけはずし，箸の操作などセルフケアに支障をきたす．
☐ 起き上がり動作は，側臥位を介して行うことが多い[1]．
☐ 立位保持は下肢の深部感覚障害などのため重心の動揺が大きくなり，バランス不良となりやすい．
☐ 下肢の筋緊張亢進のため，痙性歩行がみられる．
☐ 四肢の著しい筋力低下がある場合，動作全般に介助を要することがある．
☐ 動作は努力性で，反動を利用するなどスムーズさに欠ける．

C STEP 2：動作の大まかな観察（気づきの作業）

- 起き上がり，立ち上がり，立位，歩行，階段昇降に着目する．
- 対称性，リズム（滑らかさ），スピード，バランス，安定性，代償の有無を観察する．（異常への気づき）
- 正常動作との比較作業を行う．
- 姿勢・動作の模倣を行う．

■ 姿勢，動作における前後の異常（図1）

☐ 頸部，胸腰部，骨盤のアライメント異常の有無をみる．
☐ 動作時の重心の位置をみる．

■ 動作におけるリズムの異常

☐ 起き上がり，立ち上がり，歩行，階段昇降時における左右の非対称性や前後方向の異常の増強をみる．
☐ そのときの各動作の滑らかさの異常の有無をみる．

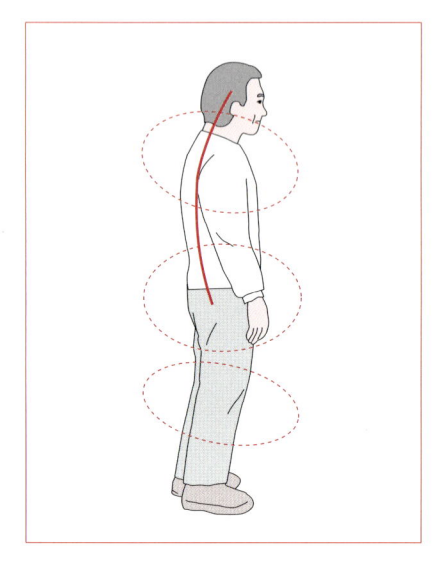

図1　前後の異常

頸部, 胸腰部, 骨盤のアライメント異常の有無をみる.

動作時の重心の位置をみる.

■ 動作におけるスピードの異常

☐ 起き上がり, 立ち上がり, 歩行, 階段昇降時における左右の非対称性や前後方向の異常の増強をみる.
☐ そのときの各動作のスピードの異常をみる.

■ 動作におけるバランス

☐ 起き上がり, 立ち上がり, 歩行, 階段昇降時における左右の非対称性や前後方向の異常の増強をみる.
☐ そのときの各動作のバランスの異常と安定性をみる.

■ 動作における代償

D STEP3：動作の細かな観察

- 起き上がり，立ち上がり，立位，歩行，階段昇降動作における頭部，体幹，骨盤の位置関係（傾きや彎曲方向）を観察する．
- 頸椎，胸椎，腰椎，骨盤のアライメントを観察する．
- 3方面（前額面，矢状面，水平面）から観察する．
- 動作の模倣を再度行う．

■3方面からみるポイント（ランドマーク）

☐ 前額面：頭部の傾きは左右の目か耳垂を結んだ線，体幹の傾きは左右の肩峰を結んだ線，または左右の上肢の位置（指尖の位置）を結んだ線，骨盤の傾きは左右の上前腸骨棘を結んだ線，または膝蓋骨中央を結んだ線を基準とする．

☐ 矢状面：頸椎，胸椎，腰椎，骨盤の前後方向のアライメントをみる．大腿長軸，下腿長軸の位置関係から下肢のアライメントをみる．

☐ 水平面：回旋は進行方向と直角に交わる線と両側の耳垂を結んだ線，両側の肩峰を結んだ線，両側の上前腸骨棘を結んだ線を基準とする．

1）起き上がりの観察

- 動作の前半，中盤，後半に分けて観察する．
- 前額面からみた頭部，体幹，骨盤の左右への傾きと重心の位置を観察する．
- 矢状面からみた頸椎，胸椎，腰椎，骨盤のアライメントと重心の位置を観察する．
- 水平面からみた頭部，体幹，骨盤の左右への回旋を観察する．
- 上下肢の位置と角度を測定（目測）する．
- 動作を模倣する．

☐ 動作前半は両股関節・膝関節を屈曲し，起き上がる方向に倒し骨盤を回旋させ，足底で床面を押し側臥位となることが多い（図2）．

☐ 起き上がり動作は，いったん側臥位となり行われることが多い（図3）．

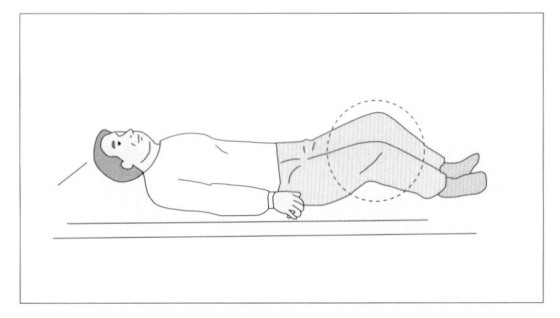

図2 起き上がり動作前半

動作前半は両股関節・膝関節を屈曲し,起き上がる方向に倒し骨盤を回旋させ,足底で床面を押し側臥位となることが多い.

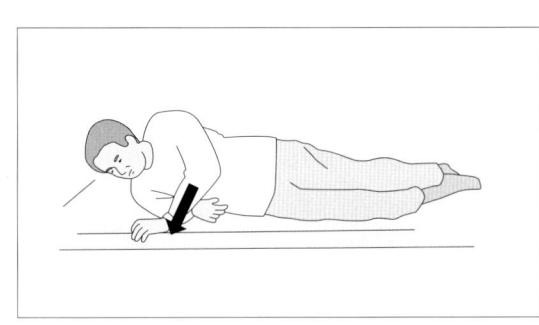

図3 側臥位からの起き上がり

起き上がり動作は,いったん側臥位となり行われることが多い.

- 動作中盤,側臥位では上側の上肢でプッシュアップし,体幹側屈の反動も用い,前腕支持となる(図4).
- 前腕支持位から,体幹を屈曲,前腕支持対側方向へ回旋しながら肘伸展し,手掌支持となる.
- 動作後半は手掌支持位で,骨盤を支持側と反対方向へ傾斜させ端座位となる(図5).
- 矢状面では,動作を通して頸部・体幹の屈曲が少ない.
- 水平面では,頸部の回旋が少なく,体幹の一体化した回旋が起こりやすい.

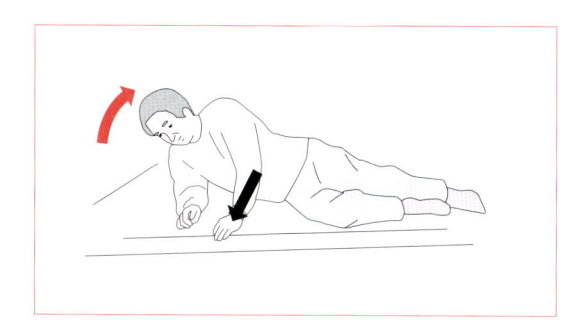

図4 上肢の作用で前腕支持へ

動作中盤,側臥位では上側の上肢でプッシュアップし,体幹側屈の反動も用い,前腕支持となる.

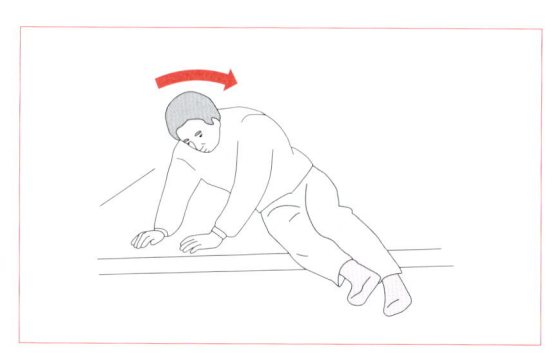

図5 起き上がり動作後半

動作後半は手掌支持位で,骨盤を支持側と反対方向へ傾斜させ端座位となる.

2) 立ち上がりの観察

- 動作の前半,中盤,後半に分けて観察する.
- 前額面からみた頭部,体幹,骨盤の左右への傾きと重心の位置を観察する.
- 矢状面からみた頸椎,胸椎,腰椎,骨盤のアライメントと重心の位置を観察する.
- 水平面からみた頭部,体幹,骨盤の左右への回旋を観察する.
- 上下肢の位置と角度を測定(目測)する.
- 動作を模倣する.

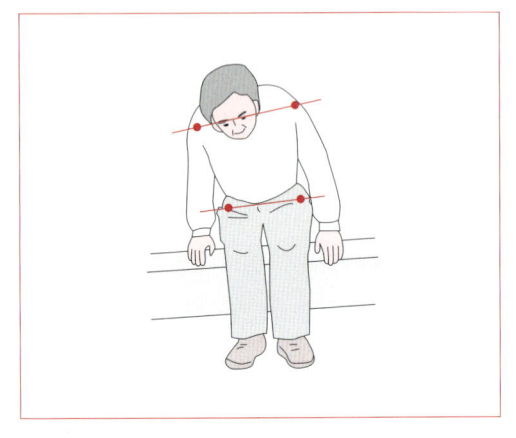

図6 立ち上がり（前額面）

前額面では動作中盤で頭部，体幹，骨盤は支持性の高い側に傾き，重心も同側に偏位しやすい．

■ 前額面

☐ 動作中盤で頭部，体幹，骨盤は支持性の高い側に傾き，重心も同側に偏位しやすい（図6）．
☐ 動作後半で頭部，体幹，骨盤は正中位に近づくが，筋力低下や感覚障害の強い場合は修正できない場合もある．

■ 矢状面

☐ 動作前半で体幹は大きく前傾し，頭部は膝よりも前方に位置する．
☐ 動作中盤で体幹を強く屈曲し，その反動を利用し殿部を持ち上げる（図7）．
☐ 殿部を持ち上げる際に，両上肢の支持を要することが多い．
☐ また，膝関節の急激な伸展が認められる場合がある．
☐ 動作全般を通して，頸部の運動は少なく，軽度屈曲位になりやすい．

■ 水平面

☐ 体幹や骨盤は支持性の高い側に回旋しやすい．

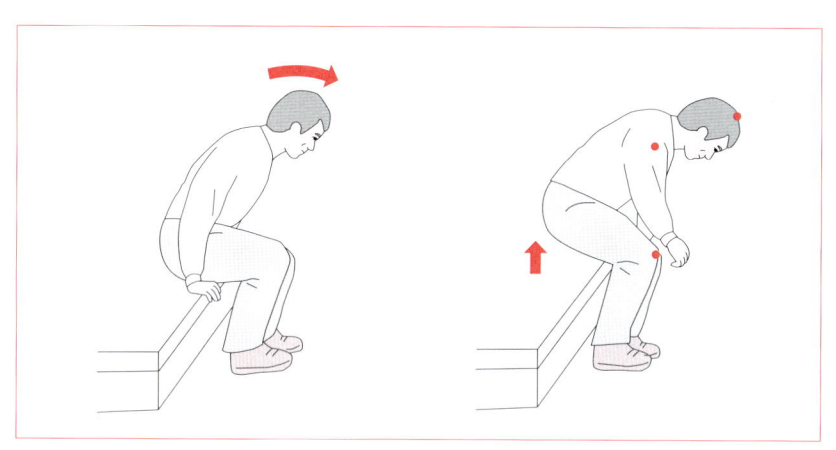

図7 立ち上がり（矢状面）

矢状面では体幹を強く屈曲し，その反重力を利用し殿部を持ち上げる．

3）立位の観察

- 前額面からみた頭部，体幹，骨盤の左右への傾きを観察する（図8）．
- 矢状面からみた頸椎，胸椎，腰椎，骨盤のアライメントを観察する（図9）．
- 水平面からみた頭部，体幹，骨盤の左右への回旋を観察する．
- 上下肢の位置や角度を測定（目測）する．
- 立位姿勢を模倣する．

■ 前額面

☐ 頭部，体幹，骨盤が正中位の場合と，筋力の左右差がある場合は，筋力が低い側に傾きやすい．
☐ 下肢の感覚障害が強い場合，バランスが低下し，重心が定まらず不安定となる．

■ 矢状面

☐ 頸椎は前屈し，頭部は前方に位置しやすい．
☐ 胸椎の後彎が増大し，腰椎の前彎が減少する．
☐ 骨盤は正中位を保持できず，重心は前方もしくは後方に偏位する．

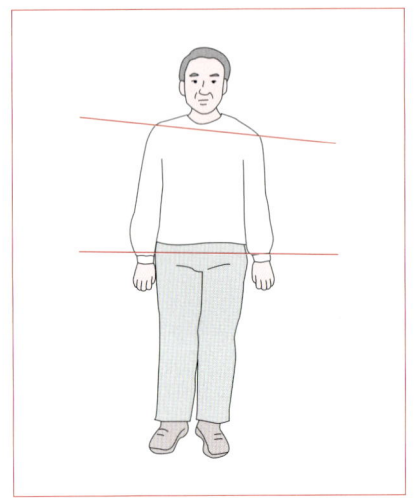

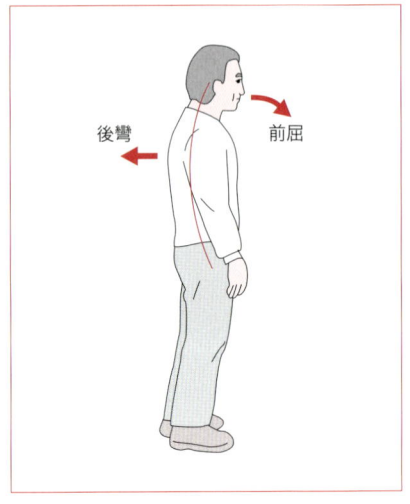

図8 立位（前額面）
頭部, 体幹, 骨盤の左右への傾きを観察する.

図9 立位（矢状面）
頸椎, 胸椎, 腰椎, 骨盤のアライメントを観察する.

■ 水平面

☐ 肩甲帯が前方突出しやすい.

4）歩行の観察

- 立脚期, 遊脚期に大きく分けて観察する.
- 前額面からみた頭部, 体幹, 骨盤の左右への傾きと重心の位置を観察する（図10）.
- 矢状面からみた頸椎, 胸椎, 腰椎, 骨盤, 下肢のアライメントと重心の位置を観察する（図11）.
- 水平面からみた頭部, 体幹, 骨盤の左右への回旋を観察する.
- 上下肢の位置と角度を測定（目測）する.
- 歩行を模倣する.

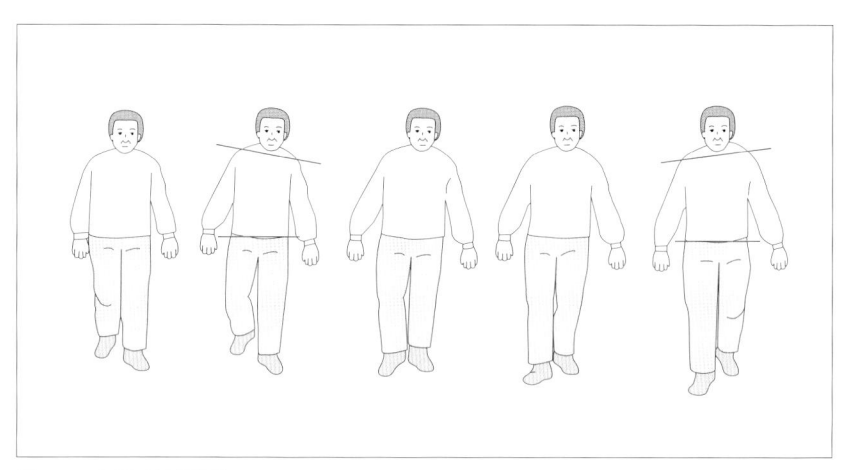

図10　歩行（前額面）

頭部，体幹，骨盤の左右への傾きと重心の位置を観察する．

■ 前額面（図10）

☐ 立脚期に骨盤は支持側に偏位し，体幹と頭部は同側に傾きやすい．

■ 矢状面（図11）

☐ 頸部は軽度屈曲し頭部は前方に位置し，胸椎の後彎は増大，腰椎の前彎は減少し，骨盤は後傾しやすい．
☐ 重心が後方に偏位し，歩幅は狭くなりやすい．
☐ 股関節は立脚後期の伸展が減少する．
☐ 膝関節は立脚中期には急激に過伸展位となりやすく，遊脚期は屈曲が減少しやすい．
☐ 足関節は，遊脚後期の背屈と立脚後期の底屈が減少しやすい．
☐ 肩甲帯が前方突出し，上肢の振りが減少する．

■ 水平面

☐ 体幹，骨盤の回旋は少なく一体化した回旋がわずかに認められる．

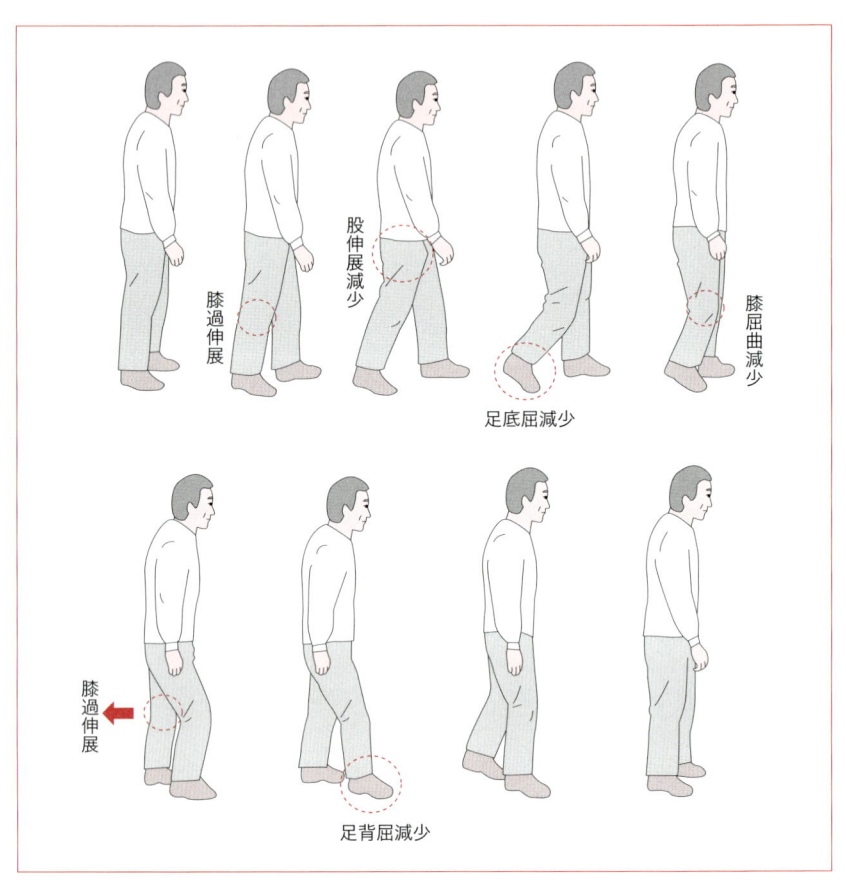

図11　歩行（矢状面）

頸椎，胸椎，腰椎，骨盤，下肢のアライメントと重心の位置を観察する．

(図中ラベル：膝過伸展，股伸展減少，足底屈減少，膝屈曲減少，膝過伸展，足背屈減少)

■歩行の異常

□ 歩行スピードが低下しやすい．
□ 痙性歩行が認められることがある．
□ 安定性が低下し，歩行補助具を使用することがある．

5）階段昇降の観察

- 昇る動作と降りる動作に分けて観察する．
- 前額面からみた頭部，体幹，骨盤の左右への傾きと重心の位置を観察する（**図 12**）．
- 矢状面からみた頸椎，胸椎，腰椎，骨盤，下肢のアライメントと重心の位置を観察する（**図 13, 14**）．
- 水平面からみた頭部，体幹，骨盤の左右への回旋を観察する．
- 上下肢の位置と角度を測定（目測）する．
- 階段昇降動作を模倣する．

■ 昇る動作時

☐ 前額面では支持脚側へ体幹が側屈しやすい．
☐ 矢状面では体幹を屈曲し，その反動と上肢の引き込みを利用し，重心を前方に移動する．
☐ 矢状面では片脚支持の際，膝は急激に過伸展位となりやすい．

■ 降りる動作時

☐ 前額面では上肢の支持が大きく，重心の側方移動が少なくなりやすい．
☐ 矢状面では重心は常に後方にある．
☐ 矢状面では頸部の屈曲を体幹の屈曲で代償し，視覚により足部の位置を確認する．
☐ 矢状面では下肢の振り出しがスムーズさに欠け，支持側の膝は急激な屈曲が起こりやすい．

■ 昇降時

☐ 手すりなどを使用することが多い．
☐ スピードが低下する．
☐ 動作全般にスムーズさに欠け，特に降りる動作時に安定性が低下することが多い．

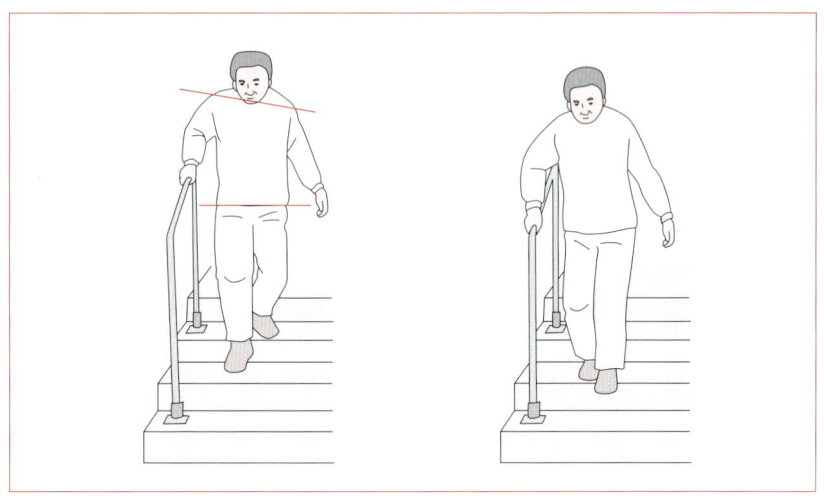

図 12　降段（前額面）

階段昇降での前額面からみた頭部，体幹，骨盤の左右への傾きと重心の位置を観察する．

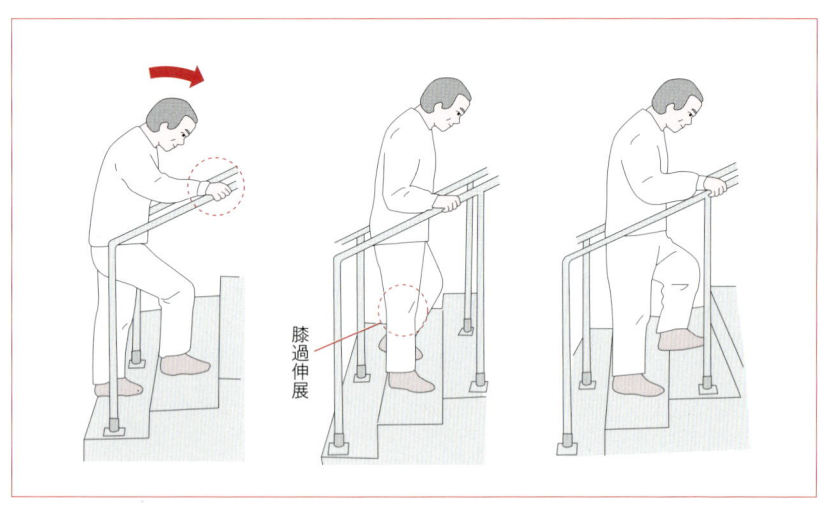

図 13　昇段（矢状面）

階段昇降での矢状面からみた頸椎，胸椎，腰椎，骨盤，下肢のアライメントと重心の位置を観察する．

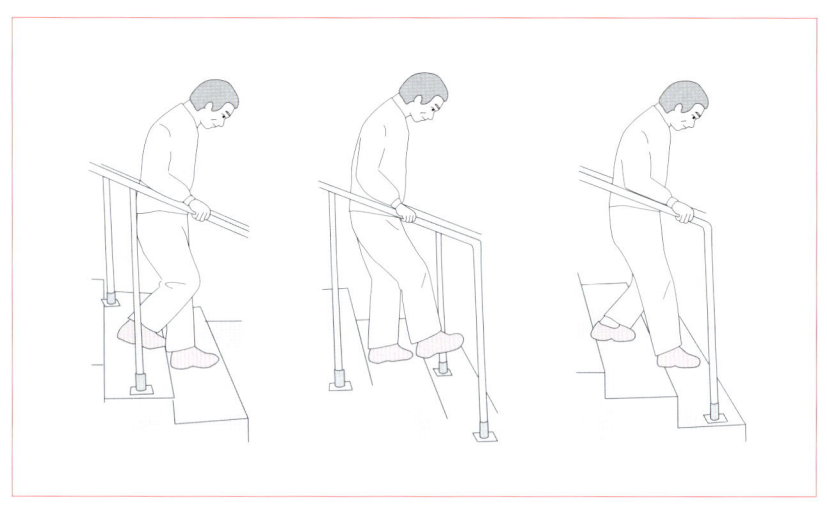

§8. 頚椎症性脊髄症(頚部障害)　153

図14　降段(矢状面)

階段昇降での矢状面からみた頚椎,胸椎,腰椎,骨盤,下肢のアライメントと重心の位置を観察する.

E STEP 4：機能障害・活動制限の抽出

- 機能障害をあげる.
- 姿勢,動作時の活動制限をあげる.

■ 機能障害の抽出ポイント

☐ 上下肢の感覚障害
☐ 歩行障害
☐ 上下肢の筋力低下
☐ 筋緊張の異常
☐ 手指の巧緻動作障害
☐ 頚椎,胸腰椎,骨盤のアライメントの変化

■ 活動制限の抽出ポイント

☐ 起き上がり，立ち上がり，立位，歩行，階段昇降動作におけるバランスの低下と不安定性
☐ 起き上がり，立ち上がり，立位，歩行，階段昇降動作におけるリズムの低下
☐ 起き上がり，立ち上がり，立位，歩行，階段昇降動作におけるスピードの低下
☐ 起き上がり，立ち上がり，立位，歩行，階段昇降動作には，状態に応じて装具，手すり，杖，介助を要する．
☐ 歩行が困難な場合，移動に車いすを要する．

F STEP 5：機能障害・活動制限の関連付け

- STEP 4 であげた機能障害と活動制限との関連付けを行う．
- 運動学的には運動連鎖を十分に考慮する．
- ほかの要因（内科的要因，自律神経的要因，薬物的要因，精神的要因など）も配慮しながら，機能障害と活動制限の原因を明確にする．
- 動作の優先順位を考慮する．

動作別の関連付け

■ 起き上がり動作

☐ 頸部の屈曲や回旋が困難であるため，側臥位を介して起き上がることが多い．
☐ 側臥位では上肢の筋力低下のため，反対側の上肢のプッシュアップも利用し前腕支持となる．
☐ 下肢の反動を利用し動作を行うことがある．
☐ 上肢の筋力低下が著明な場合は，起き上がり動作が困難となる．

§8. 頸椎症性脊髄症（頸部障害）

■ 立ち上がり動作

- 両下肢の筋力低下のため，上肢の支持を必要とすることが多い．
- 重心は前方移動が少なく，後方に残りやすい．
- 殿部を持ち上げる際，下肢筋力低下を補うため，体幹の屈曲の反動を利用することが多い．
- 加えて，両下肢の痙性や感覚障害が強い場合は，動作が不安定となりやすい．

■ 立位姿勢

- 下肢の筋緊張亢進，感覚障害により立位バランスが不良となりやすい．
- 脊椎のアライメントの変化により，重心は前方に偏位しやすい．

■ 歩行

- 両下肢の筋緊張亢進のため，痙性歩行となりやすい．
- 歩行速度は低下し，歩幅は狭く，重心は後方に偏位し，股膝足関節の運動が少なくなる．
- 体幹の側方動揺が認められる．
- 上肢の振りが減少し，体軸内回旋が起こりにくい．
- 筋緊張亢進，深部感覚障害，筋力低下が強い場合は，バランス不良となりやすく，歩行補助具を要することがある．

■ 階段昇降

- 筋緊張亢進，深部感覚障害，筋力低下のためバランス不良となりやすく，手すりなどを用いることが多い．
- 昇る動作の片脚支持の際，筋力低下や感覚障害のため急激な膝の伸展が起こり，反張膝となりやすい．
- 降りる動作の際，筋力低下により遠心性収縮の持続が困難であるため，急激な膝の屈曲が起こりやすい．
- 特に降りる動作が困難で，二足一段となることがある．
- 動作はスムーズさに欠け，スピード・リズムが低下し，不安定になりやすい．

G STEP 6：治療への展開

> ● 理学療法では関節可動域運動，ストレッチ，筋力増強運動，バランス練習，姿勢保持，基本動作練習，ADL 指導を行う．

■ 運動療法

☐ 関節可動域運動：四肢の拘縮に対する持続的伸張を行う．
☐ ストレッチ：四肢の筋緊張が亢進している場合は，ストレッチを行う．姿勢の変化で筋緊張も変化する場合がある．
☐ 筋力増強運動：四肢，体幹筋力の強化が必要である．
☐ バランス練習：座位保持，立位保持練習を実施する．姿勢を保持し静止できるかを確認し，可能であれば前後左右への重心移動を行う．

■ 基本動作練習・ADL 指導

☐ 寝返り，起き上がり，移乗動作練習：動作の手順を反復し練習する．ベッド柵，手すり等使用し安全に実施できるよう工夫する．
☐ 歩行練習：スリッパなどの履物は避け，脱着しやすい靴を使用する．歩行補助具を使用する場合は，上肢機能にも配慮し選択する．階段昇降，屋外不整地での歩行練習も実施する．
☐ 手指の巧緻性低下，感覚障害により排泄動作の際などの下衣の上下が困難である場合，大きめのサイズ，ボタンやファスナーのない物を使用する．
☐ 浴室など滑りやすい面での裸足歩行には注意が必要である．浴室内手すりの設置や滑り止めマットなどを利用する．

【文献】
1) 坂本親宣：頸椎症性脊髄症の症例における動作分析 PT ジャーナル 37：896-901, 2003
2) 田中靖久：頸部神経根症と頸部脊髄症の診断 特徴的症候と高位診断 MB Orthop 16：13-20, 2003

3) 石井清一ほか：標準整形外科学第8版, 医学書院, pp 409-414, 2002
4) 広岡照彦：整形外科疾患の評価 頸椎疾患 総合リハ 27：843-848, 1999
5) 浅海岩生：頸椎症性脊髄症術後のクリティカルパスと問題点 整・災外 47：523-529, 2004
6) 甲斐健児：チーム医療用クリティカルパスの導入に伴う問題点 頸椎症性頸髄症（脊柱間拡大術）を例に PTジャーナル 37：104-111, 2003

（中山裕子）

MEMO

9 片麻痺:感覚障害(中枢神経疾患)

脳卒中片麻痺患者のうち特に感覚障害の重篤な症例(右片麻痺)をあげ,動作の特徴を述べる.

A 治療に至るまでのフロー

STEP 1 病態の把握と動作の予測

1) 脳血管障害の病態や障害の知識を大まかに整理する.
2) 麻痺の程度や種類(弛緩,緊張)を把握し,動作との関連性を予測する.
3) 筋緊張の分布を把握し,動作との関連性を予測する.
4) 関節可動域制限や筋柔軟性低下が存在する場合,それを把握し動作との関連性を予測する.
5) 感覚障害(表在・深部)を把握する.
6) 内科的疾患(特に循環障害)を把握する.

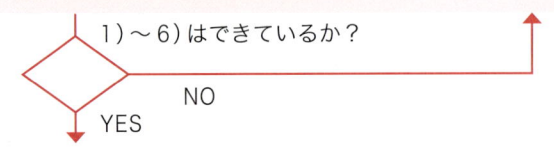

1)～6)はできているか? NO / YES

STEP 2 動作の大まかな観察(気づきの作業)

7) 背臥位・座位・立位などの姿勢を観察する.
8) 患者ができる動作と正常との違いを観察する.
9) 正常動作との比較作業を行う.
10) 姿勢,動作の模倣を行う.

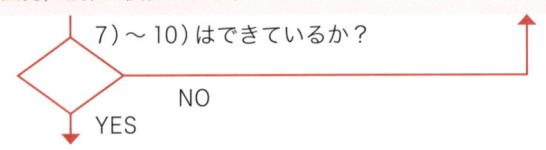

7)～10)はできているか? NO / YES

STEP 3 動作の細かな観察

11) 静的姿勢(背臥位・座位・立位)における頭部,体幹,骨盤の位置関係を観察する.
12) 寝返り,起き上がり動作における頭部,体幹,骨盤の位置関係を観察する.

STEP 3 動作の細かな観察

13) 立ち上がり，歩行動作における頭部，体幹，骨盤の位置関係（傾きや彎曲方向）を観察する．
14) 3方面（前額面・矢状面・水平面）から観察する．
15) 各姿勢，動作時における基底面に対する重心の位置，移動スピード，範囲を観察する．
16) 動作の模倣を再度行う．

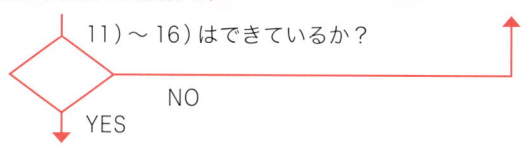

→ 11)〜16)はできているか？ NO / YES

STEP 4 機能障害・活動制限の抽出

17) 機能障害をあげる．
18) 活動制限をあげる．

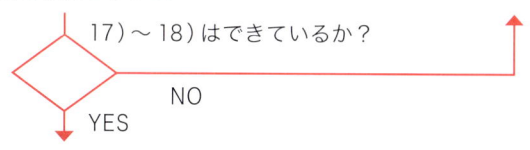

→ 17)〜18)はできているか？ NO / YES

STEP 5 機能障害・活動制限の関連付け

19) STEP4であげた機能障害と活動制限との関連付けを行う．
20) 運動学的・神経学的に十分に考慮する．
21) ほかの要因（高次脳的要因，精神的要因など）も配慮しながら，機能障害と活動制限の原因を明確にする．
22) 動作の優先順位を考慮する．

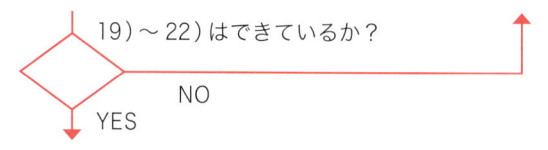

→ 19)〜22)はできているか？ NO / YES

STEP 6 治療への展開

23) 治療法を展開する．

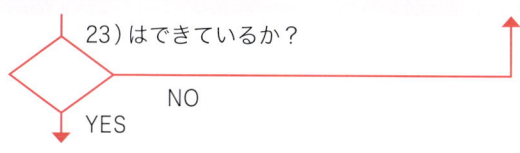

→ 23)はできているか？ NO / YES

終了

B STEP 1：病態の把握と動作の予測

> • 脳血管障害の病態や障害の知識を大まかに整理する．

- ☐ どこが障害されたことにより，麻痺が出現しているのか理解する．
- ☐ 運動機能，感覚（表在・深部）ともに障害されることが少なくない．
- ☐ 大脳感覚野・脳幹・視床の障害は重篤な感覚障害を生じやすい．
- ☐ CT，MRI 像で障害部位を確認する．
- ☐ 意識障害をともなう場合も少なくない．

> • 麻痺の程度や種類（弛緩，緊張）を把握し，動作との関連性を予測する．
> • 筋緊張の分布を把握し，動作との関連性を予測する．
> • 関節可動域制限や筋柔軟性低下が存在する場合，それを把握し動作との関連性を予測する．

- ☐ 発症からの期間により，運動麻痺の程度は変化する（回復予後予測の一助とする）．
- ☐ 筋緊張は弛緩期から痙性期へと移行する．
- ☐ できる動作とできない動作を把握する．
- ☐ 筋緊張が亢進している筋は，柔軟性が低下し，短縮していることが少なくない．

> • 感覚障害（表在・深部）を把握する．

- ☐ 感覚障害が重度（脱失または重度鈍麻）であれば，代償感覚に頼ることがある．
- ☐ 深部感覚障害が重度の場合は，運動学習効果が低下することが少なくない．
- ☐ 運動感覚，荷重感覚を確認する．
- ☐ 一見，身体失認様であることが少なくない．
- ☐ 異常感覚（視床痛など）は，動作そのものを阻害することが少なくない．
- ☐ 高次脳機能障害が感覚障害を装飾するときがある．

§9. 片麻痺：感覚障害（中枢神経疾患）　161

- 内科的疾患（特に循環障害）を把握する．

☐ 浮腫が感覚障害を装飾するときがある．

C　STEP 2：動作の大まかな観察（気づきの作業）

- 背臥位・座位・立位などの姿勢を観察する．
- 患者ができる動作と正常との違いを観察する．
- 正常動作との比較作業を行う．
- 姿勢，動作の模倣を行う．

■ 姿勢，動作において左右の非対称性がみられる．

☐ 頭部，体幹，骨盤の傾きの有無をみる．
☐ 重心の位置が基底面のどこに落ちているのか，常に予測する（臥位も同様）．
☐ 保持した姿勢をどこで支持しているのか，予測する．

■ 姿勢，動作において前後の異常がみられる．

☐ 腰背部の彎曲異常をみる．
☐ 脊柱，骨盤，股関節，膝関節，足関節の状態をみる．

■ 姿勢変化，動作により筋緊張は変化する．

☐ 麻痺側で容易に筋緊張が亢進する部位，筋を観察する．
☐ 非麻痺側が過剰努力により過剰収縮していないか観察する．
☐ 次の動作に移ることのできる準備ができているか観察する．

■ 動作においてリズムに異常がみられる．

☐ 寝返り，起き上がり動作における滑らかさの異常を観察する．

- □ 立ち上がり，歩行動作時における左右の非対称性の異常の増強を観察する．
- □ そのときの各動作の滑らかさの異常をみる．

■ 動作においてスピードに異常がみられる．

- □ 寝返り，立ち上がり，歩行動作時における左右の非対称性や前後の異常の増強をみる．
- □ そのときの各動作のスピードの異常をみる．

■ 動作においてバランスが悪く，安定性に欠けるようにみられる．

- □ 立ち上がり，歩行動作時における左右の非対称性の異常の増強をみる．
- □ そのときの各動作のバランスの異常と安定性をみる．

■ 動作において代償がみられる．

- □ 代償動作は，痙性の分布を代表していることが多い．

D　STEP 3：動作の細かな観察

- 静的姿勢（背臥位・座位・立位）における頭部，体幹，骨盤の位置関係を観察する．
- 寝返り，起き上がり動作における頭部，体幹，骨盤の位置関係を観察する．
- 立ち上がり，歩行動作における頭部，体幹，骨盤の位置関係（傾きや彎曲方向）を観察する．
- 3方面（前額面・矢状面・水平面）から観察する．
- 各姿勢，動作時における基底面に対する重心の位置，移動スピード，範囲を観察する．
- 動作の模倣を再度行う．

■ 3方面からみるポイント（ランドマーク）

□ 前額面：頭部の傾きは左右の目か耳垂を結んだ線，体幹の傾きは左右の肩峰を結

んだ線，または左右の上肢の位置（指尖の位置）を結んだ線．骨盤の傾きは左右の上前腸骨棘を結んだ線，または膝蓋骨中央を結んだ線を基準とする．
- □ 矢状面：頸椎部，胸椎部，腰椎部に分けて前後への彎曲状態をみる．上前腸骨棘と上後腸骨棘を結んだ線の中点と肩峰を結んだ線，大腿長軸，下腿長軸の位置関係により股関節や膝関節の状態をみる．
- □ 水平面：回旋は進行方向と直角に交わる線と両側の耳垂を結んだ線，両側の肩峰を結んだ線，両側の上前腸骨棘を結んだ線を基準とする．

1）背臥位の観察（図1）

- 前額面からみた頭部，体幹，骨盤の上下への傾きを観察する．
- 水平面からみた頭部，体幹，骨盤の左右への回旋を観察する．
- 麻痺側，非麻痺側の筋緊張の状態を観察する．
- 背臥位姿勢を模倣する．
- □ 頭部は非麻痺側へ回旋し，どちらか一側へ側屈していることが多い．
- □ 非麻痺側の肩は，床より浮き上部体幹は麻痺側へ回旋していることが多い．
- □ 麻痺側骨盤は挙上し，腰部は床から浮いていることが多い．
- □ 背臥位で非麻痺側の上下肢を強く床に押しつけていることが多い．
- □ 背部・腰部などの見えない部位は，実際に床と身体の間に手を入れ観察する．
- □ 非麻痺側の上下肢を他動的に動かしたとき抵抗を感じることが多い．
- □ 非麻痺側上下肢の自動がスムーズ性に欠けることが多い．

2）座位の観察

- 前額面からみた頭部，肩，体幹，骨盤の左右の傾きと重心位置を観察する（図2）．
- 矢状面からみた頭部，体幹，骨盤の前後の傾きと重心位置を観察する（図3）．
- 水平面からみた頭部，体幹，骨盤の回旋を観察する．
- 基底面に対する重心の位置，移動範囲を観察する．
- 麻痺側，非麻痺側の筋緊張の状態を観察する．
- 座位姿勢を模倣する．
- □ 重心位置は非麻痺側後方の殿部にあることが多い．

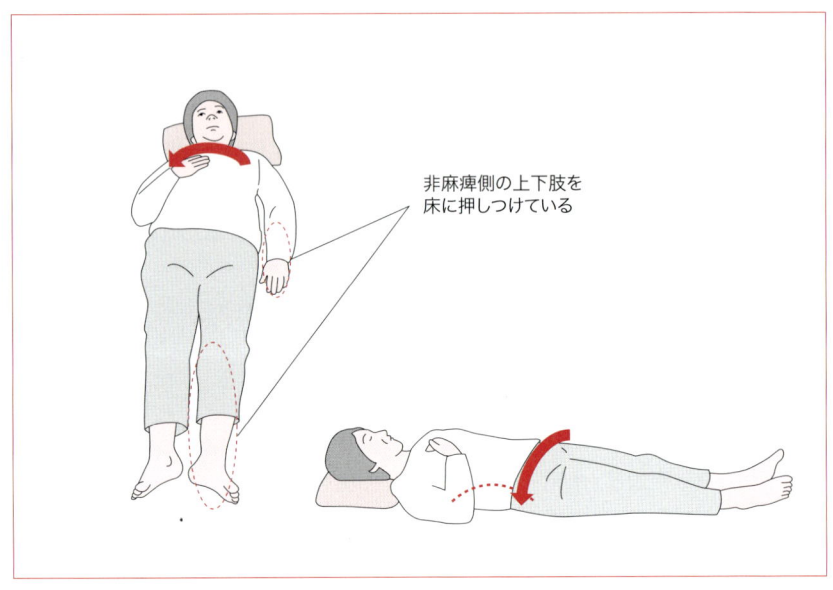

図1　背臥位

前額面からみた頭部，体幹，骨盤の上下への傾きを観察する．
水平面からみた頭部，体幹，骨盤の左右への回旋を観察する．
麻痺側，非麻痺側の筋緊張の状態を観察する．

- ☐ 実際に殿部の下に手を入れ，荷重状態や感覚検査をすることは大切な作業である．
- ☐ 肩は非麻痺側挙上，麻痺側下制位をとることが多い．
- ☐ 麻痺側肩甲帯，骨盤は後方へ引かれることが多い．
- ☐ それにともない，脊柱は非麻痺側へ凸になりやすい．
- ☐ 重心は，非麻痺側の感覚入力に頼るため非麻痺側へ偏移し，移動範囲は麻痺側，非麻痺側両方向ともに狭くなることが多い．
- ☐ 上肢支持がないと保持できない場合は，床を非麻痺側上肢下肢で強く押し，麻痺側へ倒れそうになることもある．
- ☐ 非麻痺側の上下肢を他動的に動かしたとき，抵抗を感じることが多い．
- ☐ わずかな重心移動に対しても足部を強く押しつけたり，踵が浮くことがある．

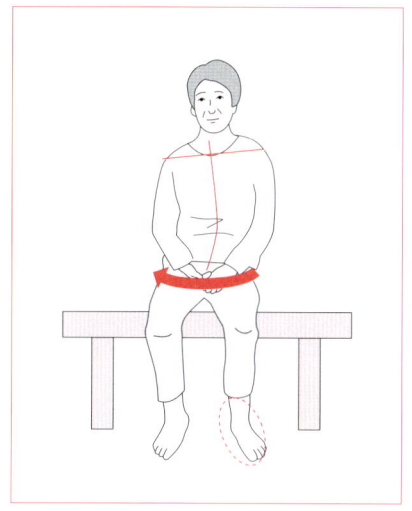

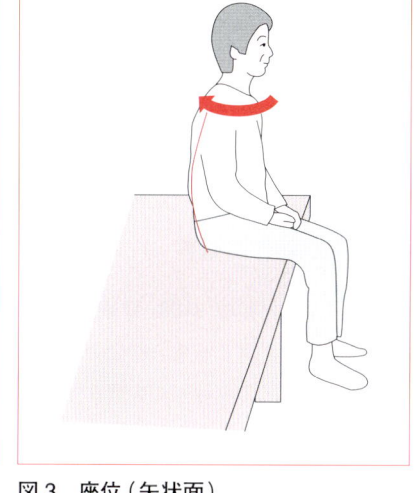

§9. 片麻痺：感覚障害（中枢神経疾患）　165

図2　座位（前額面）

前額面からみた頭部，肩，体幹，骨盤の左右の傾きと重心位置を観察する．

図3　座位（矢状面）

矢状面からみた頭部，体幹，骨盤の前後の傾きと重心位置を観察する．

3）立位の観察

- 前額面からみた頭部，体幹，骨盤の左右の傾きと重心位置を観察する（**図4**）．
- 矢状面からみた脊柱彎曲の状態と重心位置を観察する（**図5**）．
- 水平面からみた頭部，体幹，骨盤の回旋を観察する．
- 基底面に対する重心の位置，移動範囲を観察する．
- 麻痺側，非麻痺側の筋緊張の状態を観察する．
- 立位姿勢を模倣する．
  - ☐ 重心位置は非麻痺側にあることが多い．
  - ☐ 肩は非麻痺側挙上，麻痺側下制位をとることが多い．
  - ☐ 麻痺側肩甲帯，骨盤は後方へ引かれることが多い．
  - ☐ それにともない，脊柱は非麻痺側へ凸になりやすい．
  - ☐ 腰背部の緊張を高め，骨盤は前傾していることが多い．

□ 重心は，非麻痺側の感覚入力に頼るため非麻痺側へ偏移し，移動範囲は麻痺側，非麻痺側両方向ともに狭くなることが多い．
□ 非麻痺側上肢下肢の緊張を高め保持することが多い．そのため，非麻痺側上肢のリーチ範囲は狭くなる．
□ わずかな重心移動に対しても，全身の緊張を高めやすい．

4) 寝返り動作の観察

- 寝返り動作は頭部，体幹，骨盤の文節的動きを観察する．
- 支持基底面に対する重心移動のスムーズ性を観察する．
- 麻痺側上下肢の身体認知を観察する．
- 寝返り動作における麻痺側，非麻痺側の筋緊張の状態を観察する．
- 寝返り動作を模倣する．

□ 頭部，体幹，骨盤の回旋運動は少なく，丸太様の寝返り動作になりやすい．
□ このとき，頭部は枕に押しつけていることがある．
□ 麻痺側肩甲帯は後方に引かれ，体幹を伸展しようとして緊張を助長しやすい．
□ 頭部，体幹は伸展し腰椎前彎，骨盤前傾しやすい．
□ 非麻痺側への寝返り動作であっても，支持基底面内を転がすように重心移動できないことが多い．
□ その結果，非麻痺側上肢は引き込む方向へ緊張は高まる．
□ 動作開始時に，麻痺側上肢の反対側への誘導を忘れることがある．
□ 麻痺側への寝返り動作は，大きな不安と恐怖を訴えることが多い．
□ ときには，非麻痺側の過緊張により反応することがある．

5) 起き上がり動作の観察

- 頭部の立ち直りによる体幹の立ち直りを観察する．
- 頸部，体幹の屈曲回旋を観察する．
- 手，肘支持姿勢における頭部の位置と肩甲帯の状態を観察する．
- 殿部の麻痺側への重心移動を観察する．
- 起き上がり動作を模倣する．

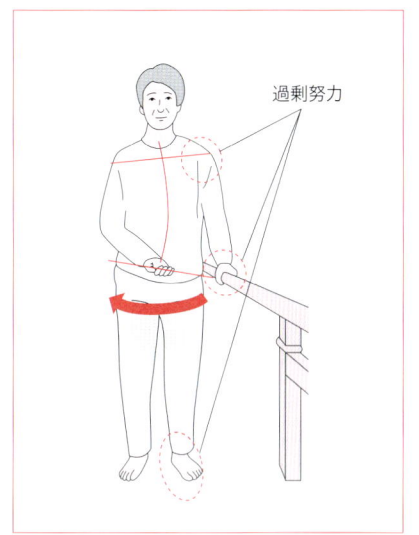

§9. 片麻痺：感覚障害（中枢神経疾患）　167

図4　立位（前額面）
前額面からみた頭部，体幹，骨盤の左右の傾きと重心位置を観察する．

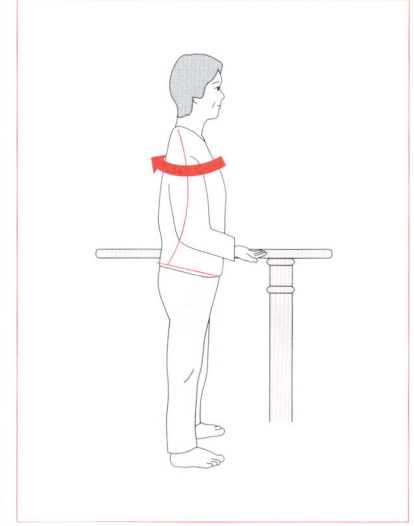

図5　立位（矢状面）
矢状面からみた脊柱彎曲の状態と重心位置を観察する．

- □ 側臥位において枕から頸部を側屈して，頭部を持ち上げられないことがある．
- □ 頭部の側方への立ち直りは，体幹への立ち直りへと波及する．
- □ 麻痺側の肩は後方に残ることが多く，非麻痺側肩甲帯を支点とした体幹の屈曲回旋の動きができなくなってしまう．
- □ このとき，非麻痺側肩関節は前方突出していることが多い．
- □ 体幹の麻痺側への側屈は少なく，股関節の屈曲で起き上がろうとする．
- □ 上半身の重さを支えるため，下肢が床から持ち上がることがある．
- □ 殿部の重心が麻痺側へ移動し基底面が狭くなるにしたがい，動作はゆっくりとなることが多い．
- □ また，基底面が狭くなるにしたがい，麻痺側，非麻痺側の緊張は高くなる傾向にある．

6）立ち上がり動作の観察

- 動作の前半, 中盤, 後半に分けてみる.
- 前額面からみた頭部, 体幹, 骨盤の左右への傾きと重心の位置を観察する（図6）.
- 矢状面からみた頭部, 体幹, 骨盤の前後への傾きと重心の位置を観察する（図7）.
- 立ち上がりでの水平面からみた頭部, 体幹, 骨盤の左右への回旋を観察する.
- 立ち上がりでの股関節, 膝関節, 足関節の位置関係と角度を目測する.
- 立ち上がり動作を模倣する.
- □ 前額面では動作全般で頭部, 体幹, 骨盤は非麻痺側へ偏移しやすい.
- □ その結果, 重心は非麻痺側へ偏移する.
- □ 特に上肢支持が必要な場合は顕著となる.
- □ 麻痺側上肢を持ち上げようとして, 非麻痺側へ側屈するかもしれない.
- □ 矢状面では, 骨盤の前傾にともなう股関節屈曲と体幹屈曲が不十分となり, 殿部を後方に残し体幹の伸展で引き上げようとする.
- □ その結果, 前方への重心移動は不十分となる.
- □ 代償として, 上肢の引き込みを強くすることがある.
- □ 水平面では, 麻痺側肩・骨盤は後方へ引かれやすい.
- □ 感覚障害により基底面は狭く感じると予想される. その結果, 重心移動にともない全身の緊張は容易に亢進しやすい.

7）歩行の観察

- □ 重度の感覚障害患者にみられる特徴を述べる.
- 踵接地, 立脚中期, 踵離地に大きく分けて観察する.
- 前額面からみた頭部, 体幹, 骨盤の左右への傾きと重心の位置を観察する.
- 矢状面からみた頭部, 体幹, 骨盤の前後への傾きを観察する.
- 水平面からみた頭部, 体幹, 骨盤の左右への回旋を観察する.
- 股関節, 膝関節, 足関節の位置関係と角度を目測する.
- 歩行動作を模倣する.
- □ 麻痺側足部（踵）の接地感覚が乏しく, 常に足元に視線を落とす.
- □ そのため, 上部体幹の伸展活動が阻害されることもある.

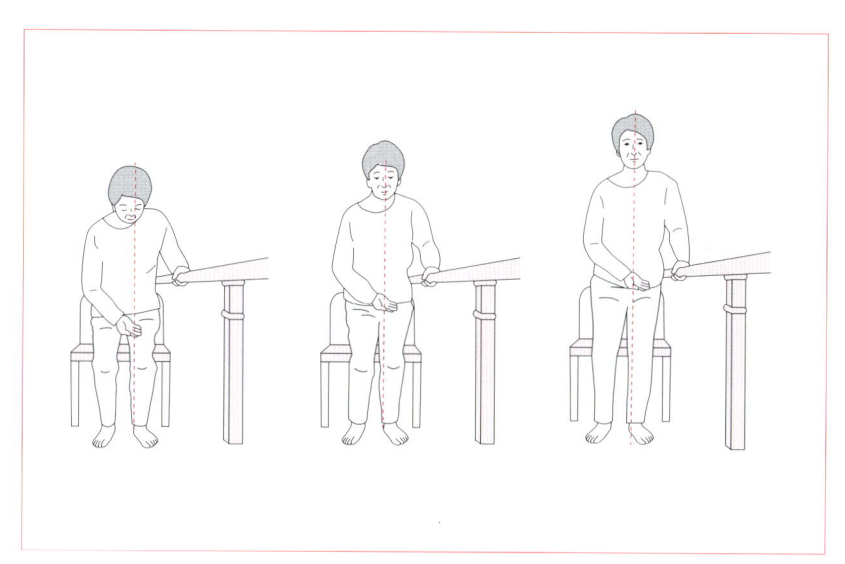

§9. 片麻痺：感覚障害（中枢神経疾患）　169

図6　立ち上がり（前額面）

頭部, 体幹, 骨盤の左右への傾きと重心の位置を観察する.

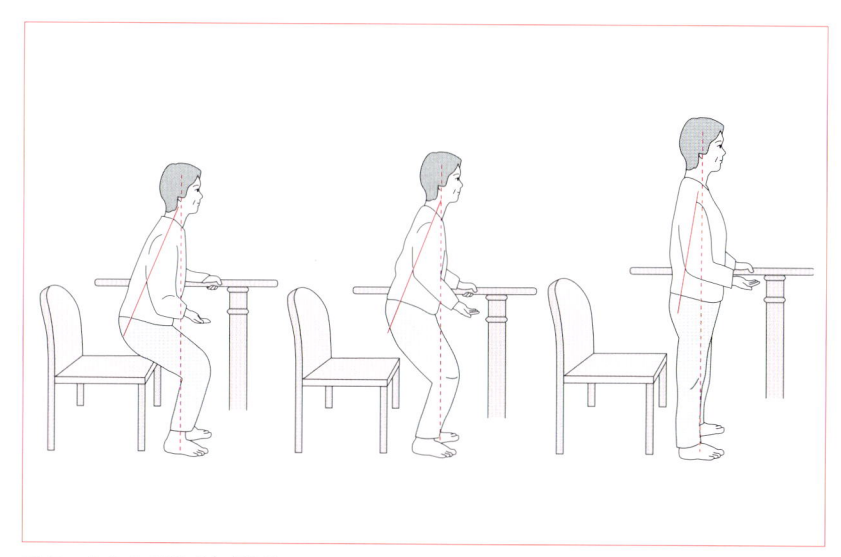

図7　立ち上がり（矢状面）

頭部, 体幹, 骨盤の前後への傾きと重心の位置を観察する.

- □ 非麻痺側下肢や上肢から感覚情報を得ようとして，非麻痺側を過剰に緊張させる．
- □ その結果，麻痺側の緊張も高くなり，立位でのバランスは乏しいものとなる．
- □ 重心移動の範囲は麻痺側，非麻痺側にも狭くなり四肢の活動範囲は制限される．
- □ 杖を持つことにより，重心位置は大きく非麻痺側へ偏移する．
- □ 麻痺側の股関節，膝関節，足関節の立脚，遊脚のタイミングに狂いが生じる．
   例）立脚期では支持を得るための膝関節のロッキング，または膝関節屈曲したままの足部接地がみられる．
- □ 非麻痺側先行型の歩行となることがある．
- □ ときには，バランスのくずれに対し注意をはらわず歩行を続けることがある．

E STEP 4：機能障害・活動制限の抽出

- 姿勢，動作時の機能障害をあげる．
- 姿勢，動作時の活動制限をあげる．

■ 機能障害の抽出ポイント

- □ 感覚障害（重度鈍麻，脱失）
- □ 随意性低下
- □ 麻痺側上下肢の痙性
- □ 頸部，肩甲帯，体幹の過緊張
- □ 肩甲帯，体幹の低緊張
- □ 下肢（股関節，膝関節）の支持性低下
- □ 重心範囲の狭小化

■ 活動制限の抽出ポイント

- □ 動作（寝返り，起き上がり，立ち上がり，歩行）のスムーズ性の欠如
- □ 立位姿勢時の不安定性
- □ 立ち上がり，歩行動作時におけるリズムの低下

§9. 片麻痺：感覚障害（中枢神経疾患）　171

☐ 立ち上がり，歩行動作時におけるスピードの低下
☐ 座位，立ち上がり，歩行動作時におけるバランスの低下と不安定性
☐ 立ち上がり，歩行，動作時には状態に応じて装具，杖，介助がないと困難を要する．

F　STEP 5：機能障害・活動制限の関連付け

- STEP 4 であげた機能障害と活動制限との関連付けを行う．
- 運動学的・神経学的に十分に考慮する．
- ほかの要因（高次脳的要因，精神的要因など）も配慮しながら，機能障害と活動制限の原因を明確にする．
- 動作の優先順位を考慮する．

動作別の関連付け

■ 座位姿勢

☐ 感覚入力の不足により，支持基底面が実際より小さくイメージされていると推測される．そのため，重心移動は狭くバランス能力は低下する．
☐ 感覚が入力される部位を強く床に押しつけることにより，感覚の不足を補おうとするため，全身は過緊張となりスムーズな頸部・体幹の動きは阻害される．

■ 立位姿勢

☐ 重心が高くなり，支持基底面が狭くなることにより，麻痺側の痙性は亢進し非麻痺側の過緊張は強まる．その結果，重心移動範囲は狭くなり，バランス能力は低下する．
☐ 重心は支持性の高い非麻痺側下肢へ偏移する．また，杖を持つことによりさらに非麻痺側への偏移は強まる．
☐ 全身の伸展筋の筋緊張を高めることにより立位を保持しようとするため，骨盤の前傾，腰椎前彎は強まる．

■ 立ち上がり動作

☐ 座位におけるバランス能力の低下は，重心の前方移動を阻害し，その姿勢から頸部，肩甲帯の緊張を強め重心を持ち上げようとし後方へ倒れそうになる．
☐ 麻痺側への重心移動が不十分なため，支持基底面は狭くなり非麻痺側下肢一側の支持となり非効率的である．

■ 歩行

☐ 過緊張状態からの歩行は，左右下肢へのスムーズな重心移動，歩行に必要な体幹，骨盤の動きは阻害されバランス能力を低下させる．
☐ 重心移動の狭さから，動作は慎重にゆっくりとしたものになる．また，介助などの外力に対し容易に筋緊張は亢進する．

G STEP 6：治療への展開

- 理学療法では，関節可動域運動，上下肢・骨盤・体幹の分離運動の促通，座位・立位でのバランス練習，代償感覚（残存感覚，視覚）を利用したボディーイメージの再構築，ADL 指導がなされる．

■ 運動療法

☐ 関節可動域運動：四肢体幹の筋緊張の亢進した筋の持続的伸長が必要である．姿勢をよく分析して伸長する筋を選択する．
☐ 分離運動の促通：ファシリテーションテクニックなどの運動療法を駆使して，上肢下肢・骨盤・体幹の各関節の分離運動を促通し協調された運動を学習する．
☐ バランス練習：座位，立位で前後左右の重心移動を誘導する．このとき代償感覚（残存感覚，視覚）を利用してもよい．
☐ ボディーイメージの再構築：麻痺側上下肢・体幹の物理的な大きさ，重さなどを感じることが運動・動作を学習する促進する．そのためには，残存感覚，視覚，重力などを利用する．

■ ADL指導

□ 段階を意識して指導する(例として).
□ ステップ 1：移乗の自立
　　　　　・寝返り,起き上がり,立ち上がり(片手支持)指導
　ステップ 2：トイレ動作の自立
　　　　　・立ち上がり,立位バランス指導
　ステップ 3：歩行の自立
　　　　　・立位,歩行練習
□ 麻痺側の上下肢体幹の状態を適度に意識させる.

（立石　学）

MEMO

10 片麻痺：運動障害（中枢神経疾患）

A 治療に至るまでのフロー

STEP 1 病態の把握と動作の予測

1) 脳血管障害の部位とそれに対応する症候・症状を大まかに整理する．
2) 運動麻痺の程度を大まかに把握し，麻痺側の障害の程度と動作との関連性を予測する．
3) 非麻痺側の機能も含め，患者の潜在能力（残存機能）を把握する．
4) 二次的な合併症を把握し，動作との関連性について予測する．

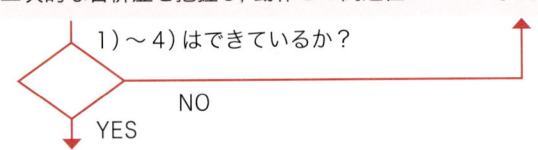

1)～4)はできているか？　NO／YES

STEP 2 動作の大まかな観察（気づきの作業）

5) 寝返り，起き上がり，立ち上がり，歩行までの基本動作パターンに着目する（支持基底面と重心の変化）．
6) 対称性（左右差），スピード，運動の連続性，バランス，安定性，代償の有無（どこで代償するか）を観察する．
7) 正常動作との比較作業を行う．
8) 姿勢・動作の模倣を行う．

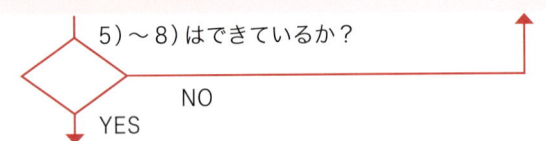

5)～8)はできているか？　NO／YES

STEP 3 動作の細かな観察

9) 3方面（前額面・矢状面・水平面）より観察する．
10) 背臥位，寝返り，座位，立ち上がり，立位，歩行動作における頭頸部，上肢，体幹（骨盤帯を含む），下肢の相互関係を観察する．
11) 操作，誘導を加えて患者の反応（適切な関節運動，筋緊張など）を確認する．

§10. 片麻痺：運動障害（中枢神経疾患）　175

12) 動作の模倣を再度行う．
13) 背臥位の観察 9) 〜 12) を行う．
14) 寝返りの観察 9) 〜 12) を行う．
15) 座位の観察 9) 〜 12) を行う．
16) 立ち上がりの観察 9) 〜 12) を行う．
17) 立位の観察 9) 〜 12) を行う．
18) 歩行の観察 9) 〜 12) を行う．

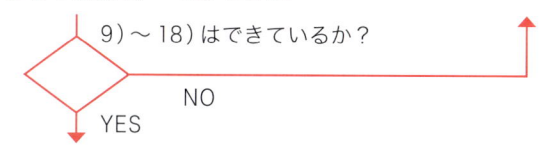

9) 〜 18) はできているか？ NO / YES

STEP 4 機能障害・活動制限の抽出

19) 機能障害をあげる．
20) 姿勢・動作時の活動制限をあげる．

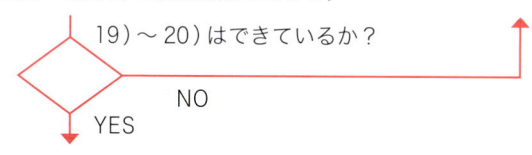

19) 〜 20) はできているか？ NO / YES

STEP 5 機能障害・活動制限の関連付け

21) STEP4であげた機能障害と活動制限との関連付けを行う．
22) ほかの要因も考慮しながら，機能障害と活動制限の原因を明確にする．

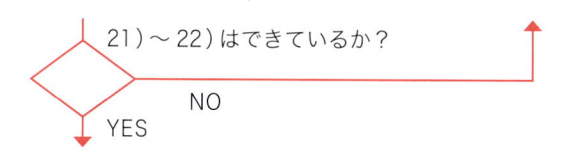

21) 〜 22) はできているか？ NO / YES

STEP 6 治療への展開

23) STEP4・5であげた機能障害と活動制限に対するスタンダードな治療を展開する．

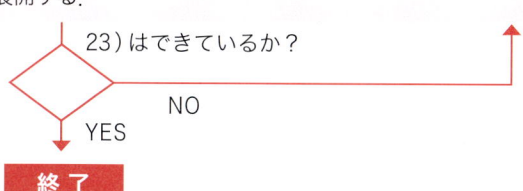

23) はできているか？ NO / YES

終了

表1 主要な障害部位と臨床症状

障害部位		臨床症状（運動障害を中心に）
脳梗塞	前大脳動脈閉塞	運動障害は上肢よりも下肢に強い傾向がある
	中大脳動脈閉塞	運動障害は下肢よりも上肢に強い傾向がある
	皮質下（放線冠）・内包	放線冠や内包は大脳皮質からの線維が集束し、小さな病変でも上肢・下肢ともに麻痺する．下肢よりも上肢の麻痺が強い傾向がある．麻痺は発症時弛緩し、徐々に痙性の症状を呈する
	脳幹部	脳幹部の障害は対側に認められるが、麻痺は上肢・下肢で均等に現れないことが多い．また、同側に脳神経麻痺を伴う場合を、交叉(代)性片麻痺という．脳幹は小脳と連絡しているため、小脳性運動失調を伴うことが多い
脳出血	被殻出血	血腫の大きさにより無症状から上肢に強い片麻痺を呈する．大出血では弛緩性麻痺を呈する
	視床出血	反対側の運動麻痺と感覚障害を呈する．脳室穿破した場合は予後不良となる．そのほか、失認など多彩な症状を呈する

B STEP1：病態の把握と動作の予測

- 脳血管障害の部位とそれに対応する症候・症状を大まかに整理する（表1）．

☐ 脳の障害は、損傷を受けた局在により、呈する症候や症状が異なる．また、同じ病変であっても、脳血流や代謝の状態によって、麻痺の程度や回復の程度も異なる．
☐ X線CTやMRIなどにより、損傷部位を確認しておくことが重要である．
☐ 脳血管障害の場合、運動麻痺だけではなく、感覚障害や高次脳機能障害など、多彩な症状を呈する．
☐ 片麻痺の症状は、上肢・下肢の麻痺だけではなく、体幹の機能も障害される可能性がある．体幹機能の回復が不良な場合は、ADLに支障をきたす．
☐ 原疾患に加えて、二次的合併症や併存疾患により大きく左右される．
☐ 障害部位や発症からの時期により、リスク管理を十分に行う必要がある．
☐ 病前の身体機能や生活状況が動作やADLに影響する．

§10. 片麻痺：運動障害（中枢神経疾患）

- 運動麻痺の程度を大まかに把握し，麻痺側の障害の程度と動作との関連性を予測する．

☐ 随意運動において自由度の低下がみられる．
☐ 姿勢制御の障害を認め，筋緊張，相反抑制機構，運動パターン，感覚・固有受容コントロールに異常がみられる．
☐ 相反抑制の欠如により，筋緊張の異常（痙性）やバランス能力の低下といった症状を呈する．
☐ 運動においては全身性パターンを生じ，選択的運動に支障をきたす．
☐ 感覚・固有受容コントロールの異常により，環境からの刺激を受容できず，また反応できない．
☐ 麻痺が重度なほど，環境に対して不適応を起こしやすい．そのため，身体は二分化され非対称性が助長される．
☐ 姿勢制御の障害により，動作遂行が困難となる．
☐ 努力的な動作遂行により，定型的姿勢パターンが助長される．
☐ 自動運動において運動への追従の有無，程度を把握する．

- 非麻痺側の機能も含め，患者の潜在能力（残存機能）を把握する．

☐ 非麻痺側が麻痺側の機能を代償する．
☐ ときに非麻痺側を過剰に使用，動作は努力的となる．
☐ 結果として，残存機能を十分に活用できない．
☐ その場合には，動作の安全性や実用性に問題を生じる．

- 二次的な合併症を把握し，動作との関連性について予測する．

☐ 拘縮や筋力低下，痛み，浮腫，呼吸機能障害などの廃用性症候群を呈する．
☐ 二次的合併症は，動作を遂行するうえで大きな障害となり自立度を低下させる．

C STEP 2：動作の大まかな観察（気づきの作業）

- 寝返り，起き上がり，立ち上がり，歩行までの基本動作パターンに着目する（支持基底面と重心の変化）．
- 対称性（左右差），スピード，運動の連続性，バランス，安定性，代償の有無（どこで代償するか）を観察する．
- 正常動作との比較作業を行う．
- 姿勢・動作の模倣を行う．

■ 姿勢・動作における左右の非対称性

☐ 頭頸部，体幹（骨盤帯を含む），四肢の傾きの有無をみる．
☐ 重心が左右どちらに多く荷重しているかをみる．

■ 姿勢・動作における前後の異常

☐ 体幹の抗重力伸展活動の有無を観察する．
☐ 骨盤の傾斜の異常をみる．
☐ 股関節・膝関節のコントロール，および足底接地の有無をみる．

■ 動作におけるリズムの異常

☐ 動作の円滑さや，運動の切り替えのタイミングの異常をみる．
☐ 頭部，上肢，体幹，下肢の運動のつながりを確認する．

■ 座位や立位などの姿勢保持やバランスのとり方の特徴

☐ 身体と支持基底面との相互の関係を知覚できず，動作遂行のうえで，姿勢変化に対応できず，バランスは不安定となる．

■ 代償動作としてみられる正常から逸脱した筋活動の確認

☐ 動作を遂行するうえで，どの筋を力源として行っているか確認する．
☐ 正常では認められない筋活動を確認する．

■ 姿勢・動作の模倣による予測

☐ 模倣することでどこが大変か, 動作を阻害している原因の予測を行う.

D STEP 3：動作の細かな観察

- 3方面（前額面・矢状面・水平面）より観察する.
- 背臥位, 寝返り, 座位, 立ち上がり, 立位, 歩行動作における頭頸部, 上肢, 体幹（骨盤帯を含む）, 下肢の相互関係を観察する
- 操作, 誘導を加えて患者の反応（適切な関節運動, 筋緊張など）を確認する.
- 動作の模倣を再度行う.

■ 3方面からみるポイント（ランドマーク）

☐ 前額面：左右の非対称性を評価する. 正中線が基準となる. 正中線は鼻梁・胸骨切痕・剣状突起・臍・恥骨を結んだ線である.
☐ 矢状面：前後の非対称性を評価する. 特に腰背部の彎曲を知る上で重要である. 立位では, 耳垂, 肩峰, 股関節後方, 膝関節前部（膝蓋骨後面）, 外果より2cm前方を重心線が通る.
☐ 水平面：主に回旋の評価をする. 両側の耳垂を結んだ線, 両側の肩峰を結んだ線, 両側の上前腸骨棘を結んだ線を基準とする.

1）背臥位の観察

- 背臥位での前額面からみた頭部, 上肢, 体幹, 下肢の左右への偏位の有無をみる.

☐ 前額面では, 正中線から左右どちらかに傾いた非対称姿勢をとなることが多い.

- 多くの場合，麻痺側の肩甲骨，骨盤は麻痺側方向に偏位し，麻痺側下肢は外旋傾向になりやすい（図1）．
- 矢状面からみた頭頸部，胸腰部の彎曲方向を観察する．
- 矢状面では，腰部を中心として伸展位をとりやすい．同時に非麻痺側で床面を押しつけるような反応を示す（図2）．
- 水平面からみた頭部，体幹，骨盤の左右への回旋を観察する．
- 水平面では，麻痺側へ体幹が回旋しやすい．

2）寝返り動作の観察

- 前額面では，非麻痺側への寝返りにおいて麻痺側肩甲骨・骨盤が後方へ残りやすい（図3）．
- 併せて麻痺側腹筋群の筋緊張も確認する必要がある．腹筋群の筋緊張が低下している場合には，その代償として体幹と骨盤の連絡がなく，体軸内回旋も起こらない．
- 非麻痺側は，上肢の引きこみや下肢で床面を蹴り反動を利用して寝返ろうとすることがある．その場合には，背臥位でみられた身体背部の過剰な筋活動を引き起こしやすい．
- 寝返る側に対して，頭・体幹の側屈要素が強く出現する場合がある．
- 左右の身体の連結がなく，協調性に欠ける．

3）起き上がり動作の観察

- 動作を遂行するために必要な頸部，胸郭，腹部，股関節の屈曲の要素が不十分か，あるいは認められない．
- 頭部から腹部への運動の広がりが下肢に伝わらず，上体（頭部，体幹，上肢を含む）と下肢が釣り合ってしまう（図4）．
- 片肘をついての起き上がり動作においては，その過程のなかで体幹の回旋が起らないか，不十分である．
- 非麻痺側の肘で床面を押しつけ，伸筋優位な反応がみられる．身体後面の筋の過剰な活動がみられる．

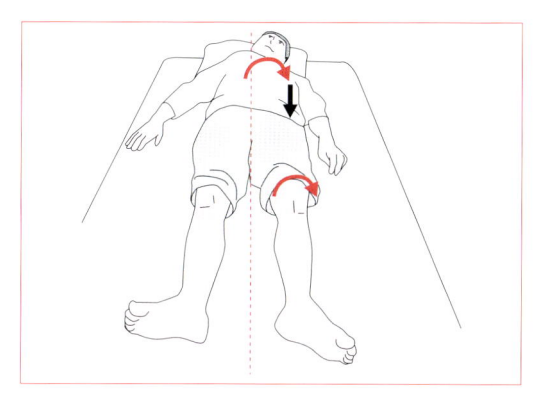

§10. 片麻痺：運動障害（中枢神経疾患）

図1　背臥位（前額面），左片麻痺

片麻痺患者の場合，正中線から麻痺側方向に偏位することが多い．
麻痺側下肢は外旋し，肩甲骨・骨盤は麻痺側のほうが低く，重力方向に引かれたような姿勢をとりやすい．

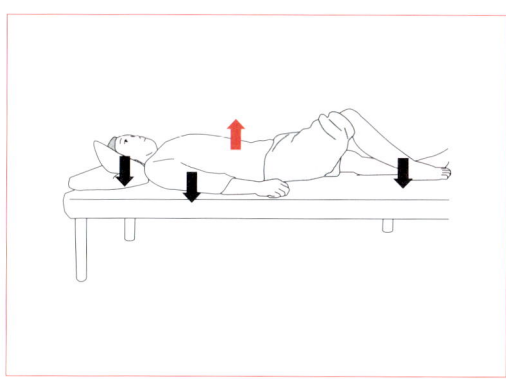

図2　背臥位（矢状面），左片麻痺

腰部を中心に凸状の伸展位をとりやすい．また，非麻痺側で床面を押し付けるような反応を示す．

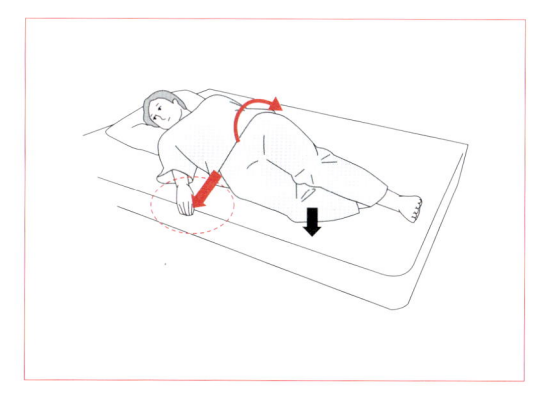

図3　寝返り動作（左片麻痺）

非麻痺側の寝返りでは，麻痺側の肩甲帯・上肢・骨盤が後方に残ってしまい，体軸内回旋が起こらない．そのため胸郭背面は寝返る方向に移動してしまう．ベッド端を引き込むことで，さらに寝返りを困難にしている．

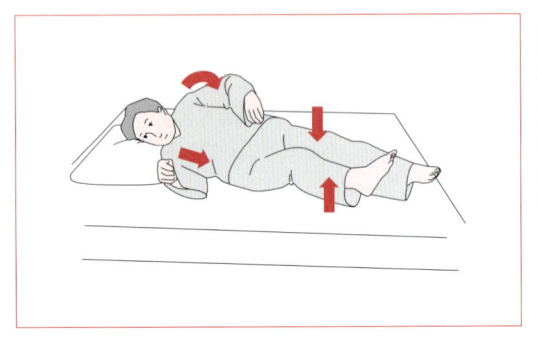

図4 起き上がり動作（左片麻痺）

頭部から腹部への運動の広がりが下肢に伝わらず，上体（頭部・体幹・上肢を含む）と下肢が釣り合ってしまう．

- ☐ 麻痺側肩甲帯，上肢，骨盤が後方へ引かれやすい．ベッド柵を使用するとさらに著明となる．

4）座位の観察

- ☐ 前額面では，重心が非麻痺側へ偏り，非対称となっていることが多い（図5）．
- ☐ 前額面では，体側が左右どちらかに側屈していることが多い．
- ☐ 前額面では，麻痺側の股関節が外転・外旋し，足部は尖足位となり，足底が床面に接地していないことが多い．
- ☐ 矢状面では，骨盤が後傾し座骨と仙骨で支持面をつくっていることが多い（図6）．
- ☐ 矢状面では，体幹は前屈し，代償として頭部が前方へ突出していることが多い．
- ☐ 水平面では，麻痺側，非麻痺側どちらかに回旋していることがある．

5）立ち上がり動作の観察

- ☐ 前額面では，動作開始時より左右どちらかに重心が偏り，非対称となっていることが多い．多くは非麻痺側に重心が偏っていることが多い（図7）．
- ☐ 立ち上がるとき，体幹の回旋や側屈を伴うことが多い．
- ☐ 矢状面では，頭部・体幹の前傾が起こらず，前方への重心移動が行えない．そのため，足部への荷重ができない．
- ☐ 動作を遂行しようとすると，下肢伸展パターンを呈することがある．
- ☐ 矢状面では，股関節の伸展が不十分で，屈曲した状態で動作が終了することが多い．

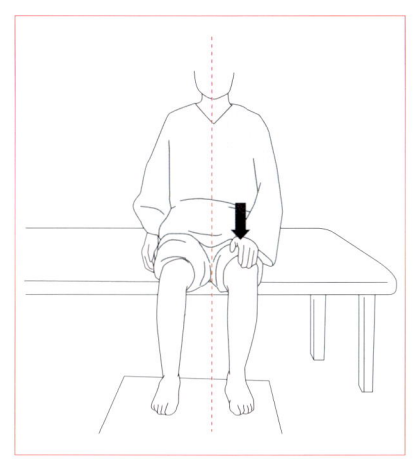

§10. 片麻痺：運動障害（中枢神経疾患）　183

図5　座位姿勢（前額面），右片麻痺

左右の非対称性がみられる．
片麻痺患者の多くは，非麻痺側方向に骨盤が傾斜し，荷重の偏りがみられる．この患者の場合，左に多く荷重している．

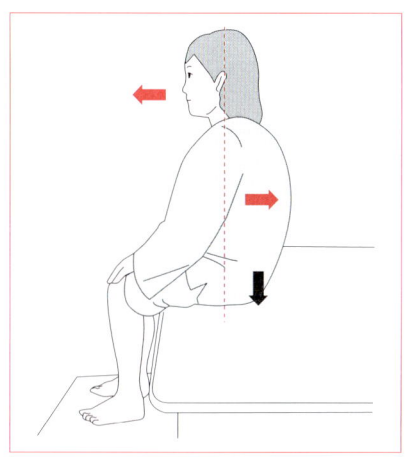

図6　座位姿勢（矢状面），右片麻痺

前後方向の非対称性がみられる．
骨盤が後傾し，坐骨から仙骨で支持していることが多い．
重心が後方にあるため，その代償として，頭部を前方に突き出してバランスをとっている．

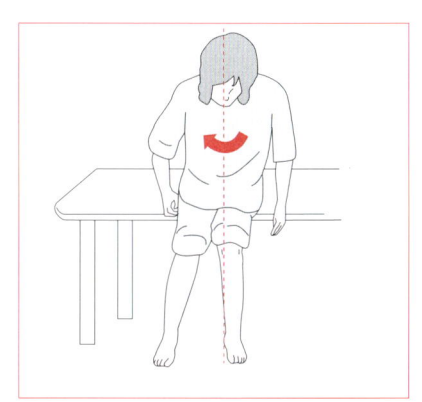

図7　立ち上がり（右片麻痺）

立ち上がり動作では，動作開始時より左右どちらかに重心が偏り，非対称となっていることが多い．多くは非麻痺側主体に立ち上がる．また，体幹の回旋を伴うことが多い．

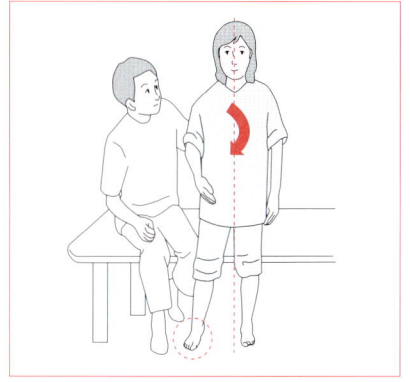

図8　立位姿勢（前額面），右片麻痺

立位では，非麻痺側主体に荷重し，麻痺側下肢への荷重は不十分となる．麻痺側下肢は外転し，つっぱった状態で支持している．

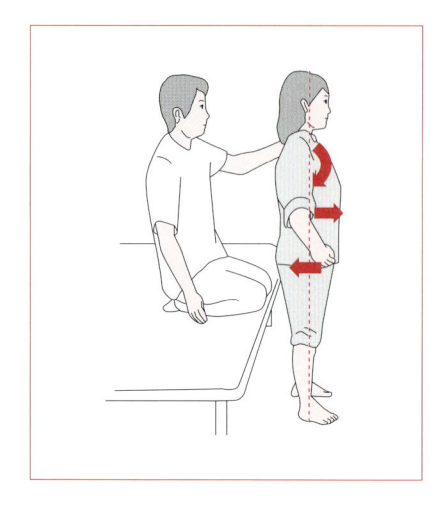

図9 立位姿勢（矢状面），右片麻痺

股関節屈曲した姿勢をとりやすい．この患者の場合，骨盤が後方に引かれ，逆に腹部を前方に突き出すことで，足部に対する身体の重量を前後に振り分けている．

6）立位姿勢の観察

- 前額面では，麻痺側下肢に荷重が不十分で，重心が非麻痺側へ偏り，非対称になっていることが多い（図8）．
- 麻痺側下肢は外転し，つっぱった状態で支持している．内反尖足により足底接地しないこともしばしばみられる．
- 矢状面では，股関節が屈曲し，体幹は前傾していることが多い．背部筋の緊張が亢進している場合には腰部の彎曲が強く腹部を前方につき出した姿勢をとる（図9）．
- 殿部は後方へ移動し，逆に頭部あるいは腹部を前方へ移動，足部に対して重心を前後に振り分けた状態で姿勢保持している．
- 矢状面では，膝関節が屈曲あるいは反張膝を認める場合がある．
- 水平面では，麻痺側が後方に引かれた状態での回旋をしていることがある．

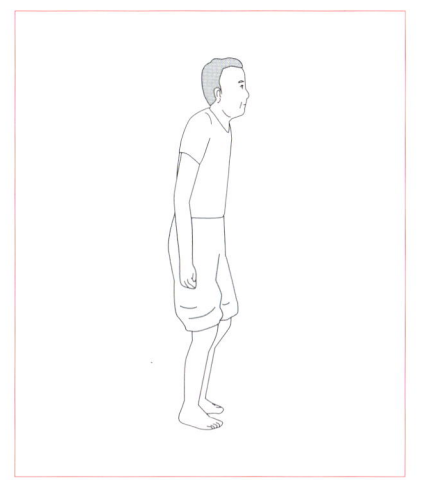

§10. 片麻痺：運動障害（中枢神経疾患）　185

図10　歩行麻痺側立脚期（右片麻痺）
麻痺側の立脚中期において，体幹は前傾し，股関節屈曲，膝折れが起きている．抗重力伸展位をとることが困難となっている．

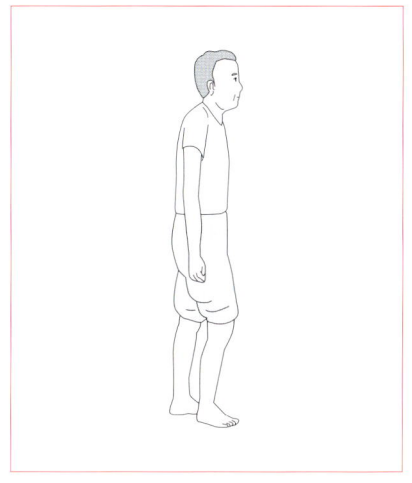

図11　麻痺側遊脚期（右片麻痺）
麻痺側遊脚期では，下肢を空間で保持することが不十分であり，足部を引きずる傾向にある．

7）歩行の観察

- 歩行は，麻痺側，非麻痺側のおのおのについて，立脚期，遊脚期に分けて観察する．
- □ 麻痺側の立脚期は短く，ほとんどが非麻痺側下肢での立脚期となる．
- □ そのため左右のリズムが大きく異なる．前額面上では，左右への重心移動が大きくなる．
- □ 麻痺側の下部体幹，股関節周囲の筋緊張の弛緩例においては，立脚期における重力に抗した伸展活動に欠ける．そのため，体幹は前傾し股関節屈曲となる（図10）．
- □ 同様の例では，遊脚期における麻痺側下肢の空間保持が困難となる（図11）．
- □ 遊脚期のなかでは，足部の背屈，膝関節屈曲が起こらず，一塊の状態で持ち上げ，前足部から接地するパターンが多い．
- □ 体幹，特に上部体幹の固定や麻痺側上肢の連合反応を伴いやすい．
- □ 過剰努力が非麻痺側にも見られ，高緊張となりやすい．

E STEP 4：機能障害・活動制限の抽出

- 機能障害をあげる．
- 姿勢，動作時の活動制限をあげる．

■ 機能障害の抽出ポイント

- ☐ 麻痺側上肢・下肢の筋緊張亢進（痙性・固縮）または低下
- ☐ 体幹の姿勢コントロール欠如
- ☐ 麻痺側の随意運動の低下
- ☐ 麻痺側の支持性の低下
- ☐ 筋短縮
- ☐ 痛み
- ☐ 筋力低下
- ☐ 関節可動域制限
- ☐ バランスや立ち直り反応，姿勢反射障害といった姿勢調節障害
- ☐ 非麻痺側の過剰努力
- ☐ 感覚障害
- ☐ 高次脳機能障害

■ 活動制限の抽出ポイント

- ☐ 寝返り，起き上がり，立ち上がり，歩行における動作の円滑さの低下
- ☐ 寝返り，起き上がり，立ち上がり，歩行における動作のスピードの低下
- ☐ 寝返り，起き上がり，立ち上がり，歩行時におけるバランスの低下と不安定性
- ☐ 寝返り，起き上がり，立ち上がり，歩行時には状態に応じて装具，杖，介助がないと困難を要する．

F STEP 5：機能障害・活動制限の関連付け

> - STEP4 であげた機能障害と活動制限との関連付けを行う．
> - ほかの要因も配慮しながら，機能障害と活動制限の原因を明確にする．

動作別の関連付け

■ 背臥位姿勢

☐ 麻痺側の肩甲骨・骨盤は非麻痺側より低く，下肢は外旋し，全体として麻痺側が重力方向に引かれたような状態となる．
☐ 結果として，安定性に欠け，非対称な姿勢となる．四肢の自由度も制限される．

■ 寝返り動作

☐ 後頭部，肩甲帯，手掌，踵で床面を押しつけるようにして寝返る．このとき非麻痺側の背部の過剰な筋活動がみられる．
☐ 非麻痺側への寝返りにおいて，麻痺側肩甲帯・骨盤を後方へ引かれる．これは，麻痺側（半身）の筋緊張が低下しているか，あるいは痙性などにより引かれていることが考えられる．
☐ 腹筋群の筋緊張が低下している場合には，その代償として定型的なパターンをとりやすい．

■ 起き上がり動作

☐ 寝返り同様，麻痺側の肩甲帯や腹筋群の筋緊張低下により，重力方向に引かれることで，動作の広がりが下肢の方まで伝わらないことが起き上がりを困難にしている．
☐ 上肢の連合反応が起こる場合でも，重心が後方に残ってしまい動作が困難となる．
☐ 非麻痺側の過剰な努力がみられる場合はさらに動作を困難にする．

- □ また，腹筋群による胸郭の固定が不十分な場合には，頸部を十分に屈曲できないため，頭部も十分挙上できない．

■ 座位姿勢

- □ 麻痺側だけではなく，非麻痺側の腹筋群のはたらきが乏しく，体幹を中間位に保持できない．そのため，体幹は屈曲する．
- □ 体幹を伸展する場合は，背筋の過剰な活動により脊柱を伸展しようとする．そのため，体幹は分節的な動きが困難となる．

■ 立ち上がり動作

- □ 重心を前方へ移動し足部へ荷重することができず，そのため非麻痺側主体に立ち上がる．
- □ また，足底からの感覚情報を知覚できないことで，前方に体重が乗らず，上半身だけ前傾し立ち上がろうとする．
- □ 股，膝関節周囲の筋活動が乏しく，股・膝関節が協調しないため，膝関節が伸展しても股関節は屈曲したままになることがある．

■ 立位姿勢

- □ 体幹筋の活動が乏しいため，頸部・体幹が屈曲してしまう．
- □ 股関節周囲筋の筋緊張低下により，麻痺側股関節が屈曲位となる．
- □ 麻痺側下肢が伸展パターンを呈する場合，膝伸展・足部内反尖足となり，骨盤は後退する．
- □ 膝周囲，特に大腿四頭筋の支持性低下により，麻痺側の膝折れ，もしくは過伸展が出現する．
- □ 麻痺側の抗重力伸展活動が乏しいため，非麻痺側の体幹が過剰にはたらき，体幹を側屈させ，固定してしまう．
- □ 以上の結果より，立位バランスは不安定となる．

■ 歩行

- □ 腰腹部から大殿筋の抗重力位での同時収縮が乏しいため，麻痺側下肢の支持性が低下する．

- そのため,立脚期中期の股関節伸展・膝関節伸展が得られない.
- 両側下肢の連動した筋収縮が得られないため,麻痺側の遊脚中期において下肢を空間に保持できない.
- また,足を高く持ち上げようと努力的になると,屈曲パターンにより股関節は屈曲外転し,着地する場合は伸展パターンにより内転内旋方向に下肢を置きにいくようになる.

G STEP 6：治療への展開

> - 理学療法では随意運動促通やバランス練習,手がかりの利用,基本動作練習,ADL指導がなされる.

■ 運動療法

- 随意運動促通：異常な筋緊張の調整をはかり,正常な筋緊張の変化に対応した自由自在な調節を促していく.
- バランス練習：座位や立位の中でバランス能力を高めるためには、対象者のもつバランス能力よりも少し難易度の高い課題を選択し,反復練習をしていく.
- 手がかりの利用：姿勢や動作を改善するため,視覚的手がかり,聴覚的手がかり,触覚的手がかりなどを利用する.
- 基本動作練習：安定した,また効率のよい動作パターンを促すことが目標となる.動作の中で,適切なアライメントでの選択的な動きが連続して起こるように誘導していくことが重要となる.

■ ADL指導

- 従来から行われているADL指導には,起居動作手順の教示と反復練習,片手動作の強化,自助具の使用,家屋改造や環境の改善などがある.
- 重要なことは,「できる」から目標は達成されたということではなく,活動の背後にある困難性や質に視点を置き,実用的な活動の獲得を目標にしていく必要がある.

□ 例えば，非麻痺側でベッド柵を把持しての寝返りや起き上がりは，非麻痺側の高緊張を生むばかりではなく，麻痺側の連合反応を助長し，非対称性を強める．

□ このことは，姿勢やそのほかの動作，さらには将来の生活の質にも悪影響を及ぼす原因となる．

□ したがって，ADL指導の考え方としても努力的な活動ではなく，また代償性の少ない活動を目指していく必要がある．

【文献】
1）髙橋正明ほか（編）：臨床動作分析, 医学書院：pp121-131, 2003
2）芳澤昭仁ほか：片麻痺患者の動作分析, PTジャーナル 32：253-263, 1998
3）柏木正好：成人片麻痺における環境適応, 第10回活動分析研究会 特別講義抄録, 1999
4）伊藤克浩：知覚と運動—ADLに向けて—, 第14回活動分析研究会 特別講演抄録, 2003
5）髙木康行ほか：脳卒中ビジュアルテキスト 第2版, 医学書院, 1997
6）Davies, P.M.（著），富田昌夫（訳）：ステップストゥフォロー, シュプリンガー・フェアラーク, 1987
7）富田昌夫：片麻痺の体幹機能, PTジャーナル 25：88-94, 1991
8）髙木昭輝ほか：動作分析の進め方, PTジャーナル 30：485-490, 1996
9）吉尾雅春ほか（編）：運動療法学各論：pp100-129, 2001
10）半田健壽：動作分析の実際—脳卒中片麻痺—, PTジャーナル 30：928-937, 1996
11）内山靖ほか（編）：神経系理学療法実践マニュアル, 文光堂, 2003
12）髙橋正明ほか（編）：理学療法MOOK6 運動分析, 三輪書店, 2000
13）大槻利夫：成人片麻痺の座位, 立ち上がり, 歩行, 理学療法学 21：486-489, 1994

（髙橋明美）

MEMO

11 対麻痺(脊髄損傷)

A 治療に至るまでのフロー

STEP 1 病態の把握と動作の予測

1) 脊髄損傷(胸髄・腰髄)の病態や,障害の知識を大まかに整理する.
2) 損傷の高位による大まかな特徴を整理する.
3) 脊髄損傷者のリスク管理について整理する.
4) 脊髄損傷者の動作と特徴を整理する.
5) 動作制限を把握する.
6) 関節可動域制限を把握し動作との関連性を予測する.
7) 動作を決定する因子について把握する.
8) 個人の特徴を把握する

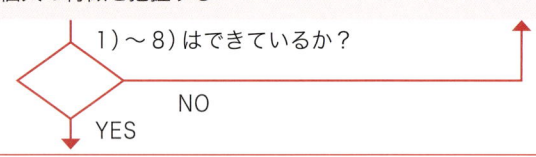

1)~8)はできているか? NO / YES

STEP 2 動作の大まかな観察(気づきの作業)

9) できる動作とできない動作を把握する.
10) 動作開始肢位に着目する.
11) 動作中,いつどんなときに,見ていて違和感(大変そう)を感じるか考えてみる(異常への気づき).
12) そのとき,またはその前後に何が生じているか(肢位と各分節との関係)観察する.
13) 動作中の麻痺域の動きにも着目する.
14) 障害像と身体的評価から考えられる動作と,実際の動作を比較してみる.
15) 姿勢,動作の模倣を行う.

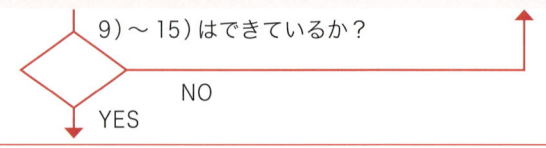

9)~15)はできているか? NO / YES

STEP 3 動作の細かな観察

16) 寝返り,起き上がり,長座位,プッシュアップ動作,トランスファー動作,車いす駆動における頭部,体幹,骨盤の位置関係(傾きや彎曲方向)を観察する.
17) 上肢の運動が体幹を介して麻痺域にどう作用しているか,各関節の位置関係(角度,運動の開始順番)を観察する.

18) 3方面（前額面・矢状面・水平面）から観察する．
19) 動作の模倣を再度行う．
20) 寝返りの観察 15) ～ 18) を行う．
21) 起き上がりの観察 15) ～ 18) を行う．
22) 長座位の観察 15) ～ 18) を行う．
23) プッシュアップ動作の 15) ～ 18) を行う．
24) トランスファー動作の観察 15) ～ 18) を行う．
25) 車いす駆動動作の観察 15) ～ 18) を行う．

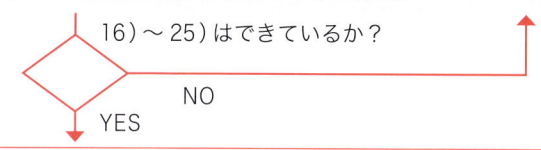

◇ 16) ～ 25) はできているか？ NO / YES

STEP 4 機能障害・活動制限の抽出

26) 姿勢・動作時の機能障害をあげる．
27) 姿勢・動作時の活動制限をあげる．

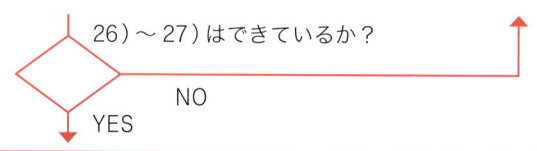

◇ 26) ～ 27) はできているか？ NO / YES

STEP 5 機能障害・活動制限の関連付け

28) STEP 4 であげた機能障害と活動制限との関連付けを行う．
29) 運動学的には運動連鎖を十分に考慮する．
30) ほかの要因（精神的要因など）も考慮しながら，機能障害と活動制限の原因を明確にする．
31) 動作の優先順位を考慮する．

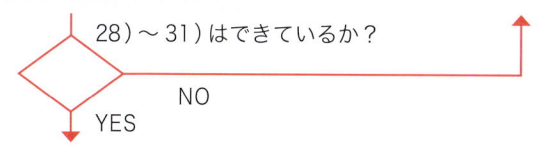

◇ 28) ～ 31) はできているか？ NO / YES

STEP 6 治療への展開

32) STEP 4・5 であげた機能障害と活動制限に対するスタンダードな治療を展開する．

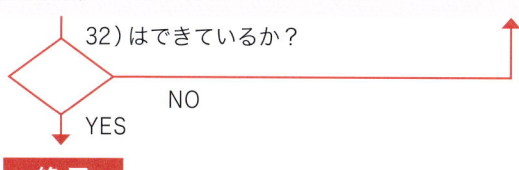

◇ 32) はできているか？ NO / YES

終了

B STEP 1：病態の把握と動作の予測

- 脊髄損傷（胸髄・腰髄）の病態や障害の知識を大まかに整理する．
- 事前に予測される病態を把握し，カルテなどの情報から全体像をイメージする．その上で足りない知識は調べ，事前に備える．

☐ 損傷部位以下の運動・感覚障害を呈する．胸・腰髄損傷では車いすでのADLが自立することがほとんどであるが，年齢などによっては介助が必要な場合もある．
☐ その大半は車いすでの生活となる．実用的歩行が獲得できる場合は少ない．
☐ 完全麻痺と不全麻痺に大きく分類できる．損傷部位以下のわずかな自動運動や知覚が残存し，S4〜5髄節（肛門周囲）の運動・知覚が残存するものを不全麻痺とする（Frankel Scaleなど）．
☐ 麻痺のレベルは残存する高位で表現される．
☐ 呼吸，消化，排尿・排便などの障害が随伴するため，運動・知覚以外の症状にも目を向けることが大切である．Th5以上では，自律神経過反射も生ずる．
☐ 麻痺域の筋には筋緊張異常が生じ，痙性または弛緩およびその混合の筋緊張を呈する．

- 損傷の高位による大まかな特徴を整理する．情報を整理し，予測される活動レベルの獲得が可能であるか考える．それを阻害する要因があれば整理し，戦略をたて，それを加味したうえでゴールを設定する．

☐ Th1〜2ではほぼ体幹筋は作用しないため，脊柱やBridge Musclesを利用とした座位バランスとなる．
☐ Th3〜4では，肋間筋や棘筋が体幹の安定に作用してくる．
☐ Th7〜12では腹直筋や内・外腹斜筋が体幹の安定に作用してくるため，座位バランスがより安定する．
☐ L3〜4では膝関節の伸展が可能になるため，短下肢装具や杖での歩行獲得が可能となるが，実用的に不十分であり車いすと併用した生活となる場合がある．

- [ ] L5〜S3では底屈筋の強さにより，装具なしの実用的歩行が可能となる．

> ● 脊髄損傷者のリスク管理について整理する．

- [ ] 骨傷部位の固定方法と期間について確認しておく．
- [ ] 起立性低血圧に注意する（特にTh5以上）．
- [ ] 過度なROM訓練は，異所性化骨の原因となることがあるので注意する．また動作を考えない過度なROMは，反対に動作の阻害となることがあるので注意を要する．
- [ ] 骨萎縮を起こしていることもあるため注意する．
- [ ] 褥瘡の発生は動作制限につながり，リハビリの遅延の原因となることがあるので，発生の危険性を考えながら訓練を行うことが大切である．
- [ ] 障害の告知と受容の問題があることが多いため，チームでの統一した見解が必要となる．

> ● 脊髄損傷者の動作と特徴を整理する．動作獲得のために，何をどのように使っていくか考える．

- [ ] 今までの動作を回復するのではなく，新しい動作方法を獲得しなければならないことが大きな特徴である．
- [ ] バランスや麻痺域のコントロールでは，今までに経験したことのない感覚・知覚を用いて動作を学習していくことになる．
- [ ] 麻痺域の動きは関節可動域とその関節周囲の筋緊張，肢位と重力の影響で受動的に決まってくることが多い．
- [ ] 非麻痺域から麻痺域，麻痺域から非麻痺域へと互いに運動連鎖が生じるが，麻痺域は力源がないため，その肢位を何によってつくるかを考える必要がある．
- [ ] 筋緊張は環境に影響を受け変化することがあるので，できるだけ早期にそのトリガーやパターンについて把握する必要がある．早期のポジショニングや適切な座位保持により，二次的な筋緊張の増強を予防できる場合もある．

- 関節可動域制限を把握し，動作との関連性を予測する．

□ 脊柱の可動域制限は寝返り，起き上がり，座位バランスの動作に影響する．また，脊柱の可動性があることにより，プッシュアップ時のレバーアームが短くなるため効率的に行える．
□ 股関節の可動域制限により骨盤の動きが変わるため，座位姿勢や座位バランスに影響してくる．
□ 関節可動域制限には関節，筋由来のものもあるが，動的な筋緊張変化により生じてくるものもある．特にハムストリングスの痙性により骨盤の位置，動きが左右されることも多い．
□ 座位において足関節の可動域制限により膝の位置が変化し，骨盤の動きが左右されることがある．
□ 骨盤の位置により脊柱の動きは変化してくる．
□ 胸郭の位置により肩甲骨の位置が決まり，上肢リーチ動作に影響する．

- 動作を決定する因子について把握する．個人の因子がどのように作用してくるか考える．

□ プッシュアップ動作での移動が主になるが，上肢の長さや体重など体格や体幹の可動域などによって動作のしやすさは変化する．
□ 痙性の程度によって，非麻痺域の重さやまとまり感の伝わり方は変化する．
□ 脊柱の可動性で動作の効率も左右するが，高齢者特に男性では柔軟な可動性を求めるのは困難であることが多い．
□ 可動性と力と体格と痙性の組み合わせで動作は変化する．

C STEP 2：動作の大まかな観察（気づきの作業）

- できる動作とできない動作を把握する．
- 動作開始肢位に着目する．
- 動作中，いつどんなときに，見ていて違和感（大変そう）を感じるか（異常への気づき）．
- そのとき，またはその前後に何が生じているか（肢位と各分節との関係）を観察する．
- 動作中の麻痺域の動きに着目する．
- 障害像と身体的評価から考えられる動作と実際の動作を比較してみる．
- 姿勢，動作の模倣を行う．

☐ 開始肢位（背臥位，長座位，端座位，車いす座位）姿勢の異常がないか確認する．
　頭部，体幹，骨盤の傾きおよび，位置関係を確認する．
☐ 動作時に，非麻痺域と麻痺域とはどのように運動が伝播しているかをみる．
☐ 動作に再現性があるか確認する．
☐ 動作においてスピードに異常がみられるか否か確認する．
　そのときの各動作のスピードの異常を確認する．
☐ 動作においてバランスが悪く安定性に欠けるようにみられるか否か確認する．
　そのときの各動作のバランスの異常と安定性をみる．
☐ 動作において代償がみられるか否か確認する．

D STEP 3：動作の細かな観察

- STEP 2 で気付いたことを具体化し，機能的にかえられるものか，代償を考えた方がよいか考える．
- 寝返り，起き上がり，長座位，プッシュアップ動作，トランスファー動作，車いす駆動における頭部，体幹，骨盤の位置関係（傾きや彎曲方向）を観察する．
- 上肢の運動が体幹を介して麻痺域にどう作用しているか，各関節の位置関係，角度，運動の開始順番を観察する．
- 3方面（前額面・矢状面・水平面）から観察する．
- 動作の模倣を再度行う．

■3方面からみるポイント（ランドマーク）

☐ 前額面：頭部の傾きは左右の目か耳垂を結んだ線，体幹の傾きは左右の肩峰を結んだ線，または胸骨の長軸方向，骨盤の傾きは左右の上前腸骨棘を結んだ線，膝蓋骨の向きを基準とする．

☐ 矢状面：頸椎部，胸椎部，腰椎部に分けて前後への彎曲状態をみる．
頭頸部や上部体幹など，各分節が支持基底面に対してどこに位置しているか，など各分節の位置関係と重心位置をみる．骨盤の傾斜角度にも着目する．

☐ 水平面：回旋は進行方向と直角に交わる線と両側の耳垂を結んだ線，両側の肩峰を結んだ線，両側の上前腸骨棘を結んだ線を基準とする．

☐ 肩甲骨の使い方，体幹の可動性が動作に大きく反映することが多いため，そこにも着目する．

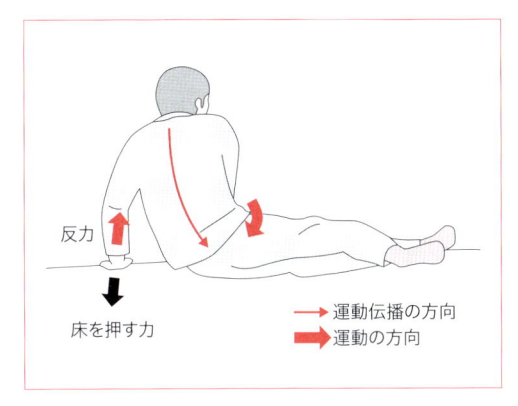

図1 寝返りをして起き上がる方法

脊柱を介して骨盤の方向を操作する（上部体幹を屈曲方向に動かすことで，骨盤が後方回旋していく）．

反力
床を押す力
→ 運動伝播の方向
➡ 運動の方向

1) 寝返りの観察（図1）

- ものにつかまって行う方法と，つかまらない方法がある．
- 開始肢位と最終肢位を確認をする（次の相の肢位が困難な状態ではその前の相で何らかの困難が生じていることがある）．
- 寝返り動作を模倣する．
- ☐ 動作を遂行するための十分な可動域があるかを確認をする．肩甲帯，肩関節はもちろん体幹，股関節の内外旋も動作に影響するため，動作を通じて確認する．
- ☐ 可動域が十分な場合，筋力が十分であるか確認する．
- ☐ 初めて行う動作であるため，セラピストがデモンストレーションを行い目で見てもらったり，誘導により行ったりして，どのように行うか，まずイメージと動きを理解してもらうことが重要である．
- ☐ 非麻痺域をどのように動かしたら麻痺域が動くか，動作を通じて経験してもらう．
- ☐ 境界域の皮膚の感覚や重さの感覚で経験してもらうことが必要になる．
- ☐ 上半身の運動により下半身が動くことを，体幹の可動域は受傷部の固定によっても異なるため確認し，可能な範囲の可動域を得る．
- ☐ 下肢の痙性が出現する場合，伸筋痙性が動作を阻害する場合がある（痙性が体幹を引っ張り阻害するように作用する）．このとき，どのタイミングで痙性が出現するか確認し，その原因を取り除く治療を行う．または動作を変える．

2）起き上がりの観察

- ものにつかまって行う方法とつかまらない方法がある．
- 寝返りをして起き上がる方法と，両肘を用いて起き上がる方法がある．
- 起き上がりは動作の前半，中盤，後半に分けてみる．
- 開始肢位と最終肢位を確認する（次の相の肢位が困難な状態では，その前の相で何らかの困難が生じていることがある）．
- 起き上がり時の支持基底面と動作の支点，作用する分節の位置関係を確認する．
- 起き上がり動作を模倣する．

☐ 通常の起き上がりと同様であるが，体幹の可動域があるほうがレバーアームが短くてすむため，効率よく行える．

☐ 骨盤が後方に倒れそうな状態では上肢が自由に使いにくいため，股関節の可動域や下肢の痙性によって動作のタイミングは個々に異なる．

☐ 両肘を使い真っすぐ起き上がる方法
　・支持する場所と動かす場所を理解していると行いやすい．
　・両側 on hands になるまでの動作が困難な場合が多い．両側の on elbows から一側の on hand になるときにしっかりと支持基底面に重心を移動するには，上部体幹の屈曲，肩関節の伸展，水平内転の可動域があるほうが行いやすい．

☐ 寝返りをして起き上がる方法
　・寝返るまでは寝返りの項を参照．
　・支持基底面に重心を置きながら肘を伸ばし起き上がる．
　・上肢を用いて体幹を介して骨盤を操作することを覚える．

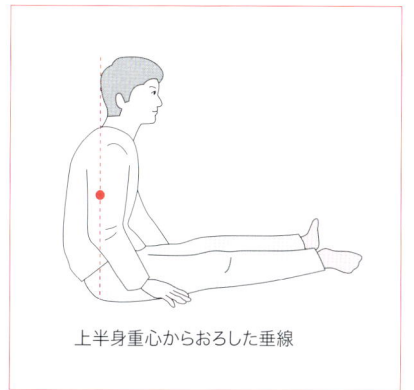

図2　長座位
重心線に対して，重さが釣り合うように体が位置している．

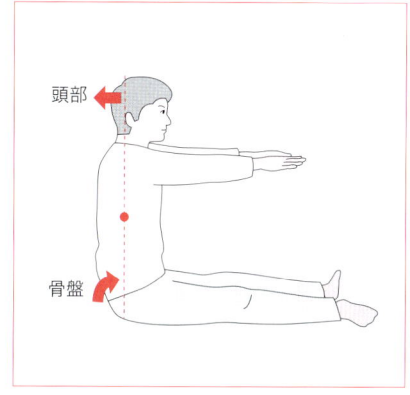

図3　90°前方挙上
上肢の挙上にともない，重さが釣り合うように骨盤は前傾，頭部は後方に移動する．

3）長座位の観察（図2, 3, 4, 5）

- どんな座位をとっているか評価する．
- 骨盤に作用する筋（自動的な収縮によるコントロール，筋の伸長などによる他動的なものも含む）腹部の筋群のはたらきによって座位姿勢も変わってくる．
- 上肢の自由度を確認する．
- 長座位での前額面からみた頭部，体幹，骨盤の左右への傾きと重心の位置を観察する．
- 長座位での矢状面からみた頭部，体幹，骨盤の前後への傾きを観察する．
- 長座位での水平面からみた頭部，体幹，骨盤の左右への回旋を観察する．
- どこの部位を使ってバランスをとっているか確認する．
- 長座位を模倣する．
- □ 上部体幹の伸展もバランスのためには重要である．
- □ 骨盤の傾斜によって上半身の状態は変化し，肩甲骨の位置により上肢のリーチは変化する．
- □ 骨盤の傾斜はハムストリングスの痙性や伸張性，股関節の内旋制限が影響してくる．

図4 最大挙上

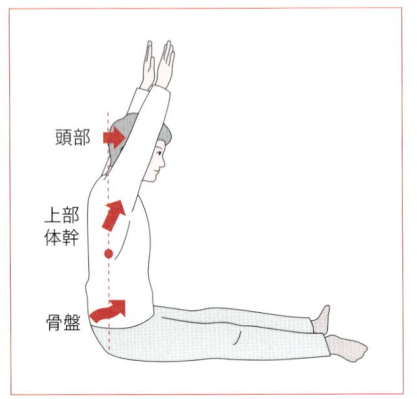

さらに挙上すると上肢は重心線に近づくため、頭部が前方移動し、釣り合いを保つようにする。

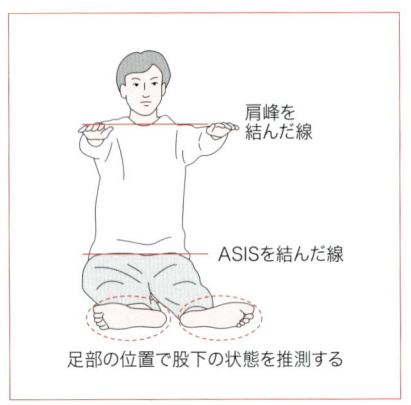

図5 90°前方挙上

上肢の支持を外したときに、骨盤がどのような位置をとるのか観察する。骨盤が非対称であればその上の脊柱も傾斜するため3次元にて確認する。

4) プッシュアップ動作の観察（図6, 7, 8）

- プッシュアップができるかできないかを確認する。また、どの動作が大変であるか確認する。
- 動作として殿部を挙上すること、保持すること、引き上げること、左右に移動すること、高さの異なるプッシュアップが可能か確認する。
- 殿部の挙上高と持続時間を確認する。
- プッシュアップ中の矢状面からみた頭部、体幹、骨盤の傾きと重心の位置を観察する。
- プッシュアップ中の肩甲骨と胸郭の関係を後方より観察する。
- 動作開始時の頸部と胸郭の関係を確認する。
- プッシュアップ動作を模倣する。
- □ 上肢の長さなどの体格、筋力、体幹可動域、股関節可動域を確認しておく。変化できそうなものは治療し、できないものは代償方法を考える。
- □ 体幹の可動域、痙性によって上肢に伝わる重さは異なってくる。
- □ 脊柱の可動性があったほうが効率的である。

§11. 対麻痺（脊髄損傷）　203

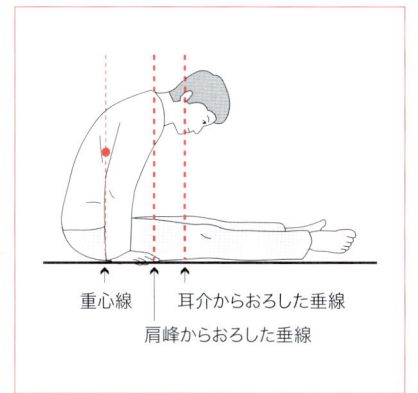

図6　動作開始時
手のつく位置によって重心を移動する距離が変化する．

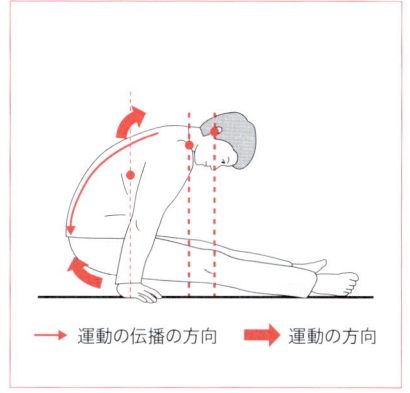

図7　プッシュアップ時
肩甲骨の動きに胸部がついていくことで脊柱が運動する．

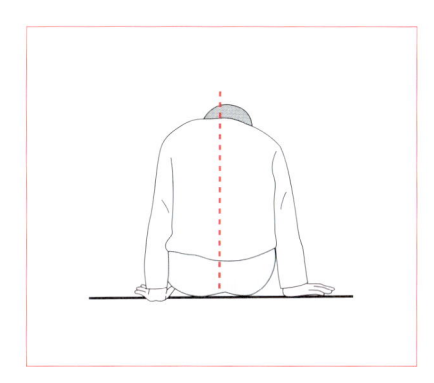

→ 運動の伝播の方向　⇒ 運動の方向

図8　後面より
対称性，肩甲骨の動きに着目する（肩甲骨は浮いていないか．肩甲骨はしっかり外転しているか）．

- □ 肘関節の伸展で行おうとする人も多いため，まず肩甲帯をしっかり動かすことで胸郭・体幹がついてくるように動くことを知ってもらう．
- □ 後方より肩甲骨の動きを確認する．
- □ 側方より支持基底面に対する上半身の位置を確認する．
- □ 生活動作に必要な応用的な（高さや距離に変化のある）プッシュアップ動作も確認する．

5）車いす乗車姿勢

- 日中のほとんどの時間を車いすで過ごすため，車いす上の姿勢は重要である．骨盤の位置が，上肢の使いやすさや二次的な変形に影響を及ぼすこともあることを知っておく．
- 車いす使用者は，楽な姿勢を経験したことがなければ"そういうもの"だと思っていることも多いので，よい姿勢を探すようにセラピストが指導することは重要である．
- 姿勢により座圧や背もたれとの圧が変化し，圧の集中は褥瘡の原因となることを知っておく．
- 圧の集中が起きていないか，必ず確認する必要がある．
- どんな座位をとっているかを確認する．
- 車いすやクッションによって姿勢は変化するため，適切な車いすに乗っているか確認する．共用の車いすの場合，不具合があれば早めに調整するようにする．
- 頭部，胸郭，骨盤の左右への傾きと重心の位置を観察する．
- 大腿後面や足底も大事な支持基底面である．
- 上肢のリーチ範囲，動作を確認する．
- 車いすの乗車姿勢を模倣する．
- ☐ 肩甲骨は胸郭についているため，座位姿勢により開始肢位の肩甲骨のアライメントは変化する．
- ☐ 骨盤の状態により脊柱のアライメントは変化する．
- ☐ 車いす座位ではハムストリングスが緩むため，長座位と比べて骨盤の自由度は異なる．
- ☐ 末梢部が自由にならないのは，中枢部の安定性に問題があることがある．
- ☐ 車いすを調整し，よい姿勢を探す．

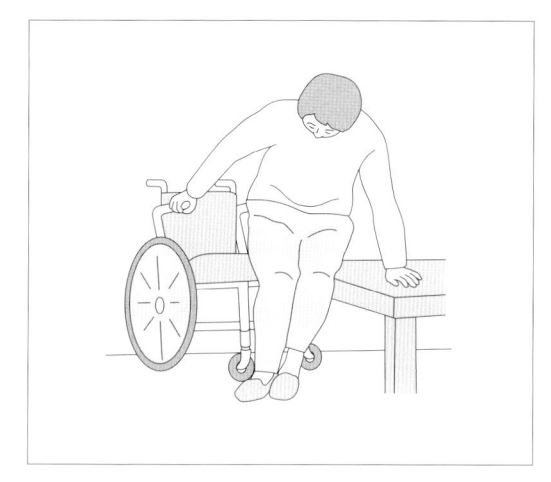

図9 側方トランスファー

骨盤がしっかり上がっているか確認する．上部体幹が伸展していると骨盤が効率的に挙上しないため，注意する．

6）トランスファー動作の観察

- プッシュアップでトランスファーすることが多いため，前項にてプッシュアップ動作を確認しておく．
- 対麻痺では側方トランスファーによる移動が多くなる（図9）．
- 退院後の生活を想定し，必要となるトランスファー方法を練習する．
- 床からの反力を有効に使うためには，足部の位置と膝間が開かないことが大事である．
- プッシュアップしながら動くため，動作中体幹と上肢の関係が刻々と変化している．どんな関係のときにくずれるのか確認する．
- トランスファー動作を模倣する．
- □ 股関節の可動域が不十分な場合，体幹の前傾にともない股関節の外旋が生じることがある．この場合，床からの反力による殿部の挙上は不十分になる．筋力があれば問題ないこともあるが，必要に応じて膝ベルトが必要となる．
- □ 性別や年齢，体格などによりトランスファーボードが必要になることがある．

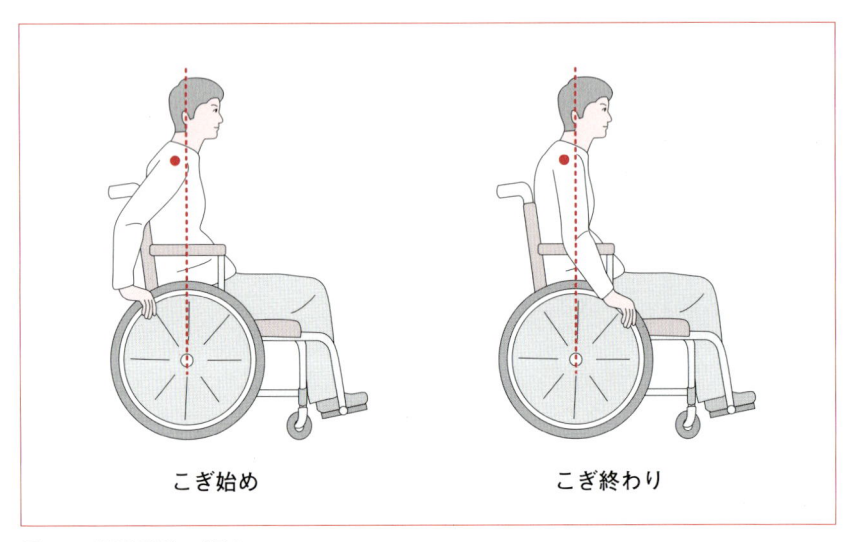

図 10　駆動動作の観察

駆動動作を補償するだけの体幹の安定性があるか,バランスをどこかで過剰に代償していないか確認する.

7)車いす駆動動作の観察

- 車いす乗車姿勢によって駆動は変化するため,車いす乗車姿勢の項を参照.
- 車軸に対しての肩関節の位置を矢状面より確認する.
- こぎしろを確認する(車輪のどこにつき,どこで離しているか).
- 車いす駆動中,駆動動作を補うだけの体幹の安定性があるか確認する(図 10).
- カーブやスロープ,段差昇降の練習も行う.
- 車いす駆動動作を模倣する.

E STEP 4：機能障害・活動制限の抽出

- 姿勢，動作時の機能障害をあげる．
- 姿勢，動作時の活動制限をあげる．

■ 機能障害の抽出ポイント

- [ ] 麻痺域の運動障害
- [ ] 麻痺域の感覚障害
- [ ] 麻痺域または境界域をまたいでの筋緊張異常
- [ ] 脊柱の可動性
- [ ] 股・膝・足関節の関節可動域（動作獲得に必要な可動域）
- [ ] 疼痛，しびれ

■ 活動制限の抽出ポイント

- [ ] 歩行での移動不可
- [ ] 座位バランスが不十分

F STEP 5：機能障害・活動制限の関連付け

- STEP4であげた機能障害と活動制限との関連付けを行う．
- 運動学的には運動連鎖を十分に考慮する．
- ほかの要因（内科的，自律神経的，薬物的，精神的要因など）も配慮しながら，機能障害と活動制限の原因を明確にする．
- 動作の優先順位を考慮する．

動作別の関連付け

■ 寝返り動作

☐ 体幹内回旋の可動域が少ないか痙性により固い場合，運動開始時に力がより必要となる．
☐ 反対に，可動域が過剰であるまたは弛緩性の場合，動きが伝わりにくく運動最終時に，より動かなければならないことがある．
☐ 寝返る側の股関節の内旋制限は，動作の阻害となる．
☐ 背臥位になった瞬間に，筋緊張が変化する患者が多くみられる．
☐ 腸腰筋や大腿直筋の筋長の変化がトリガーとなっていることが多いため，トリガーとなっている筋の状態を変えることや，動作の速さや方法を変化させることで変化することがある．

■ 起き上がり動作

☐ 体幹の分節的な屈曲により，スムーズな動作が可能となる．
☐ 手のつく位置により，動く軌跡，必要なパワーは変化する．

■ 長座位

☐ 骨盤の可動性により変化する．その原因はハムストリングスの筋緊張や筋長，股関節の関節可動域にあることが多い．
☐ 骨盤の前傾にともなう上部体幹の伸展がないと，上肢のリーチは制限される．

■ プッシュアップ動作

☐ 股関節の可動性，ハムストリングスの伸張性，体幹の屈曲の可動性がないと殿部は挙上しにくい．
☐ 肩甲骨の可動性と肩甲骨に対して，胸郭を動かしていく感覚は非常に重要である．
☐ 特に，肩甲骨が胸郭から浮かないように外転していく動作は重要である．
☐ 個人の持つ脊柱の可動性・筋緊張・残存能力により，空間におかれた体幹がどのようになりそうか，また，どのようなことが可能であるか想像する．

■車いす乗車姿勢

- 座位を安定させるために骨盤を後傾させると，脊柱は屈曲し上肢のリーチは制限される．
- 急によい姿勢を目指さなくてもよいので，少しずつ機能に見合った姿勢を調整していく．

■トランスファー動作：側方トランスファーが自立

- トランスファー動作のどの姿勢（プッシュアップ動作，殿部の引き上げ，側方移動など）でくずれるのか確認する．
- 上肢と体幹の関係の筋力，可動域，筋の切り替えが大事となることが多い．
- 年齢やそのほかの重複した障害などにより，側方トランスファーが自立しない場合もある．個々の特徴により，前後方トランスファーやトランスファーボード，台などの検討が必要となる場合もある．

■車いす駆動動作

- 対麻痺者でも，急な停止や下り坂，段差昇降などで体幹のバランスを崩すことがあるため確認が必要である．
- 駆動ユニットとの位置関係も関与してくるが，キャスターが浮いたときにどのように対処できるかによってもその位置は変わるため，キャスターあげの能力をみておくことも大事である．
- 除圧動作・頻度の確認が必要となる．

G STEP 6：治療への展開

- STEP4・5であげた機能・能力の障害に対するスタンダードな治療法をあげる．

1) 代表的な理学療法アプローチ

■ 運動療法

☐ ROM エクササイズ
☐ 筋力強化
☐ 起居動作の練習
　・寝返り
　・起き上がり
　・長座位・端座位保持, バランス練習
　・プッシュアップ(トランスファー, プッシュアップ移動含める)
　・除圧動作

■ ADL 指導

☐ ベッド上動作
☐ トランスファー
☐ トイレ動作
☐ 入浴動作
☐ 車いす乗車練習
☐ そのほかの練習
　・車へのトランスファー
　・車への車載動作

2) すすめる上でのポイント

■ 動作を阻害していると思われる要因の改善

関節可動域の獲得
☐ 痙性筋のとらえ方(筋長, 筋の mobility, 肢位・重力との関係, 車いす座位姿勢など)
☐ 物理療法

■ 残存能力の向上

□ 筋力増強訓練
□ 筋の使い方の学習

■ 動作の学習

□ 麻痺域のコントロールの仕方
□ 新しい体の使い方(どんな感覚でどのようなタイミングで身体を動かすのか)

■ 車いす,クッションの選択

□ 目的,姿勢,能力

(山崎直美)

MEMO

12 四肢麻痺（中枢神経疾患）

A 治療に至るまでのフロー

STEP 1 病態の把握と動作の予測

1) 頸髄損傷の病態についての知識を整理する．
2) 潜在的な活動レベルについての知識を整理する．

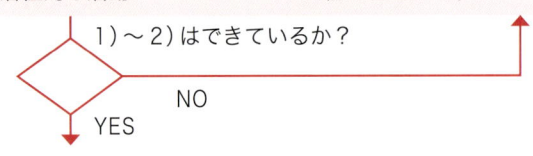

1）〜2）はできているか？

STEP 2 動作の大まかな観察（気づきの作業）

3) 残存機能が動作のなかで，どのように活かされているかを確認する．
4) 動作のなかで，関節運動や支持がどのように行われているのかを観察する．
5) 動作のなかで，はずみをつけるための上肢の振りや，頭部の回転がどのように行われているのかを観察する．
6) 動作のなかで殿部を持ち上げるための頭部や肩甲帯の動きを観察する．
7) 痙性の影響や痛みにより動作が困難となっていないか，関節の運動範囲や筋の伸展性が適度に保たれているかを観察する．

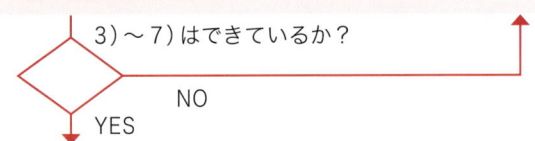

3）〜7）はできているか？

STEP 3 動作の細かな観察

8) 把持機能，上肢の使い方，上肢での支持性と左右上肢間の体重移動，姿勢（車いす座位，長座位）を観察する．
9) 手指屈筋群や腰部の筋がオーバー・ストレッチされていないかを観察する．
10) 車いす座位での活動とトランスファー動作を観察する．
11) マット（ベッド）上臥位から座位までの動作を観察する．
12) マット（ベッド）上座位での動作を観察する．

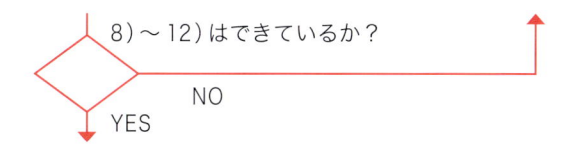

§12. 四肢麻痺（中枢神経疾患）　213

```
    ◇ 8)～12)はできているか？ ──→
    │ NO
    ▼ YES
```

STEP 4　機能障害・活動制限の抽出

13) 理学療法の治療戦略の適応となる（アプローチを続ければ取り除ける可能性の高い阻害因子としての）機能障害を，具体的に（筋力低下や麻痺であれば，筋名まで）あげる．
14) 機能障害の全体像を手がかりとして，治療により動作能力を改善しうると考えられる活動と，環境因子を工夫して実行状況を改善しうると考えられる活動をあげる．

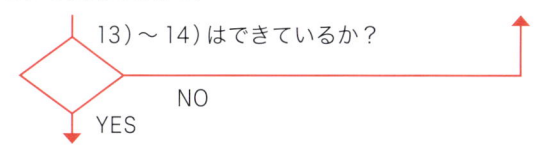

```
    ◇ 13)～14)はできているか？ ──→
    │ NO
    ▼ YES
```

STEP 5　機能障害・活動制限の関連付け

15) STEP4であげた機能障害と活動制限との関連付けを行う．
16) 各活動に関連する機能障害について，それぞれが治療によりどの程度改善が期待できるかを検討し，その活動に対する治療の帰結を明確にする．

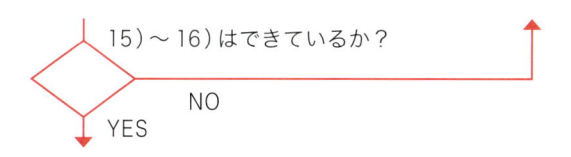

```
    ◇ 15)～16)はできているか？ ──→
    │ NO
    ▼ YES
```

STEP 6　治療への展開

17) 理学療法では，関節可動域運動，筋力増強運動（上肢の残存筋の再学習と強化），起居動作練習，車いす練習などのADL指導が環境の整備とともに行われる．

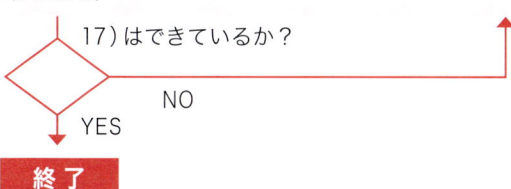

```
    ◇ 17)はできているか？ ──→
    │ NO
    ▼ YES
    ■ 終了
```

B STEP 1：病態の把握と動作の予測

- 頸髄損傷の病態についての知識を整理する．診断についての知識，注意すべき合併症についての知識を大まかに整理し，カルテなどの情報から全体像を予測する．

☐ 脊髄ショック期，神経学的回復期を経る（受傷後 1, 2 年まで）．
☐ 髄節診断の意味は，その髄節に対応した点での表在感覚が残存し，その髄節のキー・マッスルの筋力が徒手筋力検査で 3 まで残っている（その上の髄節の筋力は 5 に相当する）ということである．
☐ 完全脊髄損傷とは，仙髄最下位（S4・S5）で感覚と運動（括約筋の収縮）の機能が両方とも消失していることであり，そうでない脊髄損傷は不全である（ASIA Impairment Scale では，Frankel Scale を基に不全を 3 段階に分け，A：完全～D：正常までの 5 段階で評価する）．
☐ 随意運動と感覚以外で，筋緊張の異常や，呼吸・咳嗽，膀胱・直腸，生殖，心血管系，体温調節，など脊髄損傷で一次的に生じる機能障害，褥瘡，呼吸器合併症，拘縮，異所性骨化，骨粗鬆症，痛み，胃腸症状，尿路合併症，深部静脈血栓症・肺塞栓症，自律神経過反射，心疾患などの合併症に注意する．

- 潜在的な活動レベルについての知識を整理する．完全脊髄損傷における髄節診断と潜在的な活動レベルとの関係を大まかに整理し，カルテなどの情報から目標として妥当な範囲を予測する．

☐ マット（ベッド）上動作は C4 までは全介助，C6 までは部分介助が必要で，C7-8 で部分介助～自立．
☐ 移乗動作は C5 までは全介助，同じ高さであれば C6 で部分介助～自立，C7-8 で自立，高さが違えば C6 で部分～全介助，C7-8 で部分介助～自立．
☐ 手動式車いす操作は，C4 までは全介助，屋内の平らな床であれば C5 で部分介助～自立，C6 で自立，屋外であれば C6 までは部分～全介助，C7-8 では起伏があれば部分介助．

§12. 四肢麻痺（中枢神経疾患）　215

- □ 除圧動作は C4 までは電動車いすのチルトなどを操作して実行可，C5，C6 では方法が違うが部分介助～自立，C7-8 で自立．
- □ 歩行は C8 以上の完全脊髄損傷では実行不可能（対麻痺の章を参照）．
- □ いずれの動作においても，介助が必要な場合は介助者に適切な指示を与えることも活動の実行状況のレベルに関係する．

C　STEP 2：動作の大まかな観察（気づきの作業）

> ● 残存機能が動作のなかで，どのように活かされているかを確認する．あるいは，残存機能の状態からイメージされる動作能力と実際の活動状況との間に，隔たりがないかを確認する．

- □ 随意運動，感覚，筋緊張，関節可動域などの検査・測定，標準的なバッテリーテスト（ASIA，FIM など），皮膚状態，呼吸・咳嗽，家屋環境の評価と同時並行で観察を進める．
- □ どの肢位，基本動作から観察するかを状況により判断する．
- □ 車いすでの直立座位が獲得されている場合は座位，トランスファー動作などから観察することもよい（普通型車いすを自走して，リハビリテーション室に来られた場合など）．
- □ 直立座位の獲得が未だあるいは不明の場合は臥位，寝返り動作などから観察することもよい（リクライニング型車いすで来られた場合や，ベッドサイドの場合など）．

> ● 動作のなかで，関節運動や支持がどのように行われているのかを観察する．

- □ その運動の動筋の正常なはたらきによるのか．
- □ 主動筋は弱く，その代わりに補助筋が強くはたらいているのか．
- □ 筋のはたらきではなく，重力を利用して代償しているのか．

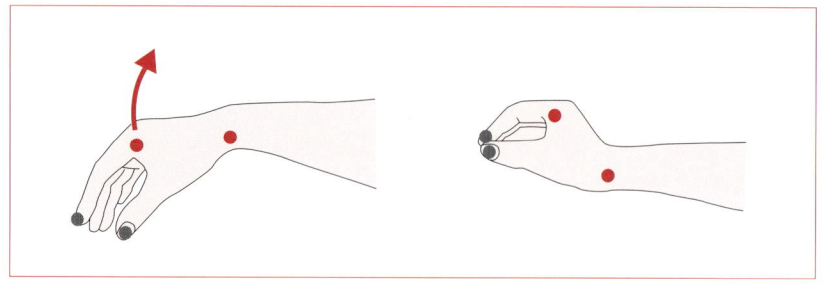

図1 テノデーシス・アクションによる把持動作

手指屈筋群の腱の張力を利用して，橈側手根伸筋をはたらかせて把持動作を代償している．

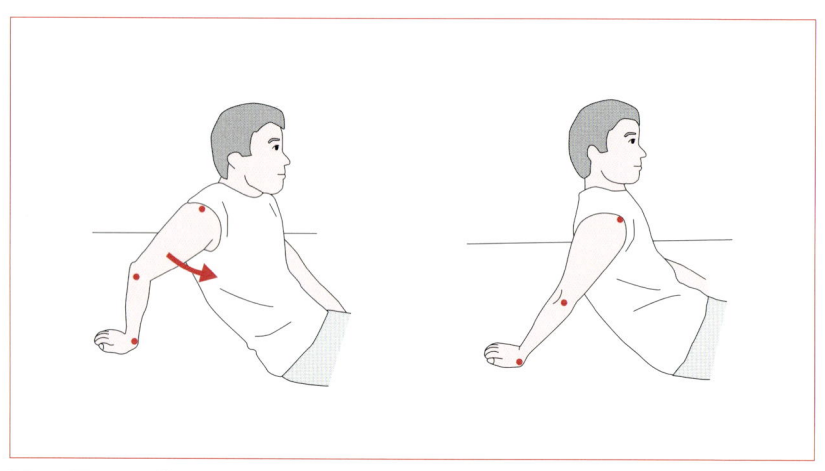

図2 肩周囲の筋のはたらきによるマット上での肘伸展運動

手掌部をマット上に固定して，肩関節の屈筋のはたらきにより肘関節の伸展運動を起こすという代償をしている．

□ 多関節筋の腱の張力を利用して代償しているのか（テノデーシス・アクション）（図1）．
□ 上肢の遠位部を固定して近位部の筋のはたらきにより，その中間の関節の運動を起こすという代償をしているのか（図2）．

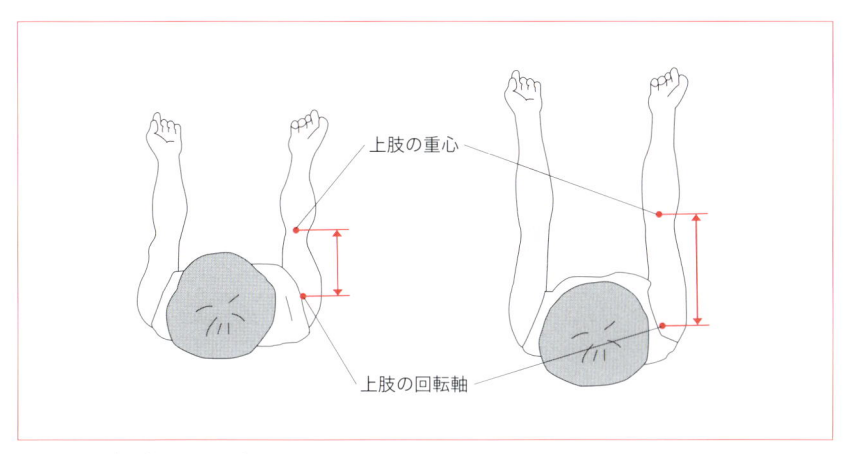

§12. 四肢麻痺（中枢神経疾患） 217

図3　上肢を振っての寝返り動作

寝返りの回転方向の平面上における，上肢の回転の軸から上肢の重心までの距離は，肩関節屈曲角度により異なる．

> ● 動作のなかではずみをつけるための上肢の振りや，頭部の回転がどのように行われているのかを観察する．

☐ 各部位（上肢や頭部）の動きのタイミングはよく合っているか．
☐ はずみの勢い（速さ）は十分か．
☐ 回転方向の平面上で，回転の軸から各部位の重心までの距離は十分か（図3）．

> ● 動作のなかで殿部を持ち上げるための，頭部や肩甲帯の動きを観察する．

☐ 頭部は殿部を持ち上げようと肩の支点を介して低くなろうとしているか．
☐ 肩甲帯は屈曲（protraction）することで，肩の支点の上で殿部を引っぱり上げる方向に十分に固定性を発揮しているか（図4）．

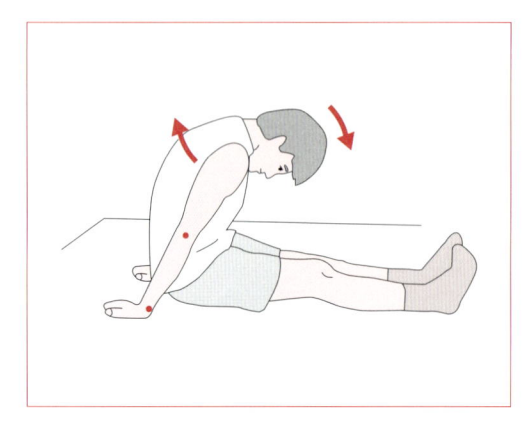

図4 殿部の持ち上げ動作における肩甲帯の固定性

肩甲帯は屈曲(protraction)することで肩の支点の上で殿部を引っぱり上げる方向に固定性を発揮する．頭部は低くなることでその動作を補助する．

- 痙性の影響や痛みにより動作が困難となっていないか，関節の運動範囲や筋の伸展性が適度に保たれているかを観察する．

☐ 痙性や疼痛，関節拘縮，筋がリラックスしても十分に伸展されないことなど，それらはお互いに関連し合う問題であり，動作を困難とする要因となりうる．

D STEP3：動作の細かな観察

- 把持機能，上肢の使い方，上肢での支持性と左右上肢間の体重移動，姿勢（車いす座位，長座位）を観察する．

☐ 把持動作はどうか（テノデーシス・アクションなどの代償動作を利用しているのか，ADLでは自助具や上肢装具を使用するか）．
☐ 肘を伸ばして使えるか．はずみを大きくするために肘を伸ばして上肢を振ることができるか．手掌をついて上肢で上体を支えるために肘をロックできるか．
☐ 上肢で支持したうえでの体重移動はどうか（一方にほとんどの体重を移動した場合に，もう一方を浮かせてバランスがとれるか．そこから動作に結びつけられる力強さがあるか）．

§12. 四肢麻痺（中枢神経疾患）

- □ 車いすで前方への転倒不安感がなく，深く腰掛けた直立座位がとれるか．腰部が後彎して殿部が座面の前方に位置していないか．
- □ 上肢で支持して長座位が保てるか．膝が屈曲しているとしたら，ハムストリングスの緊張はどうか．

> ● 手指屈筋群や腰部の筋がオーバー・ストレッチされていないかを観察する．

- □ 手指屈筋群の緊張はテノデーシス・アクションにとって適度か．動作のなかで手指と手関節の伸展運動を同時に行わないように注意する．
- □ 手掌をついて上肢で支持する場合には手指屈曲位のままとし，オーバー・ストレッチによる把持力の低下を予防する．
- □ 腰部の筋の緊張は，寝返り動作で上部体幹から骨盤へ回転力を伝達するのに適度か．殿部が座面の前方に位置している車いす座位や骨盤後傾位での長座位は，腰部に後彎方向の力を常に加えており，腰部の筋をオーバー・ストレッチしていることになる．
- □ 前方への転倒不安感のない範囲で車いす上で直立座位をとらせること，ハムストリングスの伸張性を改善することなどにより，骨盤の後傾を少なくした姿勢がとれるようにし，オーバー・ストレッチを予防する．

> ● 車いす座位での活動とトランスファー動作を観察する．

■ 車いす座位での活動

- □ 体幹前傾姿勢をとるのに，どのようにとっているか．頭部ではずみをつけているか．アームレストなどに腕をかけて引いているか．
- □ 体幹前傾姿勢をどのように保っているのか．車いすのグリップに片腕をかけて安定を保っているか．そうであれば，どのように腕をかけたのか．あるいは，肘伸展位で車いす前部についた上肢に寄りかかっているのか．深く前屈した後に体幹を起こせるか（図5）．
- □ 座面上で殿部をどのように移動しているか．

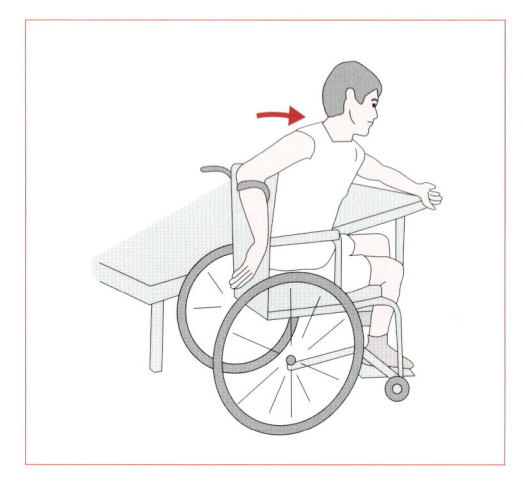

図5 車いす上座位での体幹前傾姿勢

車いすのグリップに片腕をかけて安定を保っている．

■ 車いすでのマット（ベッド）へのアクセス

☐ 車いすをマット（ベッド）に対して適切な位置につけられるか（前方からの移乗か側方からの移乗かによる）．

■ 車いすの各部装置へアプローチ

☐ 車輪をロックしたりロックを外したりできるか．
☐ アームレストを（必要に応じて）着脱できるか．
☐ フットレストから足をおろしたりのせたりできるか．
☐ フットレストを上げ下げできるか．
☐ 足を持ち上げて，マット（ベッド）の上にのせたり床におろしたりできるか．
☐ トランスファーボードを（必要に応じて）置いたり取り除いたりできるか．

■ トランスファー動作（図6）

☐ 車いすの座面上で殿部を前方，あるいは前側方へ大きく移動できているか．
☐ 車いすの座面とマット（ベッド）との間隙，段差を十分にクリアできているか．
☐ 頭を低くし，肩甲帯を前方突出して殿部を持ち上げるのに有利な姿勢がとれているか．
☐ （側方移乗の場合）体を捻って向きを十分に変えられるか．

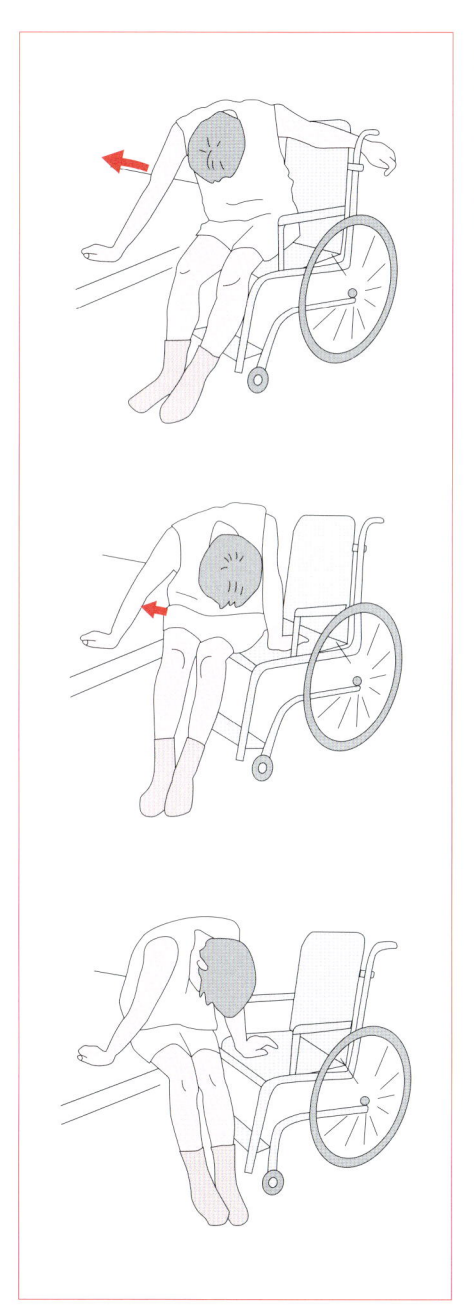

§12. 四肢麻痺（中枢神経疾患） 221

図6 側方からのトランスファー動作

座面上で殿部を前側方へ大きく移動し，マットとの間隙をクリアするため，頭を低くし，肩甲帯を屈曲して殿部を持ち上げるのに有利な姿勢をとりながら，体を捻って向きを変える．

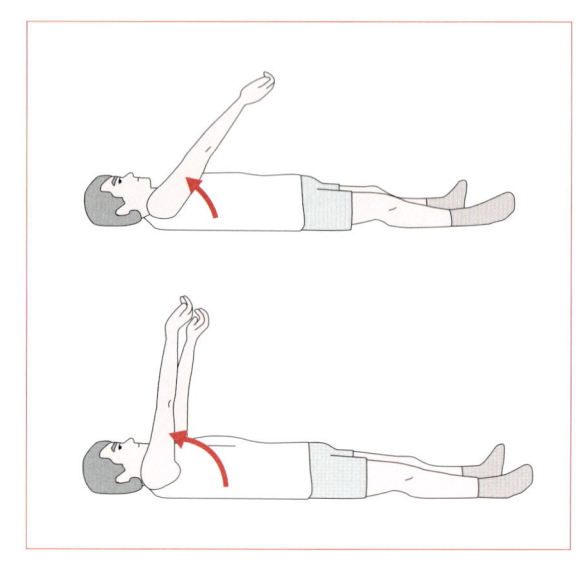

図7 背臥位で肘を伸ばしたまま上肢挙上

肩外旋位で屈曲する．肘屈筋がリラックスできていないと伸展位を保てない．挙上可能な高さ（肩屈曲角度）は，上腕三頭筋がはたらいているか否かによる．

- マット（ベッド）上臥位から座位までの動作を観察する．

■ 背臥位での活動

☐ 肘を伸ばした肢位がとれるか．自動運動で肘伸展しているか．そうでなければ肩を屈曲してから伸展・外旋しながら振り下ろし肘をマット（ベッド）上に強く打つことで肘を伸ばしているか．伸ばせないとしたら，振り下ろす力は十分か．肘屈筋はリラックスできているか（**図7**）．

☐ 肘を伸ばしたまま上肢を持ち上げられるか．肩外旋位で屈曲できているか．肘屈筋はリラックスできているか．

☐ 肘が曲がることなく挙上できる肩屈曲角度はどれくらいか．上腕三頭筋がはたらかなくても45°程度まで屈曲できるか．できないとしたら三角筋の力は十分か．肩は内旋していないか．肘屈筋の緊張が過剰となっていないか．

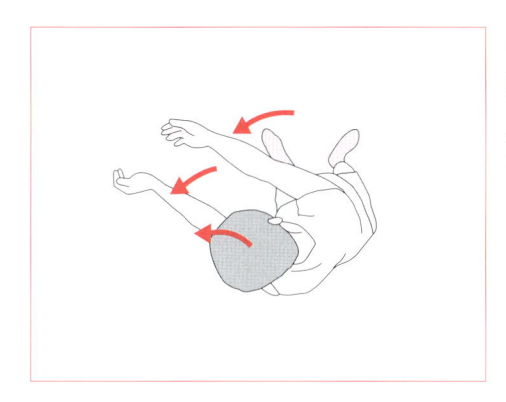

図8　両上肢の腕振りに合わせた頭頸部の回旋

腕振りとタイミングを合わせ，同じ方向に頭頸部を力強く回す．

- ☐ 挙上した両上肢を（肘が屈曲することのない肩屈曲角度の範囲で）そろえて左右方向に体の上を横切って振れるか．腕振りは力強いか．弱いとしたら大きく振れていないのか，勢いをつけて振れていないのか．
- ☐ 両上肢の腕振りに合わせて頭頸部を回旋できるか．腕振りと同じ方向にタイミングよく回せるか．回旋は力強いか（図8）．
- ☐ 上部体幹の回転力が骨盤を回旋させる力となって伝わっているか．伝わっていないとしたら，腰部の筋の緊張は適度か．

■寝返り動作

- ☐ 以上の活動が寝返り動作に結びついているか．腕振りや頭頸部の回旋なしでできているとしたら，どのような異なる代償を用いているか．
- ☐ あるいは，どのような脊髄損傷の特徴が現れているのか（不全か完全か）．マット上ではできなくても，日常生活のなかでどのようにしているのか（ベッド柵などに腕を固定して寝返るのか）．できていないとしたら，どの要素が未熟なのか欠けているのか．
- ☐ 条件を変えて寝返り動作を容易にできるか．寝返る方向と反対側の脚を上にして両脚を組ませてみる，側臥位に近い肢位を開始肢位としてみる，両手首に軽い重錘バンドを巻いてみるなど，それぞれの条件を単独あるいは組み合わせて寝返り動作を可能とすることができるか（図9）．

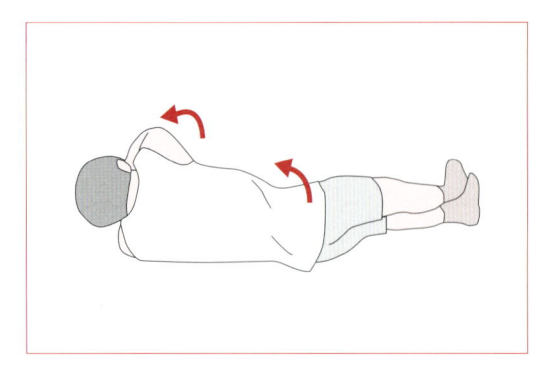

図9　条件を変えての寝返り動作

寝返る方向と反対側の脚を上にして両脚を組ませて行うことで寝返りしやすくする．

■背臥位からの起き上がり動作

- □ 片肘と反対側の片手をマット（ベッド）上について上体を起こすところまでできるか．マット上で何もないところでできるか．そこではできなくても環境や条件を変えればできるのか（**図10**）．
- □ 片手をマットについた側の上肢は上体の重さを支持できるか．肘関節は完全に伸展位となっているか．肩関節は外旋位で十分に過伸展位となっているか．肩甲骨の位置はどうか．
- □ 片手をマットについて上肢で支持することが難しい場合，両肘をマットについて上体を起こすところまでできるか．手をどこかで（ズボンの前ポケットなどで）固定して肘屈筋の力を利用しているのか．
- □ 両肘をマットについて上体を起こすことも難しい場合，座位で両手をついて後ろに上体をもたれた姿勢を（補助してとらせて）保持することはできるか．
- □ 片肘と片手をついた，あるいは両肘をついた，両手をついた，以上のどれかの姿勢で両上肢間の体重移動ができるか．交互に腕をマットから浮かせられるか．小さな動きで反復できるのか，力強く大きな動きでできるか．できないとしたら肘や手をついた位置と肩の位置との関係はどうか—内外転のどちら側にあるか，肩からマット上への垂線より頭側についているか，尾側についているか．
- □ 両肘をついた姿勢での体重移動ができる場合，マット（ベッド）上で両肘をついて移動できるか．できない場合，肩からマット上への垂線よりどちら側に上腕があるのか．肩の過伸展の可動域は十分か．

§12. 四肢麻痺（中枢神経疾患）

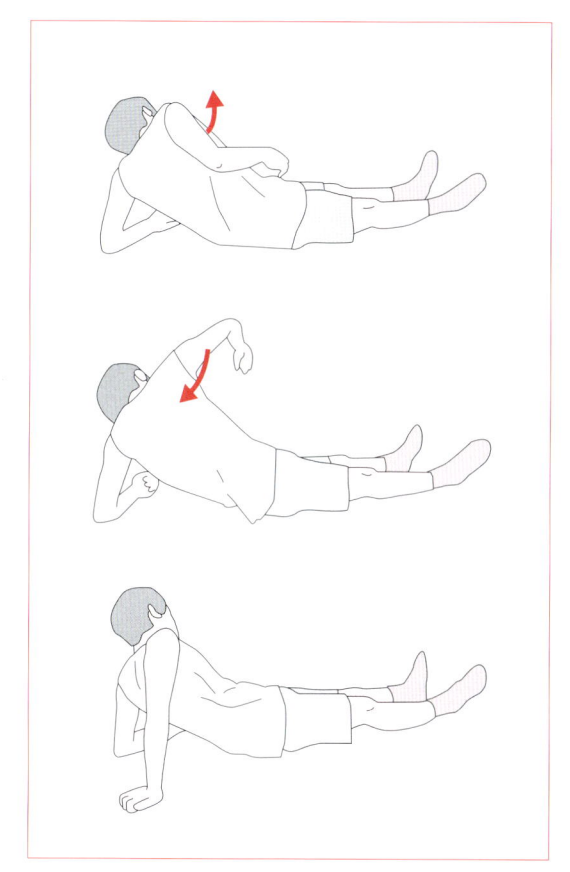

図10 片肘と片手をついて上体を起こすまで

背臥位からの起き上がり．片手をマットについた側の上肢は肘関節伸展位，肩関節外旋位で過伸展位，肩甲骨は内転位となっているか．

- □ 両肘をついた姿勢での体重移動から，一側上肢を完全に浮かせて（対側前腕で支持して）あげた上肢を背側に振り下ろして手掌をマットについて支持できるか．肘を伸ばしてつけるか．肩を外旋させ手掌をつけるまでの過伸展位がとれるか．肩甲骨が内転位をとれるか．
- □ 上肢をついて上体を起こした姿勢からさらに頭部を足元のほうに近づけるよう体を動かしていけるか．自分の下肢やループなどで支点を作って肘屈筋の力を使って起き上がれるか．体幹の柔軟性は適度か．
- □ 両手をついて（手の位置は肩より前方で），座位（長座位など）を保持することができるか．

■ 腹臥位での活動

□ 背臥位から寝返りをして腹臥位となれるか．
□ 腹臥位から腕でマットを押して側臥位，背臥位まで戻れるか．
□ 両前腕で支持して上体を持ち上げた腹臥位がとれ，両上肢間で体重移動ができるか．できない場合，肩と肘の位置関係はどうか．
□ 両前腕支持の腹臥位で肘の位置を左右，前後に動かせるか．
□ 両前腕支持腹臥位での体重移動ができる場合，マット（ベッド）上で両肘をついて移動できるか．できない場合，肩からマット上への垂線よりどちら側に上腕があるか ― 尾側か頭側か，外側か内側か．肩の屈曲の可動域は適度か．
□ 両前腕支持の腹臥位から両肘を交互に動かしながら一方向に身体を捻っていき，さらに頭部を足元の方に近づけるように体を動かしていけるか．自分の下肢などを支点にして，肘屈筋の力などを利用して起き上がれるか．体幹の柔軟性は適度か（図11）．

● マット（ベッド）上座位での動作を観察する．

■ 座位での体幹の動き

□ 両手をついた座位で，手の位置を前後にずらしてもバランスが保てるか．
□ 片手をついた座位で，もう一方の上肢を後ろに大きく投げ出せるか．はずみを大きくするために肘を伸ばして上肢を振ることができるか．支持する側の上肢も，肘伸展位で肩の周囲や頭部でうまくコントロールできるか．手掌をついて上肢で上体を支えるために肩外旋位で肘を伸展しロックできるか．
□ 後ろについた片手に体重移動して，もう一方の上肢も後ろに投げ出せるか．
□ 両手を後ろについて，上体をもたれた座位姿勢で両上肢間の体重移動ができるか．
□ 両手を後ろについて，上体をもたれた座位から手を左右交互に前に動かして体を起こせるか．

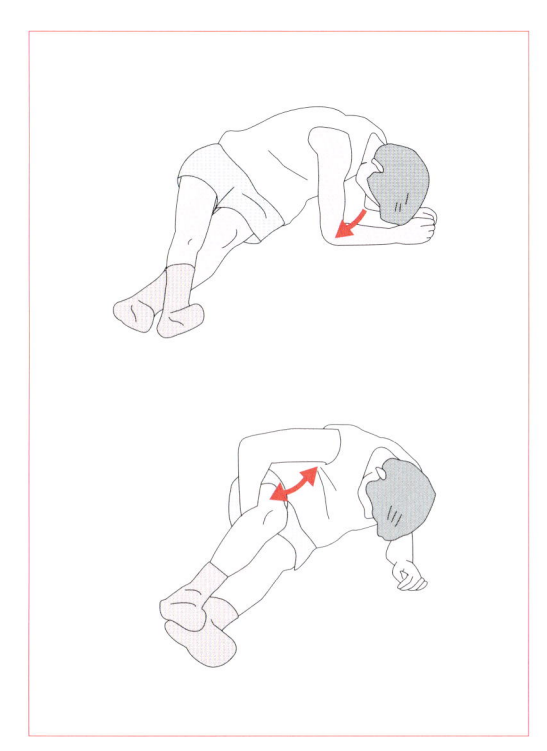

図11 両前腕支持からの起き上がり

両前腕支持で両肘を交互に動かしながら一方向に身体を捻っていき，さらに頭部を足元の方に近づけるように体を動かす．自分の下肢を支点にして，肘屈筋の力を利用しての起き上がる．

■ 座位での殿部の移動

☐ 両上肢支持の長座位で殿部を前後にずらすことができるか．殿部を浮かすときに頭部はどのように動いているか．

☐ できないとしたら手の位置は肩に対してどうか，肩甲骨の傾きはどうか．肩甲帯が前方突出位にあり肩関節を支点として殿部を持ち上げる固定のためにはたらいているか（**図12**）．

☐ 長座位で片側の上肢への体重移動で殿部を側方に移動することができるか．

■ 座位での下肢の操作

☐ 長座位で片側の上肢支持で，もう一方の手で下肢を片側ずつ動かすことができるか．

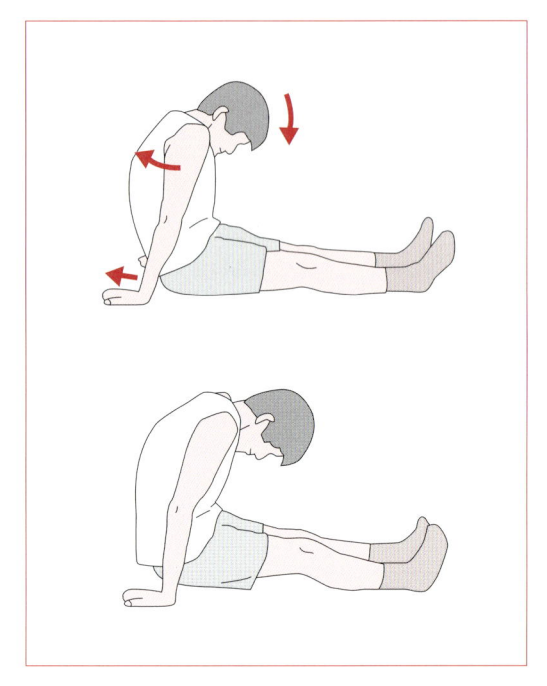

図12 座位での殿部の移動

殿部を浮かすときに頭部は低くなる．手の位置は肩よりいくらか後方にあると有利．

E | STEP 4：機能障害・活動制限の抽出

- 理学療法の治療戦略の適応となる（アプローチを続ければ取り除ける可能性の高い阻害因子としての）機能障害を具体的に（筋力低下や麻痺であれば，筋名まで）あげる．
- 機能障害の全体像を手がかりとして，治療により動作能力を改善しうると考えられる活動と，環境因子を工夫して実行状況を改善しうると考えられる活動をあげる．

☐ 機能障害のすべてをあげることは全身状態の管理の重要な点を整理するのによいが，ここでは理学療法の対象となるもののみとする．なお，起居動作に結びつくものを中心としたため呼吸・咳嗽など理学療法のアプローチが重要な分野もここではリストから外した．

§12. 四肢麻痺（中枢神経疾患）

■ 機能障害

□ 一次的機能障害
  ・随意運動の障害（筋力低下, 麻痺）
  ・感覚障害
  ・筋緊張の異常（痙性）
□ 合併症, 二次的機能障害
  ・褥瘡
  ・拘縮（関節可動域制限, 多関節筋の短縮）
  ・異所性骨化
  ・痛み

■ 活動制限（以下の活動能力と実行状況の困難さ）

□ 活動（基本動作）能力
  ・把持動作
  ・上肢での操作性（肘を伸ばしての使用）
  ・上肢での支持性と肩甲帯の固定性
  ・姿勢（車いす座位, 長座位）保持
  ・車いす上座位での活動
  ・トランスファー動作
  ・マット（ベッド）上臥位から座位までの活動
  ・マット（ベッド）上座位での活動
□ 実行状況（環境因子を工夫しての日常生活活動の現状）
  ・自助具や上肢装具を用いての把持動作
  ・トランスファーボードを用いての移乗動作
  ・ベッド柵などに腕を固定しての寝返り動作
  ・ループなどを用いての起き上がり動作
  ・身のまわりの活動

F STEP 5：機能障害・活動制限の関連付け

- STEP4 であげた活動と機能障害の関連付けを行う．
- 各活動に関連する機能障害について，それぞれが治療によりどの程度改善が期待できるかを検討し，その活動に対する治療の帰結を明確にする．

■ 把持動作

□ 深・浅指屈筋の随意運動がある（ない場合は次へ）．
□ 橈側手根伸筋の随意運動と手指屈筋群の適度な緊張があり，テノデーシス・アクションを利用している．
□ 自助具や上肢装具を使用している．

■ 上肢での操作性（肘を伸ばしての使用）

□ 上腕三頭筋の随意運動がある（ない場合は次へ）．
□ 肩関節周囲の運動で代償している（背臥位で）．
　・肩関節を屈曲位から伸展・外旋して振り下ろしている．
　・振り下ろす際に肘屈筋がリラックスできている．
□ 両上肢を体の前を横切るように左右に振って大きなはずみをつけられる．
（背臥位で）
　・肘を伸ばしたまま，どこまで肩屈曲して上肢を挙上できるか（上腕三頭筋の随意運動と関連付ける）．
　・肘を伸ばしたまま左右に振れるか（筋緊張など肘屈筋をリラックスできない要因と関連付ける）．
□ 座位で後方へ上肢を投げ出せる（車いす座位で）．
　・車いすのハンドルに腕を掛けられる（肩の伸展・水平外転の可動域，随意運動，はずみをつけた代償運動と関連付ける）．

■ 上肢での支持性と肩甲帯の固定性

□ 肩甲帯周囲の固定性，肩や肘の可動域などと関連付ける．

□ 肘を後ろについて（両肘をマットについた背臥位などで）支持できる．
□ 肘を伸ばして手をついて（両上肢で後ろにもたれた長座位などで）支持できる．
□ 肘・前腕で（腹臥位や側臥位，側方にもたれた長座位などで）支持できる．

■ 姿勢（車いす座位，長座位）保持

□ 車いす座位で骨盤が後傾している（腰部の筋の伸張への影響と関連付ける）．
□ 車いすのハンドルに片腕をかけて，もう一方の上肢を自由にした前傾位がとれる．
□ 長座位で骨盤が後傾している（ハムストリングスの伸張性と関連付ける）．

■ 車いす座位での活動

□ 車いすと付属の各部装置へアプローチできる（上肢での操作性，姿勢保持と関連付ける）．
□ 殿部を移動できる（体重移動の方法と関連付ける）．
□ 頭部・上体ではずみをつけて体重移動ができる．
□ 車いす前部に手をついて肘伸展位の上肢に体重移動ができる．

■ トランスファー動作

□ 間隙・段差をクリアして殿部を移動し，両手をマット上についた座位となれる（上肢での支持性と関連付ける，肩甲帯の固定性と関連付ける，頭部ではずみをつけた代償運動と関連付ける）．

■ 臥位から座位までの活動

□ 寝返りができる（上肢での操作性，頭頸部の回旋のタイミングなどと関連付ける）．
□ 上体を起こせる（一側への大きな体重移動と肩甲帯の固定性，自由になった側の上肢での操作性，体幹の適度な柔軟性，肩関節の伸展・外旋及び肘関節の伸展の可動性などと関連付ける）．
□ 吊り輪などを使用して起き上がれる（肘屈曲や肩水平内転の筋力や頭頸部の屈曲・回旋の運動とのタイミングなどと関連付ける）．

■ 座位（長座位）での活動

☐ 前方に両手をついた上肢支持で座位が保持できる．
☐ 上肢への体重移動で殿部をマット（ベッド）上でずらしながら移動できる（上肢での支持性，肩甲帯での固定性，頭部によるはずみなどと関連付ける）．
☐ 一側で上肢支持した座位で，自由な側の上肢により下肢の位置を動かせる（一側上肢の支持性，肩甲帯の固定性，バランス，もう一方の上肢の操作性と関連付ける）．

G STEP 6：治療への展開

- 理学療法では，関節可動域運動，筋力増強運動（上肢の残存筋の再学習と強化），起居動作練習，車いす練習などのADL指導が環境の整備とともに行われる．

■ 運動療法

☐ 関節可動域運動：上肢の振り（肩外旋，肘伸展），肘をロックした上肢支持（肘伸展），両上肢支持の長座位（肩伸展，肩外旋，水平位伸展，肘伸展，肘伸展位での股屈曲），座位移動（肩外旋，前腕回外，手伸展）など目標により重点的に行う．
☐ 筋力増強運動：上肢の振り（三角筋），肘屈曲を利用した起居動作（上腕二頭筋，上腕筋，腕橈骨筋），上肢支持と肩甲帯固定，座位移動，トランスファー（前鋸筋，棘下筋，小円筋，上腕三頭筋，大胸筋，広背筋）など目標により重点的に行う．

■ ADL指導

☐ 上肢の使い方，上肢での支持性と左右上肢間の体重移動の練習を行う．
☐ ベッド上での長座位保持とバランスの練習を行う．
☐ 寝返り，起き上がり，プッシュアップ，座位移動の練習を行う．

- □ 車いす練習：標準型か電動型かの選択，把持動作能力と上肢操作性に応じた工夫とともに，座位の姿勢感覚の再学習，プッシュアップ，各部装置の操作の練習を行う．
- □ トランスファー練習：トランスファーボードやベッド周囲の吊り輪などの使用を含めて，ベッド・車いす間のトランスファーの指導を行う．
- □ 除圧，身の回り動作練習：褥瘡予防の自己管理指導と，上肢装具使用を含めた実用的な動作の指導を行う．

（古西　勇）

MEMO

13 パーキンソン病（中枢神経疾患）

A 治療に至るまでのフロー

STEP 1 病態の把握と動作の予測

1) パーキンソン病の病態, 疫学についての知識を整理する.
2) パーキンソン病の症状についての知識を整理する.
3) パーキンソン病の運動障害についての知識を整理する.
4) パーキンソン病の起居動作・移動動作の障害と特徴を把握する.
5) ヤールの重症度分類を把握する.
6) パーキンソン病における薬の副作用と運動との関係を把握する.

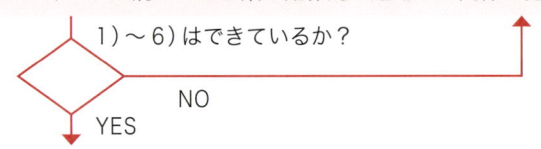

1)～6)はできているか？
NO → (STEP 1へ戻る)
YES ↓

STEP 2 動作の大まかな観察（気づきの作業）

7) 大まかな動作観察の基本的な考え方を整理する.
8) 姿勢分析を行う.
9) 寝返りから起立まで, 一連の動作観察を行う.
10) 歩行, 階段昇降の観察を行う.
11) 手指機能の観察を行う.

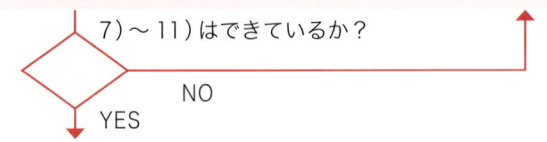

7)～11)はできているか？
NO → (STEP 2へ戻る)
YES ↓

STEP 3 動作の細かな観察

12) 細かな観察の基本的な考え方を整理する.
13) 姿勢保持, 保持しながらの運動, 姿勢変換の観察を行う.
14) 寝返り, 臥位移動を観察する.
15) 起座を観察する.
16) 座位および立位の保持・バランスを観察する.

17）歩行，階段昇降を観察する．
18）そのほかの運動を観察する．
19）手指機能の観察を行う．

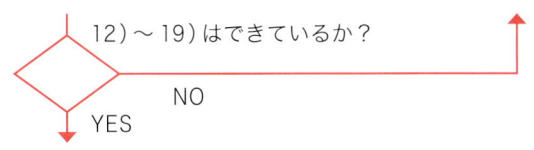

12）～19）はできているか？
NO
YES

STEP 4 機能障害・活動制限の抽出

20）機能障害を抽出する．
21）活動制限を抽出する．

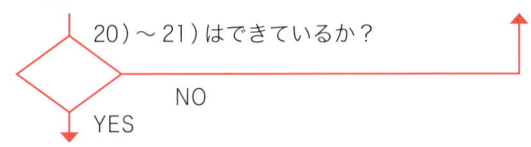

20）～21）はできているか？
NO
YES

STEP 5 機能障害・活動制限の関連付け

22）主要症状と活動制限との関連付けを行う．
23）そのほかの症状と活動制限との関連付けを行う．
24）各動作との関連付けを行う．
25）動作をやりやすくする手がかりについて理解する．

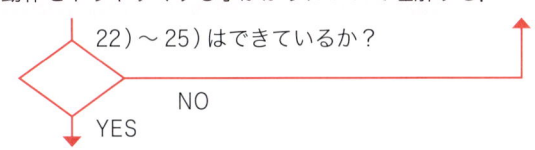

22）～25）はできているか？
NO
YES

STEP 6 治療への展開

26）関節可動域運動，筋力増強運動，体幹伸展・回旋運動，バランス練習の運動療法を行う．
27）起居動作，歩行動作の ADL 指導がなされる．

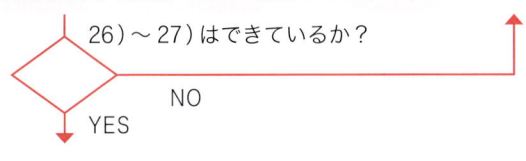

26）～27）はできているか？
NO
YES

終了

B STEP1：病態の把握と動作の予測

- パーキンソン病の病態，疫学についての知識を整理する[1]．

☐ 錐体外路系疾患，パーキンソン症候群についての概要を知る．
☐ パーキンソン病は，黒質緻密層ドーパミン性神経細胞の変性および Lewy 小体の出現を特徴とする．
☐ 有病率は，古くは白人に多く有色人種に少ないとされているが，最近の日本で行われた調査では白人と差はないとする．白人10万人当たり120〜130人，性差は一般に男女差がないとする説から女性がやや多いとする説がある．
☐ 40歳以前での発症を若年性パーキンソン病とよぶ．常染色体劣性遺伝が疑われる．

- パーキンソン病の症状についての知識を整理する．

☐ パーキンソン病の主要徴候は，振戦（tremor），固縮（rigidity），無動・寡動（akinesia, bradykinesia），姿勢反射障害（姿勢保持障害）である（4大徴候）．
☐ 振戦は初期症状として頻度が高い．4〜5Hzの安静時振戦が出現し，運動によって減弱あるいは消失する．重症になると運動時にも出現する．
☐ 筋肉の固縮は，筋肉を他動的に伸張すると断続的な歯車様抵抗（cog-wheel rigidity），鉛管を曲げたときのような鉛管様抵抗（lead-pipe rigidity）をともなう．
☐ 無動・寡動は，動作の開始が遅い，動作スピードが緩慢，運動範囲が狭い，運動切り替えの困難を示す．動作緩慢ともいう．
☐ 姿勢反射障害は，前屈・前傾姿勢を示す．また，身体を傾斜させたときに頭部・体幹が立ち直る，足を踏み出すなどの平衡反応が低下する．
☐ 頸部・体幹の体軸回旋が低下する（図1）．
☐ 自律神経障害として，起立性低血圧，発汗異常，脂顔（顔が脂ぎる），涙腺・唾液分泌異常，便秘，頻尿等がみられる．
☐ 抑うつ，知的低下，認知機能低下などの精神症状を認めることがある．

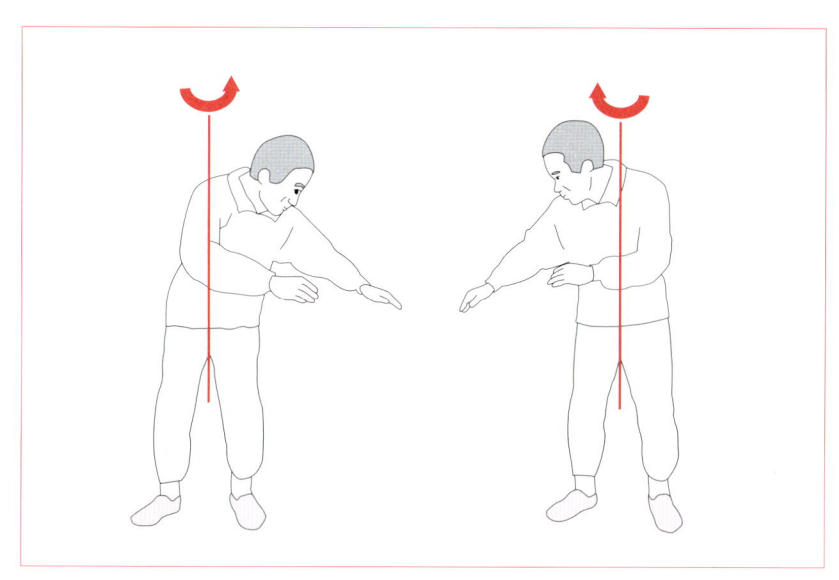

図1　見せかけの体幹回旋

体をねじるように指示したとき，体軸は片側にずれ，両上肢は左右に動かすが，体幹回旋はまったくない．

☐ 思考スピードの遅れ，自発性の低下という精神緩慢（bradyphrenia）を認めることがある．

> ● パーキンソン病の運動障害についての知識を整理する．

☐ 自発運動が乏しい．表情が乏しく会話時もほとんど表情を動かさない（仮面様顔貌 masked face）．
☐ 運動開始が滑らかにできない．
☐ 運動スピードが遅い．
☐ 運動範囲が狭い（狭小化）．
☐ 体幹の長軸回旋が困難である（**図1**）．そのため寝返り，起き上がり，向きを変えながら着座する，体を回旋して振り向く，といった動作時の体幹回旋が困難となる．
☐ 運動の切り替えが困難である．

- □ 注意集中しないと運動が減弱する．2つ以上の動作遂行（2重課題）はにがてである．
- □ すくみ現象がある．歩行ではすくみ足（凍結歩行 frozen gait）となり，ほかに上肢の運動，表情（仮面様顔貌），発語（小声），書字（小文字現象）などすべての動作ですくみ現象がみられる．
- □ 前方突進（antepulsion），後方突進（retropulsion）がある．
- □ 加速歩行（festination）がある．
- □ 構音障害：小声で単調な抑揚のない話し方，不明瞭な発音になる．
- □ 嚥下障害：咀嚼機能の低下や飲み込みが拙劣になる．
- □ リズム形成障害がある．
- □ 易疲労性がある．

> ● パーキンソン病の起居動作・移動動作の障害と特徴を把握する．

- □ 寝返りが困難になる．
- □ 寝返りができなくても歩行ができる，階段昇降ができる，というような特異な動作遂行の逆転がある．
- □ 起き上がりが困難となる．
- □ 座位・立位で体幹の異常姿勢がある．
- □ 腰掛け座位からの起立動作が困難になる．
- □ 床からの起立動作が困難になる．
- □ 車いす駆動では上肢による駆動のストロークが小さくなり，困難となる．
- □ 移乗動作，歩行での方向転換が困難である．
- □ 歩行開始，歩行中にすくみ足が出現する．
- □ 視覚的手がかり，聴覚的手がかりは動作を改善する．

> ● ヤールの重症度分類（Yahr stage）を把握する．

- □ ヤールの重症度は，stage Ⅰ（軽度）からⅤ（重度）まで運動障害の徴候，姿勢反射の徴候，ADL障害で分類している（**表1**）．
- □ 分類基準は大まかだが，国際的に使用されている．

表1　ヤールの重症度分類

Stage I	症状は一側性で，機能的障害はないか，あっても軽微．
Stage II	両側性の障害があるが，姿勢保持の障害はない．日常生活，職業は多少の障害はあるが行いうる．
Stage III	立ち直り反射に障害がみられ，活動は制限されるが，自力での生活が可能．
Stage IV	重篤な機能障害を有し，自力のみによる生活は困難となるが，支えられずに歩くことはどうにか可能．
Stage V	立つことが不可能となり，介護なしにはベッド，車いすの生活を余儀なくされる．

- パーキンソン病における薬の副作用と運動との関係を把握する．

☐ 抗パーキンソン剤を長期に服用すると副作用が生じる．
☐ オン・オフ現象（on–off phenomenon）とは，急に症状が出現して動作ができなくなったり，症状が改善したりすることである．似た現象にno–on現象，delayed–on現象がある．
☐ ウェアリングオフ現象（wearing–off phenomenon）とは，薬効時間が短縮することである．
☐ ジスキネジア（dyskinesia）とは，頸部・体幹，四肢の不随意的，律動的運動である．
☐ 幻覚（幻視，幻聴）が出現し，活動に影響する．

C　STEP 2：動作の大まかな観察（気づきの作業）

- 大まかな動作観察の基本的な考え方を整理する．

☐ 観察は理学療法室来訪時，あるいは病室訪問時には始まっている．
☐ 普段の生活で実行している動作を自発的に行ってもらい，観察する．

- □ 動作の過程を細かく分解しないで全体像を観察し，その動作を選択した方略（ストラテジー）を認識する．
- □ 起居動作・床上動作・移動動作から"おや？"と気づいた動作を認識する．
- □ パーキンソン病特有の動作開始・動作中のすくみ現象，動作スピードの低下，運動範囲の狭小化，動作変換のぎこちなさについて気づく．
- □ 気づきは，知識と経験に依存するが，初学者は初学者なりに気づきの作業を行う．
- □ 気づきの作業をくり返し修正することで，より正確な観察に到達する．
- □ cue（手がかり，きっかけ）を与えたときの動作の変化を観察する．

- ● 姿勢分析を行う．

- □ 背臥位から立位まで各種の姿勢を観察する．
- □ 矢状面，前額面のアライメントを観察する．
- □ 初発症状は左右，上肢下肢の片側1肢から出現するので，その影響がアライメントの非対称性に反映していないか観察する．
- □ その患者の日常生活から，いろいろな場面を想定して姿勢を観察する．
- □ 椅子座位，車いす駆動時の座位，椅子に接近して着座したときの座位を観察する．
- □ 起立後の立位，歩行開始時の立位，歩行中の立位，加速歩行時の立位を観察する．
- □ 座位・立位とも，矢状面では体幹前屈・前傾位，頭部前方位となる．前額面では体幹の側方傾斜が生じる．

- ● 寝返りから起立まで，一連の動作観察を行う．

- □ 寝返りを観察する．
- □ 臥位移動を観察する．
- □ 起き上がりを観察する．
- □ 床上での四つ這い位，膝立ち，高這い位を観察する．
- □ 椅子からの起立動作を観察する．
- □ 床からの起立動作を観察する．
- □ ベッド柵や手すりを使用したときの変化を観察する．

> ● 歩行，階段昇降の観察を行う．

☐ 歩行開始時から方向転換までの観察を行う．
☐ 狭い場所への出入りを観察する．
☐ 目標物に近づく（例；椅子に座る）際の歩行を観察する．
☐ 後方歩行，側方歩行を観察する．
☐ 床上面にテープを貼る，号令をかける，リズムをとるなどの手がかりを利用して歩行を観察する．
☐ 階段昇降を観察する．

> ● 手指機能の観察を行う．

☐ 手指の変形がないか観察する．
☐ 日常生活での手指の使い方を観察する．

D STEP 3：動作の細かな観察

> ● 細かな観察の基本的な考え方を整理する．

☐ STEP2で"おや？"と気づいた動作を，動作の開始姿勢，動作の過程，動作の結果を分析的に観察する．
☐ 各動作の過程で運動開始の滑らかさ，運動のスピード，運動範囲の大きさ，運動切り替えの滑らかさを観察する．
☐ 正常動作からどのように逸脱しているかを観察する．
☐ 重心線を推測して，重心線と支持基底面の関係を探る．
☐ 力学的相対関係を推測する．頸部・体幹の抗重力運動は，屈曲および伸展の両方とも不十分になる．身体各部位を固定する力と推進する力の関係を探る．
☐ 手がかりを与えたときの変化を観察する．

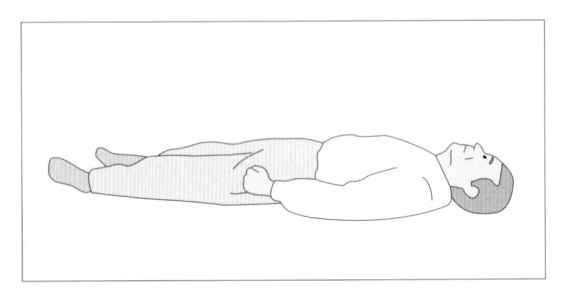

図2 背臥位での体幹屈曲矯正

下顎が軽度突き出ている以外はほぼ脊柱が平坦に矯正されている（図4gと同事例）．

- 姿勢保持，姿勢保持しながらの運動，姿勢変換の観察を行う．

■ 背臥位（図2）

☐ 座位，立位での円背が矯正されるか．
☐ 円背によって下顎の突出，肩甲骨が床から離れていないか．
☐ 腰椎後彎，股関節屈曲，膝関節屈曲がないか．
☐ 頭部の屈曲ができるか．

■ 腹臥位

☐ 円背は矯正されるか．殿部が突き出ていないか．
☐ 股関節屈曲，膝関節屈曲がないか．
☐ 肩を外転・外旋位のとき床面に付くか．
☐ 頭部伸展ができるか．

■ 側臥位

☐ 側臥位を保持できるか．
☐ 右下側臥位，左下側臥位で脊柱カーブに左右差がないか．
☐ 頭部の側屈ができるか．

■ 椅子座位

☐ 矢状面，前額面，水平面（回旋）のアライメントはどうか．

- □ 長時間座位（テレビ鑑賞中）や課題を遂行（食事中）しているときに体幹の前傾，側方傾斜がないか．
- □ 体幹の前屈・前傾を補助するため上肢で支持していないか．
- □ 体幹の側彎がないか．
- □ 頭部が前方位に位置していないか．

■ 長座位

- □ 矢状面，前額面，水平面のアライメントはどうか．
- □ 骨盤後傾による脊柱後彎が増強していないか．
- □ 膝関節が完全伸展できるか．

■ 四つ這い位

- □ 四つ這い位保持ができるか．
- □ 体幹の伸展は十分か．
- □ 上肢挙上，下肢挙上で姿勢保持できるか．上肢挙上高さ，下肢挙上高さは十分か．
- □ 四つ這い位移動（前方，後方，側方）で上肢のすくみ現象，下肢のすくみ現象は出現しないか．

■ 横座り位（図3）

- □ 四つ這い位から横座り位になれるか．
- □ 左横座り，右横座りとも殿部をきちんと床面に下ろせるか．
- □ 体幹の伸展・回旋が十分か．
- □ 股関節，膝関節の屈曲，回旋は十分か．

■ 膝立ち位

- □ 四つ這い位から膝立位になれるか．
- □ 膝立ち位を保持できるか．
- □ 股関節，体幹，頸部の姿勢は直立位か．

■ 高這い位

- □ 支持基底面を広くとっているか．

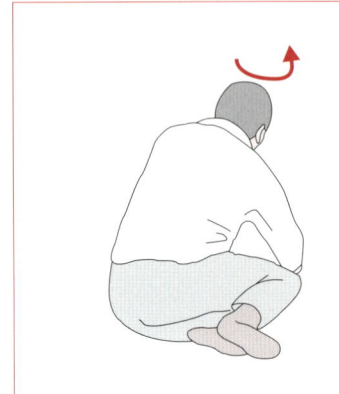

a 体幹回旋，下肢の内旋外旋良好　　b 体幹回旋・伸展が不十分で左下肢の内旋が不十分

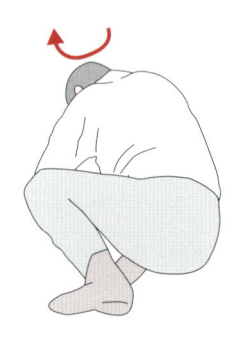

図3　横座位の左右差

☐ 立位になるとき，バランスを保持できることを確認してから床面より両手を離しているか．

■ 立位（図4, 5）

☐ 矢状面，前額面，水平面のアライメントはどうか．
☐ 頸部（上位頸椎，下位頸椎），体幹（腰部，胸部）の前屈・前傾はどうか．
☐ 側方傾斜がないか．
☐ 支持基底面における重心線の位置はどこか．
☐ 多様な前屈・前傾姿勢をとる．①体幹全体が屈曲した前屈姿勢，②腰部屈曲・体幹上部は平板な前傾姿勢，③両者の混合した前屈・前傾姿勢が見られる．

● 寝返り，臥位移動を観察する．

■ 寝返り（右方向の場合）（図6）

☐ 寝返りで，肩甲部および骨盤部の回旋が困難になり，肩甲部と骨盤部の連結にし

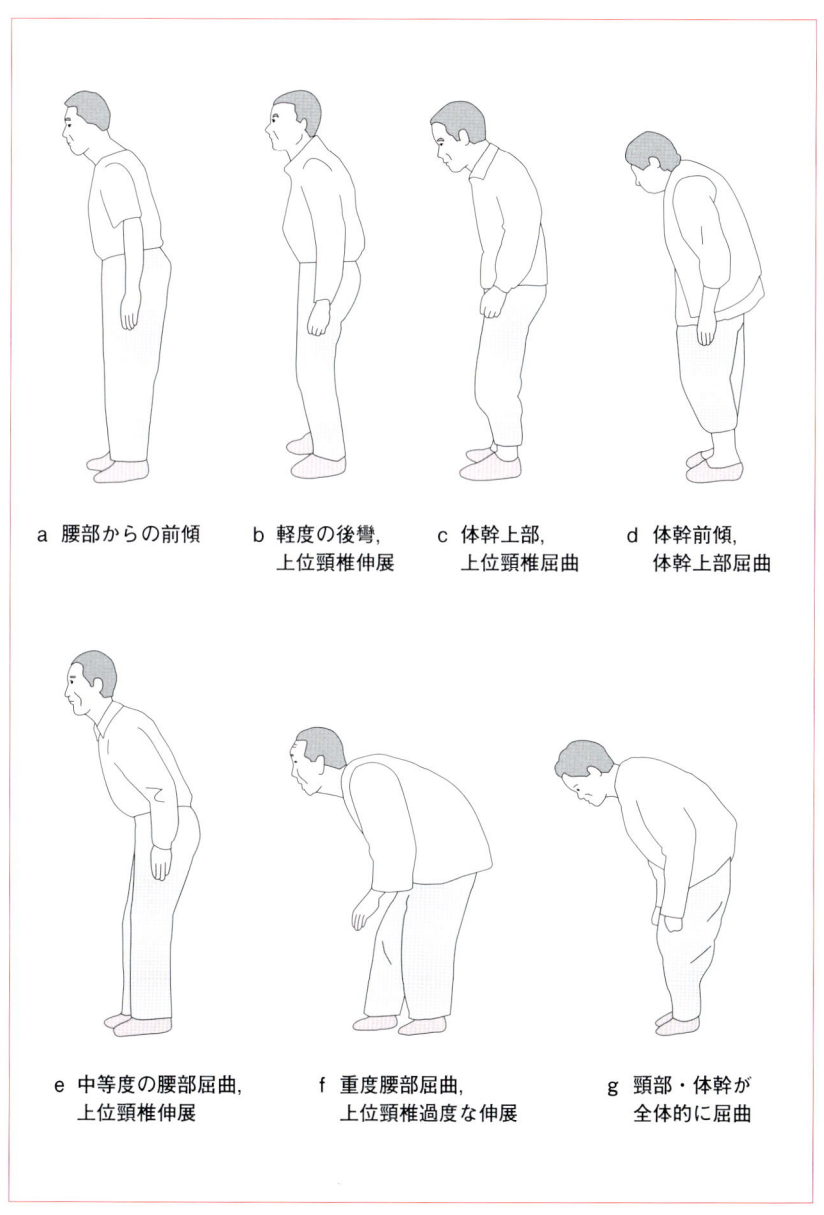

§13. パーキンソン病（中枢神経疾患）

a 腰部からの前傾　　b 軽度の後彎，上位頸椎伸展　　c 体幹上部，上位頸椎屈曲　　d 体幹前傾，体幹上部屈曲

e 中等度の腰部屈曲，上位頸椎伸展　　f 重度腰部屈曲，上位頸椎過度な伸展　　g 頸部・体幹が全体的に屈曲

図4　多様な立位姿勢

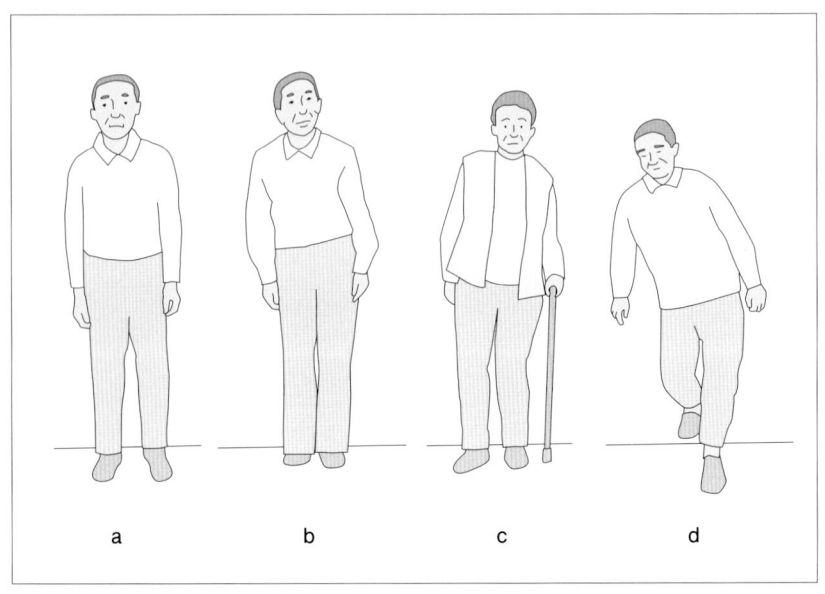

図5 立位での側方傾斜
体幹が側方に傾斜してくる．aはわずかに右に傾斜，bは体幹右傾斜を頭部が立ち直って代償している．c，dは歩行時，傾斜が強くなっている．

なやかさがなく，一塊として回旋するようになる．
- □ 頸の屈曲・回旋ができるか：頸部屈曲の筋力が弱化していると頭部挙上ができない．屈曲開始が遅く下顎を突き出した"亀の首"の肢位をとる．
- □ 左肩甲部の前方突出ができるか．肩甲骨を後退させたまま体幹を回旋しようとすることがある．
- □ 左骨盤・右下肢の回旋ができるか．右下肢の屈曲・内転ができない．
- □ 左上肢で後方の床面を押して体幹上部を回旋しようとしていないか（図6a）．
- □ 左下肢で後方の床面を押して骨盤を回旋しようとしていないか（図6b）．
- □ 左膝を立て右側に倒す，両膝を立て右側に倒す．膝が倒れる回転モーメントを利用して骨盤の回旋ができるか．

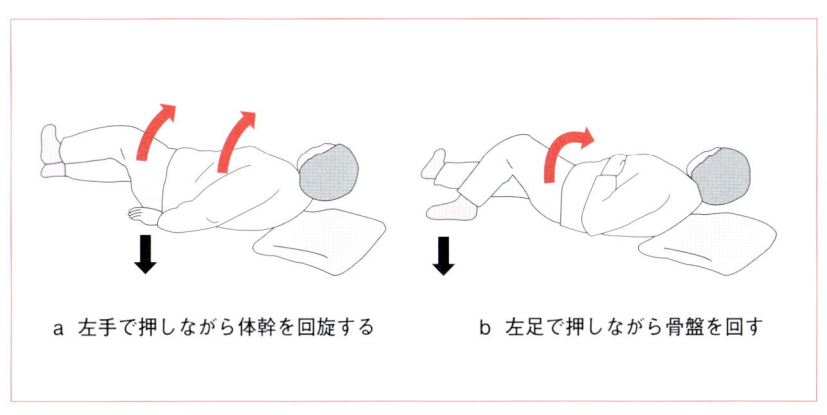

§13. パーキンソン病（中枢神経疾患）　247

a　左手で押しながら体幹を回旋する　　b　左足で押しながら骨盤を回す

図6　寝返り
上肢あるいは下肢による補助

■臥位移動

☐ 背臥位で頭部，体幹，骨盤，下肢の分節的な運動ができるか．
☐ 側臥位で骨盤を前に出す，後ろに引く運動ができるか．
☐ 背臥位のまま頭方向・足方向，左右方向に移動できるか．

- 起座を観察する．

■パーキンソン病の3種類の起座方法

☐ 体幹を回旋して片肘支持（あるいは他側の片手支持で補助して）から起きる．
☐ 側臥位から両肘支持・両膝支持のうずくまり位を介して正座位となる．
☐ 後方に両肘支持から腹筋を使って体幹屈曲しながら起きる．

■体幹を回旋して片肘支持からの起座（左方向の場合）

☐ 背臥位から左肘支持になれるか．筋力低下で頸部の屈曲・左回旋が不十分になりやすい（**図7a**）．

体幹を回旋して片肘支持からの起座 … a, b, c

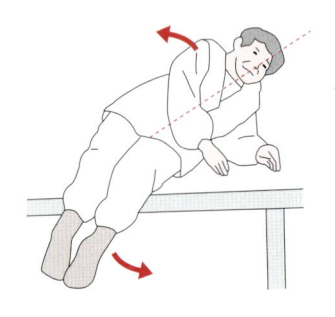

a 片肘支持から起座
　頸部屈曲が不十分

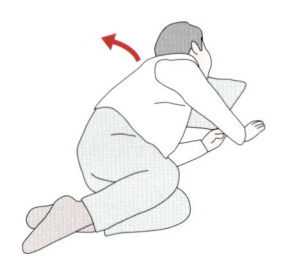

b 片肘支持＋片手支持から起座

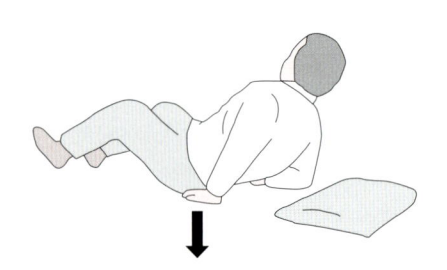

c 片肘支持＋片手を後方手で押しながら起座

図7　3種類の起座方法

- 肩関節水平外転，体幹屈筋・回旋筋の筋力低下では，肩を床面から持ち上げられない．
- 左片肘支持を保持できるか．肩の筋力低下，体幹回旋不十分のため，頭部・体幹が左肩関節より後方に位置すると，過剰な努力を要する．後方にも倒れやすくなる．
- 左肘支持から左手支持になれるか．

§13. パーキンソン病（中枢神経疾患）

腹筋による体幹屈曲しながらの起座 … d, e

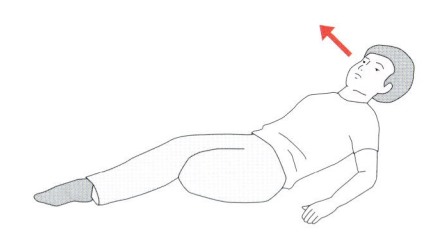

d 両手支持と腹筋による体幹屈曲しながら起座, 体幹屈曲, 頸部屈曲が不十分

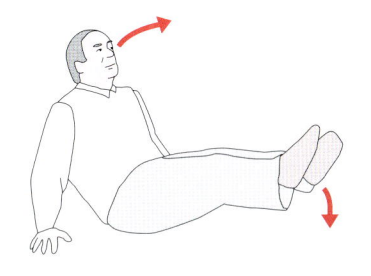

e 両下肢で反動を付けての起座, 両下肢を戻しながら体幹を起こす

両肘支持・両膝支持のうずくまり位から正座位 … f, g

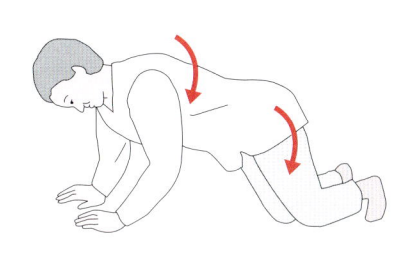

f いったんうずくまり位をとって起座

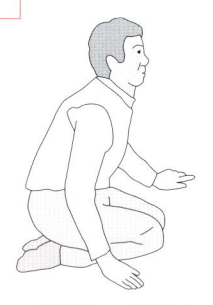

g 横座位から正座位に

- □ ここまでの過程で体幹屈筋・回旋筋, 左肩関節水平外転, 左肘伸展筋力が弱いと, 右手で床面を押しながら起きる（図7b, c）．
- □ 左手支持を保持できるか．頭部・体幹の重心が支持基底面に入っていることが必要である．
- □ 左手支持を離してベッド端座位を保持できるか．体幹を直立して保持できるか．骨盤が後傾していないか．頭部・体幹の側方への傾きはないか．

■ 腹筋による体幹屈曲しながらの起座

☐ 体幹の回旋なしで，体幹を真っ直ぐ起こす．頸部の屈筋が弱化していると，頸部屈曲が遅れ，顎を前方に突出する（図7d）．
☐ 体幹の後方で両肘あるいは手をつきながら体幹屈曲を補助し起き上がる（図7d）．
☐ 協調性が低下していると体幹屈曲とともに両下肢が挙上する．
☐ 両下肢を腹部方向に引きつけて（股関節屈曲），両足を戻す反動で体幹を起こすことがないか（代償動作）（図7e）．
☐ 両下肢に布団がかかっている場合，その重さを利用して腹筋で体幹を起こす（代償動作）．

■ 両肘支持・両膝支持のうずくまり位から正座位

☐ 背臥位から側臥位，両肘支持・両膝支持のうずくまり位，両手で床を押しながら正座位になる（図7f）．
☐ 側臥位から片手・片肘支持，両股関節・膝関節屈曲位の横座りとなり，そこから正座位になる（図7g）．
☐ 横座り位が可能な場合は，左右横座位の比較も行う．

- 座位および立位の保持・バランスを観察する．

☐ 座位あるいは立位で体幹を傾斜すると，平衡反応の低下が明確になる（図8）．
☐ 前後の傾斜で，頭部，体幹，上肢，下肢の平衡反応が出現するか観察する（図8a, b）．
☐ 左右への傾斜（重心移動）で，頭部，体幹，上肢，下肢の平衡反応が出現するか（図8c, d）．また，どのくらいの重心移動まで姿勢を保持できるか観察する．
☐ 正常では立位で前方に傾斜すると，頭部・体幹の伸展（前傾の場合もある），足関節の底屈が生じる．後方への傾斜では，頭部・体幹の屈曲，足関節の背屈が生じる．
☐ 前後の重心移動の許容範囲が狭いと，わずかな傾斜で足関節の底屈や背屈が生じる．これは，重心移動許容範囲の低下により，わずかな重心移動が平衡反応を引き出しているためである．

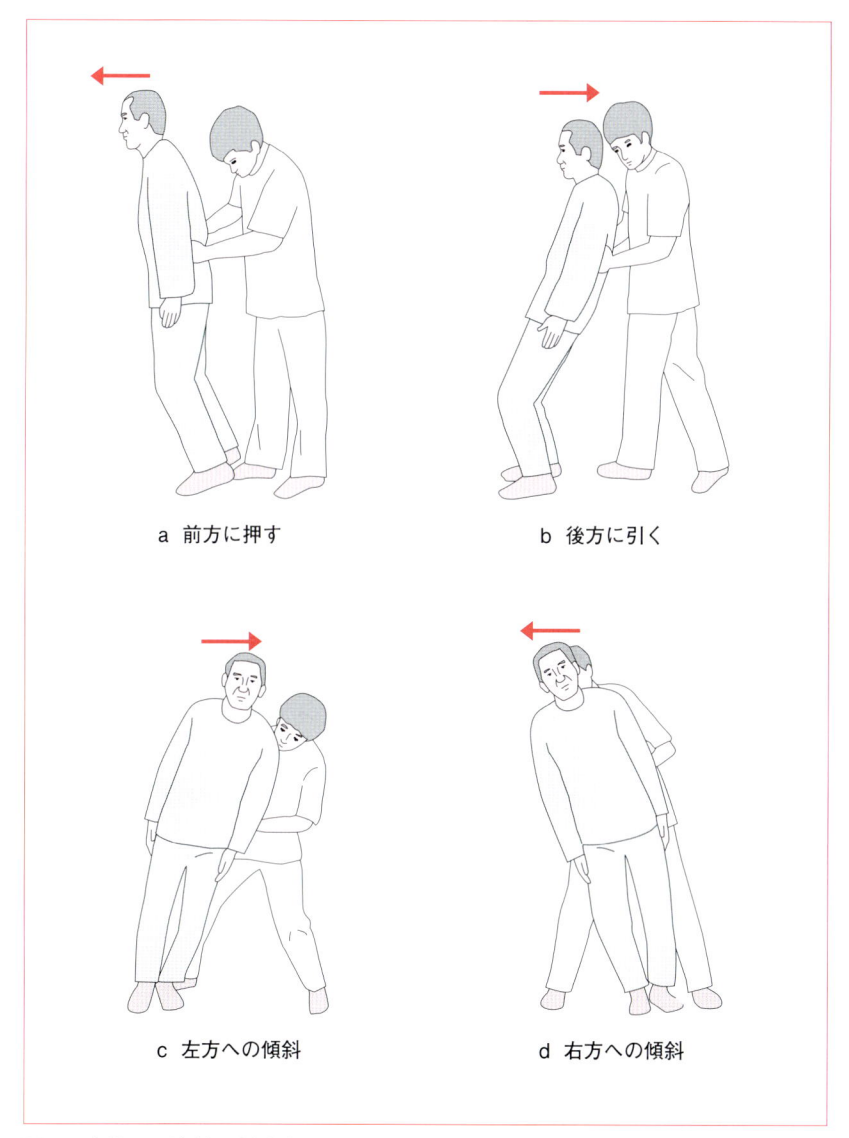

§13. パーキンソン病（中枢神経疾患）　251

a　前方に押す　　　　　　　　　b　後方に引く

c　左方への傾斜　　　　　　　　d　右方への傾斜

図8　立位での姿勢反射障害

頸部・体幹の立ち直りの消失がみられる（a, b, c, d）．
足関節底屈（a），背屈（b）が現れない．

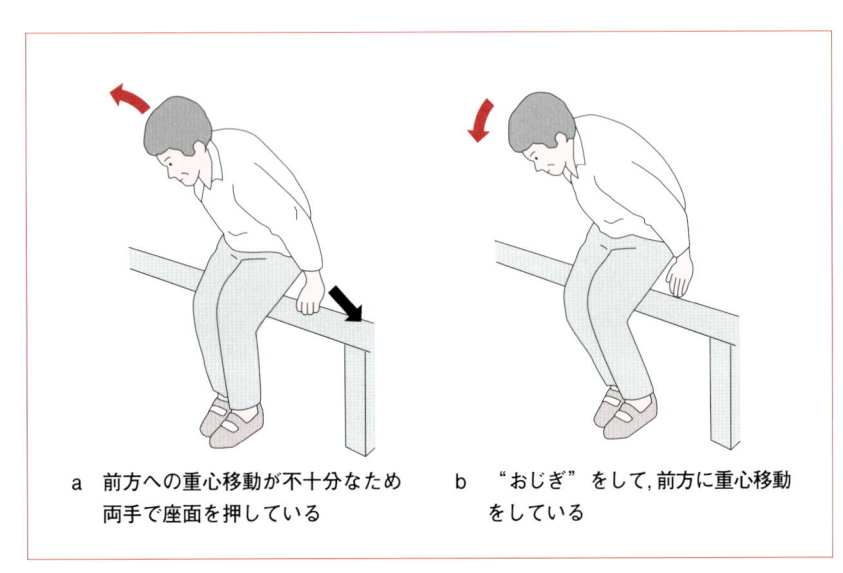

252　第Ⅱ章　疾患・障害別動作分析

a　前方への重心移動が不十分なため両手で座面を押している

b　"おじぎ"をして，前方に重心移動をしている

図9　腰かけ座位からの起立

a　バランスが悪いにもかかわらず，両足を閉脚した狭い支持基底面で起立する

b　十分な起立準備姿勢をとらないまま，上肢の支持をはずして後方にバランスを失う

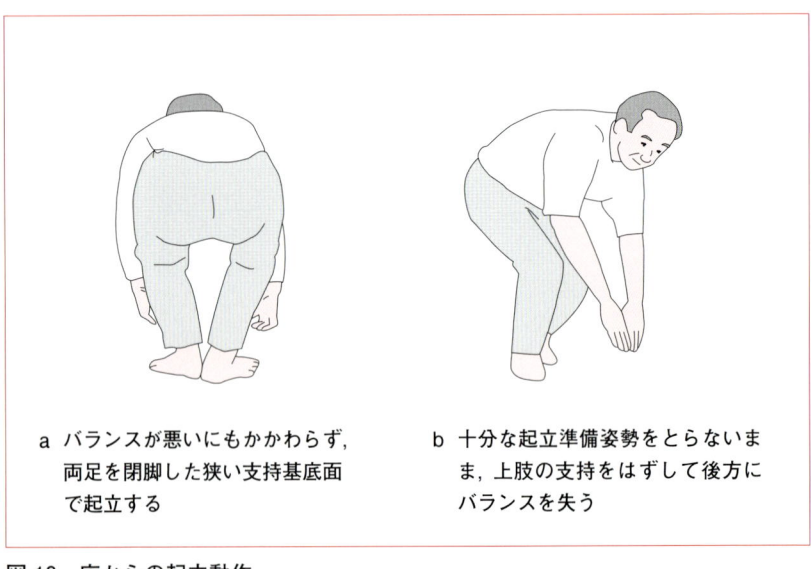

図10　床からの起立動作

§13. パーキンソン病（中枢神経疾患）

- □ 姿勢を保持できないと，運動機能の良好な側の下肢を踏み出す（ステップ）．
- □ 前方に押したとき（push test），足を踏み出しても，前方突進となり止まれなくなる．後方に引いたとき（pull test），同様に後方突進となり止まれなくなる．
- □ 腰かけ座位からの起立では，両足部の支持基底面が狭く，膝関節の前方移動，体幹前傾が少ない．そのため，起立に失敗して"尻餅"をつく．（図9）
- □ 床からの起立でも，バランスが悪いにもかかわらず，両足部の支持基底面が狭く，不十分なバランスのまま上肢の支持をはずして後方にバランスを失う（図10）．

> ● 歩行, 階段昇降を観察する．

▮ 平地歩行

- □ 歩行開始時のすくみ足では，遊脚肢側の足底・足先で床面を律動的に押すような運動がみられるが，下肢は振り上げられない．
- □ そのとき，支持脚への体重移動が十分にできていない．
- □ 歩き出しても，歩幅の狭い小きざみ歩行，腕の振りが少ない歩行となる．
- □ 股関節屈曲，膝関節屈曲，足関節背屈が不十分で擦り足歩行になる．
- □ 歩行が加速してくると，スピードを制御できない．
- □ 方向転換が困難である．足底を床面に接したままその場回りを行う．足踏みしての方向転換が困難である．
- □ 歩行中，声をかけられると振りかえることが困難で，歩行が止まる，バランスをくずすことがある．
- □ 方向転換，狭い場所への接近，目標物への接近では，すくみ足が生じる．
- □ すくみ足では，体幹は前傾するが，足を踏み出せないため前方に倒れる．
- □ パーキンソン病の歩行は，白線，床の模様，「L字杖」，号令などの手がかりですくみ足が改善するような特徴がある（奇異性歩行 kinésia paradoxale）．
- □ 杖使用者では，杖を突くリズムで歩行リズムをとっている場合がある．

▮ 階段昇降

- □ 階段昇降では，すくみ足のような徴候はみられない．
- □ 階段の踏み面が視覚的手がかりとなり，すくみ足を改善する．

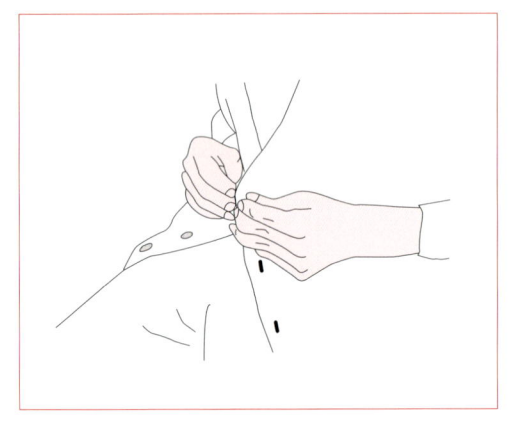

図 11　手指の変形

右手指は「カラスの口様の手指」変形，左手指はスワンネック変形である．ボタンをはめる操作が困難である．

■ 傾斜面の歩行

☐ 斜面を下るとき，前方への加速歩行が強まる，スピードを制御できない．
☐ 後方に倒れやすい人は，斜面を上がるとき，後方に倒れやすくなる．

● そのほかの運動を観察する．

☐ 構音障害：小声で単調な抑揚のない話し方になる．ボソボソして早口になる．口唇・舌の運動が少なく発音が不明瞭となる．
☐ 嚥下障害：咀嚼機能の低下や飲み込みが拙劣になる．
☐ 仮面様顔貌：表情が乏しく，こわばった印象である．喜怒哀楽が表情に反映しない．
☐ 呼吸障害：呼気量が少なく，呼気の持続が困難となる．胸郭の運動が少ない．

● 手指機能の観察を行う．

☐ 手指の観察をすると，特異な形を示す．「ペンを持った手」，「カラス口様の手指」，スワンネック変形といわれる（**図 11**）．
☐ つまむ，つまんで引っ張る，挟む，握る動作が可能か観察する．

§13. パーキンソン病（中枢神経疾患） 255

- □ 身の回り動作で，ボタンの脱着，下衣を上げる，箸を使う，踵を靴に入れるような動作時に観察する．
- □ 車いす駆動では，上肢によるハンドリム操作を少ない可動域でチョコチョコ回す動きがみられる．

E STEP 4：機能障害・活動制限の抽出

- 機能障害と活動制限を抽出する．
- 活動制限を抽出する．

■ 機能障害と活動制限の抽出ポイント

- □ 振戦
- □ 無動・寡動（動作緩慢），すくみ歩行
- □ 筋緊張
- □ 姿勢反射障害
- □ 体軸回旋の障害
- □ リズム形成障害
- □ 関節可動域障害
- □ 廃用性筋力低下
- □ 精神機能障害
- □ 自律神経障害
- □ 構音障害
- □ 嚥下障害
- □ 呼吸障害

■ 活動制限の抽出ポイント

- □ 起居動作障害：寝返り，起座，起立の障害
- □ 歩行障害：すくみ足，小きざみ歩行
- □ 姿勢反射障害が作業中の姿勢保持を困難にする．

- □ 身の回り動作の障害：上肢機能の低下が食事や更衣動作を拙劣にする．
- □ 視覚的手がかり，聴覚的手がかりがあると動作遂行を改善する

F STEP 5：機能障害・活動制限の関連付け

- 主要症状と活動制限の関連付けを行う．
- そのほかの症状と活動制限の関連付けを行う．
- 各動作との関連付けを行う．
- 動作をやりやすくする手がかりについて理解する．

■ 主要症状と活動制限の関連付け

- □ 振戦が重度になると動作時にも出現するので，上肢の繊細な作業を阻害する．
- □ 無動・寡動はすべての動作に影響し，活動を阻害する大きな因子となる．
- □ 固縮は関節拘縮を合併しやすく，四肢の屈曲拘縮・体幹の回旋制限は，動作を阻害する因子となる．
- □ 姿勢反射障害により，前屈・前傾，側方傾斜をともなう異常な姿勢，姿勢保持の低下が，各種の生活動作を低下させる．

■ そのほかの症状と活動制限の関連付け

- □ 起立や歩行開始時に運動開始の滑らかさがなく，逡巡している．
- □ 自発運動が乏しく，動作が遂行可能にもかかわらず声かけを待つ．
- □ 本人は運動範囲の狭小化を認識していても，動作遂行では狭小化が起こる．
- □ 動作の速度が遅延する．特にほかのことに注意が向くと動作緩慢が顕著となる．
- □ リズム形成障害のため，杖のつき方が不規則になる．
- □ 2つ以上の動作を同時に遂行すること，両側を同時に遂行することが難しい．
- □ 頸部・体幹の長軸回旋を不得意とし，この運動が含まれるすべての動作の体軸回旋に影響する．
- □ 姿勢変換や運動の切り替えが困難となる．

■ 各動作との関連付け

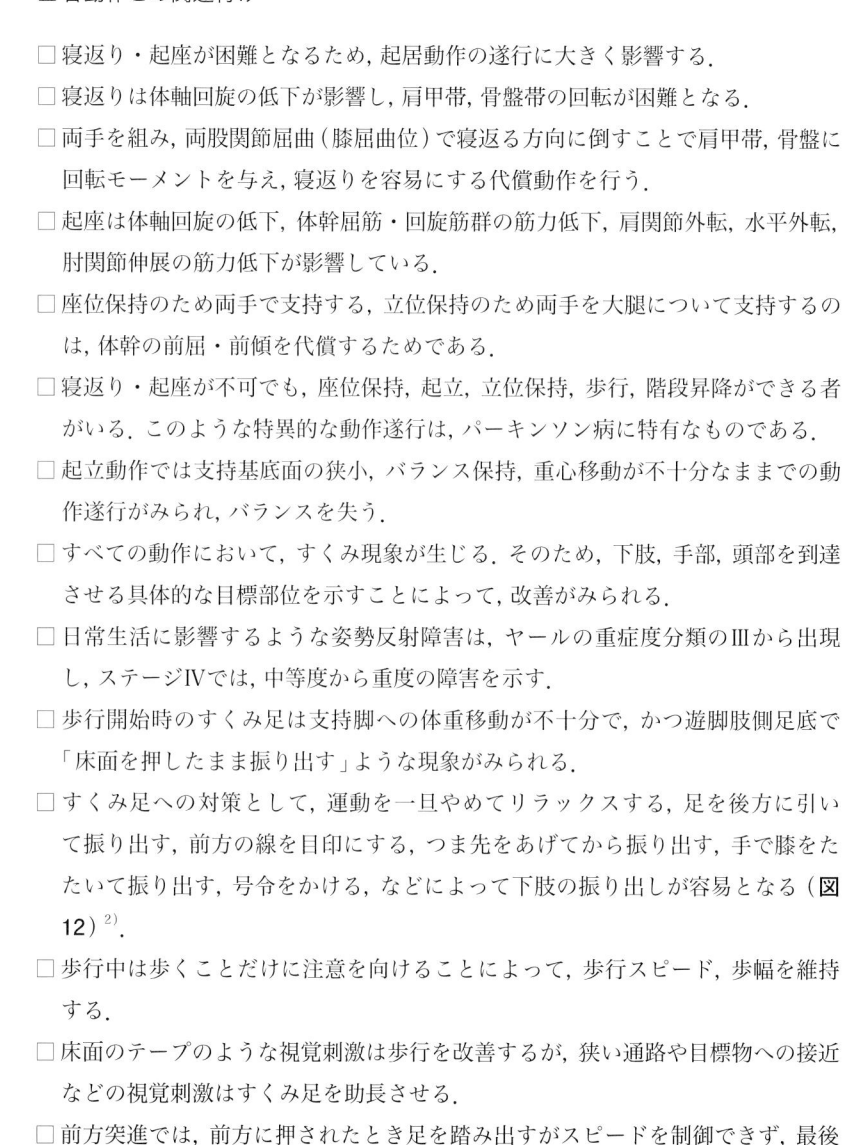

- □ 寝返り・起座が困難となるため，起居動作の遂行に大きく影響する．
- □ 寝返りは体軸回旋の低下が影響し，肩甲帯，骨盤帯の回転が困難となる．
- □ 両手を組み，両股関節屈曲（膝屈曲位）で寝返る方向に倒すことで肩甲帯，骨盤に回転モーメントを与え，寝返りを容易にする代償動作を行う．
- □ 起座は体軸回旋の低下，体幹屈筋・回旋筋群の筋力低下，肩関節外転，水平外転，肘関節伸展の筋力低下が影響している．
- □ 座位保持のため両手で支持する，立位保持のため両手を大腿について支持するのは，体幹の前屈・前傾を代償するためである．
- □ 寝返り・起座が不可でも，座位保持，起立，立位保持，歩行，階段昇降ができる者がいる．このような特異的な動作遂行は，パーキンソン病に特有なものである．
- □ 起立動作では支持基底面の狭小，バランス保持，重心移動が不十分なままでの動作遂行がみられ，バランスを失う．
- □ すべての動作において，すくみ現象が生じる．そのため，下肢，手部，頭部を到達させる具体的な目標部位を示すことによって，改善がみられる．
- □ 日常生活に影響するような姿勢反射障害は，ヤールの重症度分類のⅢから出現し，ステージⅣでは，中等度から重度の障害を示す．
- □ 歩行開始時のすくみ足は支持脚への体重移動が不十分で，かつ遊脚肢側足底で「床面を押したまま振り出す」ような現象がみられる．
- □ すくみ足への対策として，運動を一旦やめてリラックスする，足を後方に引いて振り出す，前方の線を目印にする，つま先をあげてから振り出す，手で膝をたたいて振り出す，号令をかける，などによって下肢の振り出しが容易となる（図12）[2]．
- □ 歩行中は歩くことだけに注意を向けることによって，歩行スピード，歩幅を維持する．
- □ 床面のテープのような視覚刺激は歩行を改善するが，狭い通路や目標物への接近などの視覚刺激はすくみ足を助長させる．
- □ 前方突進では，前方に押されたとき足を踏み出すがスピードを制御できず，最後には転倒する．後方突進では，後方に引かれたときに同様の現象がみられる．

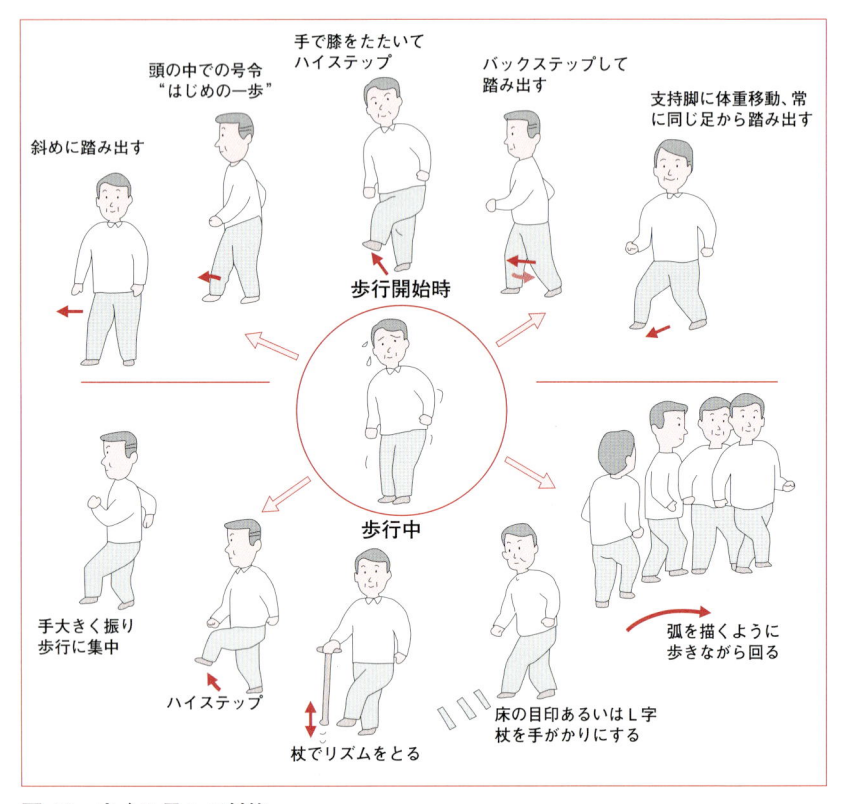

図12 すくみ足への対策

すくみ足への対策として，運動を一旦やめてリラックスする，足を後方に引いて振り出す，前方の線を目印にする，つま先をあげてから振り出す，手で膝をたたいて振り出す，号令をかける，などによって下肢の振り出しが容易となる．

- □ 加速歩行では，歩行中トントントンとスピードが加速して制御できなくなる．そのとき前屈・前傾姿勢をとっている．
- □ 手指の変形および手指把持力の低下によって手指機能が低下する．原因は手内筋の短縮，筋力低下が疑われる．

■ 手がかりによる動作への影響[2]

- □ パーキンソン病では，聴覚的手がかり，視覚的手がかりの有無によって動作遂行が影響を受けるので，段階的に介入して動作観察を行う．

- □ 最初は何も指示しない（手がかりを与えない）で動作観察を行う．
- □ 次に声かけなど聴覚的な手がかり使って動作観察を行う．例えば，号令をかけたりリズムをとったりする．
- □ 次に視覚的な手がかりを使って動作観察を行う．例えば，具体的な目標物を指示する，治療者が手を使った具体的な目標物となって誘導する．
- □ 最後に動作遂行が困難な部分だけ介助する．手を添えるだけで動作が遂行できる過程から，介助量の大きい過程まで観察される．
- □ 本人の動作スピードよりも速く介助しようとすると，拮抗筋の抵抗を生じ介助量が増加するので，本人の動作スピードに合わせた介助を行う．

G　STEP 6：治療への展開

- 関節可動域運動，筋力増強運動，体幹伸展・回旋運動バランス練習の運動療法を行う．
- 起居動作，歩行動作の ADL 指導がなされる．

■ 運動療法

- □ 関節可動域運動：四肢・体幹の屈曲拘縮に対する持続的伸長が必要である．とくに患者が日常的にとっている姿勢をよく分析して，短縮筋を伸長する．
- □ 筋力増強運動：抗重力筋（とくに腰背部の脊柱起立筋）の強化が必要である．
- □ 体幹の伸展・回旋運動：回旋・伸展要素が含まれた練習を行なう．例えば，腹臥位・両肘支持で片手を挙上する．
- □ 立位，座位のバランス練習：支持基底面の形を変えて，重心を移動する．動作はゆっくり，大きく行う．

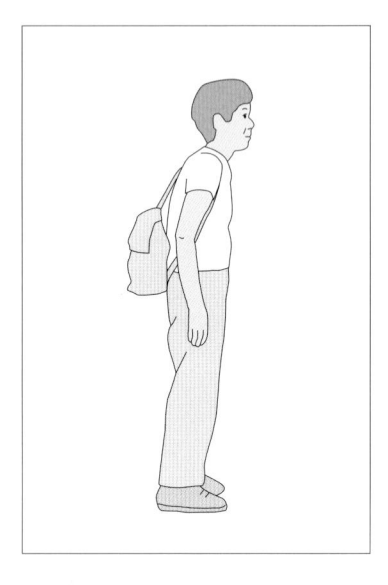

図13 体幹前屈・前傾姿勢の日常生活における予防

軽いリュックサックをやや低めに背負う．

■ ADL 指導

□ 寝返り，起き上がり動作の反復．代償動作を利用するか否かのみきわめ，手がかりの利用などを通して起居動作の指導をする．
□ 日常生活における座位，立位姿勢をできるだけ体幹伸展姿勢を保持するよう工夫する（**図13**）．
□ 歩行動作の指導，とくにすくみ足に対してさまざまな工夫をする．
□ 滑りやすいベッド面，軽い上掛け，ベッド柵の利用，履きやすい靴，手すりの設置，手指機能を代償する工夫など起居移動動作，身の回り動作の容易，安全な遂行に配慮する．
□ 手がかり情報の利用：起居・移動動作の中に視覚的手がかり，聴覚的手がかりを利用して患者が動作を実施しやすいように誘導する．

【文献】
1) 服部信孝, 水野美邦：変性疾患, 水野美邦編, 神経内科ハンドブック鑑別診断と治療（第3版）：837-849, 医学書院, 2002
2) 小林量作・近藤隆春：パーキンソン病患者の生活指導, 難病と在宅ケア 8：36-40, 2002

（小林量作）

MEMO

14 運動失調（中枢神経疾患）

A 治療に至るまでのフロー

STEP 1 病態の把握と動作の予測

1) 運動失調の病態や障害の知識を大まかに整理する．
2) 小脳性運動失調を把握し動作との関連性を予測する．
3) そのほかの運動失調を把握する．
4) 四肢，体幹にみられる運動失調を把握し動作との関連性を予測する．
5) 運動失調の一般的な診かたを理解する．

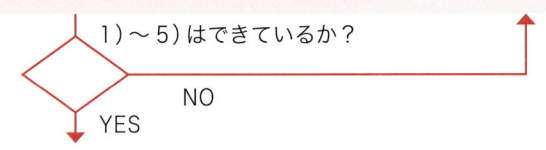

1)〜5)はできているか？ → NO
YES ↓

STEP 2 動作の大まかな観察（気づきの作業）

6) 立ち上がり，立位，歩行での四肢や体幹の協調性に着目する．
7) 対称性，リズム（滑らかさ），スピード，バランス，安定性，代償の有無を観察する．
8) 正常動作との比較をする．
9) 姿勢，動作の模倣をする．
10) 視覚，言語，呼吸にも影響することを留意しておく．

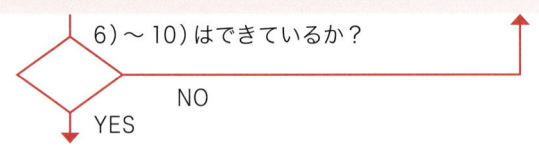

6)〜10)はできているか？ → NO
YES ↓

STEP 3 動作の細かな観察

11) 立ち上がり，立位，歩行における四肢や体幹の位置関係を観察する．
12) 3方面（前額面・矢状面・水平面）から観察する．
13) 動作の模倣を再度する．
14) 立ち上りの観察11)〜13)を行う．

§14. 運動失調（中枢神経疾患）

15) 立位の観察 11)～13) を行う．
16) 歩行の観察 11)～13) を行う．

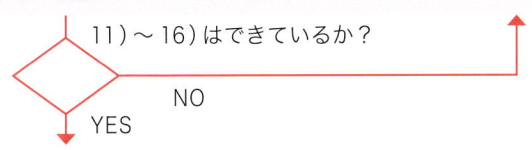

　　　　　11)～16) はできているか？
　　　　　　　　　NO →
　　YES ↓

STEP 4 機能障害・活動制限の抽出

17) 姿勢・動作時の機能障害をあげる．
18) 姿勢・動作時の活動制限をあげる．

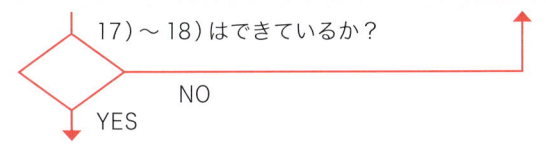

　　　　　17)～18) はできているか？
　　　　　　　　　NO →
　　YES ↓

STEP 5 機能障害・活動制限の関連付け

19) STEP4 であげた機能障害と活動制限との関連付けを行う．
20) 運動学的には運動連鎖を十分に考慮する．
21) 他の要因も考慮しながら，機能障害と活動制限の原因を明確にする．

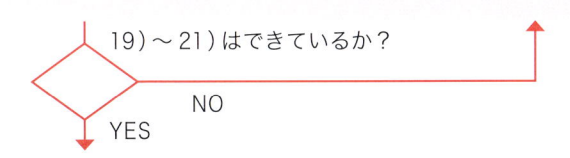

　　　　　19)～21) はできているか？
　　　　　　　　　NO →
　　YES ↓

STEP 6 治療への展開

22) STEP4・5 であげた機能障害と活動制限に対するスタンダードな治療を展開する．

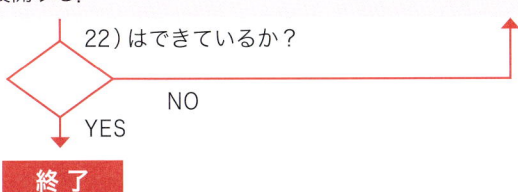

　　　　　22) はできているか？
　　　　　　　　　NO →
　　YES ↓
　　終了

B STEP 1：病態の把握と動作の予測

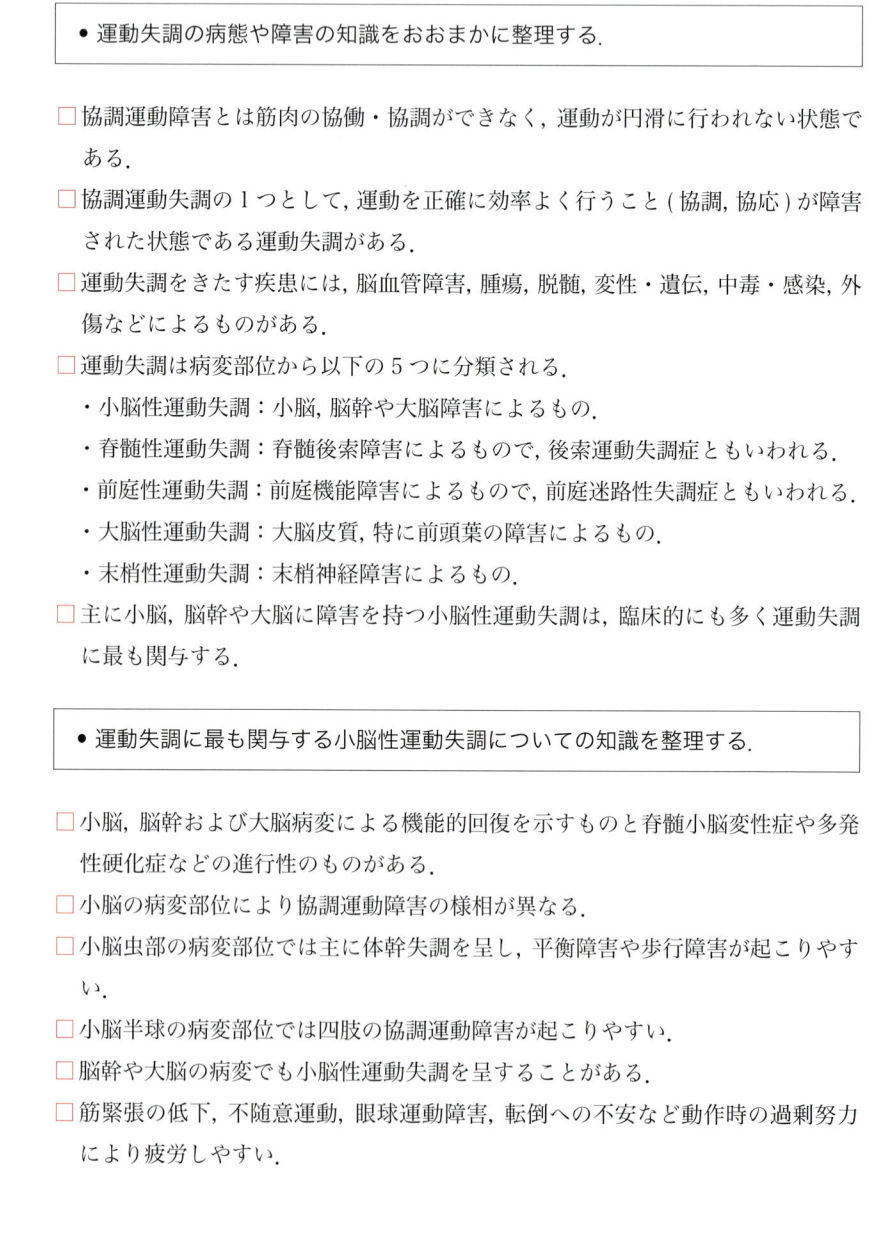

- 運動失調の病態や障害の知識をおおまかに整理する．

☐ 協調運動障害とは筋肉の協働・協調ができなく，運動が円滑に行われない状態である．
☐ 協調運動失調の 1 つとして，運動を正確に効率よく行うこと (協調, 協応) が障害された状態である運動失調がある．
☐ 運動失調をきたす疾患には，脳血管障害，腫瘍，脱髄，変性・遺伝，中毒・感染, 外傷などによるものがある．
☐ 運動失調は病変部位から以下の 5 つに分類される．
　・小脳性運動失調：小脳，脳幹や大脳障害によるもの．
　・脊髄性運動失調：脊髄後索障害によるもので，後索運動失調症ともいわれる．
　・前庭性運動失調：前庭機能障害によるもので，前庭迷路性失調症ともいわれる．
　・大脳性運動失調：大脳皮質，特に前頭葉の障害によるもの．
　・末梢性運動失調：末梢神経障害によるもの．
☐ 主に小脳，脳幹や大脳に障害を持つ小脳性運動失調は，臨床的にも多く運動失調に最も関与する．

- 運動失調に最も関与する小脳性運動失調についての知識を整理する．

☐ 小脳，脳幹および大脳病変による機能的回復を示すものと脊髄小脳変性症や多発性硬化症などの進行性のものがある．
☐ 小脳の病変部位により協調運動障害の様相が異なる．
☐ 小脳虫部の病変部位では主に体幹失調を呈し，平衡障害や歩行障害が起こりやすい．
☐ 小脳半球の病変部位では四肢の協調運動障害が起こりやすい．
☐ 脳幹や大脳の病変でも小脳性運動失調を呈することがある．
☐ 筋緊張の低下, 不随意運動, 眼球運動障害, 転倒への不安など動作時の過剰努力により疲労しやすい．

§14. 運動失調（中枢神経疾患）　265

- □ バランス能力の低下による動作時の転倒の危険性がある．
- □ 運動を正確に効率よく行うこと（協調，協応）が障害された状態を観察する．
- □ 視覚などで代償しなければ，望みどおりに手足を動かすことができ難い．
- □ 自律神経症状として，眩暈や嘔気を訴えることがある．

> ● そのほかの運動失調を把握する．

- □ バリント症候群は，中心視野で見ているはずのものをつかもうとしても大きくずれてしまう現象である．
- □ 視覚性運動失調は，視覚と上肢の協調運動の障害がみられる．前述のバリント症候群の視性失調症とは区別されている[1]．
- □ 発語の失調性障害により，爆発性言語がみられることがある．
- □ 嚥下にかかわる筋の動きに協調性がなく，誤嚥しやすくなる．
- □ 延髄の広範囲な障害や，小脳腫瘍，小脳血腫による圧迫，テントヘルニアの末期などには延髄の呼吸中枢が直接障害されて，呼吸のリズムがまったく不整になる失調性呼吸がみられることがある[1]．

> ● 四肢，体幹にみられる運動失調を把握し動作との関連性を予測する．

- □ 小脳の左右の葉部は同側の四肢を支配しており，その障害で四肢や半身の手足に運動失調がみられる．
- □ 小脳の下部虫部の障害で立位や座位でも体幹が動揺する．歩行も失調性となり，前葉障害よりも強いと言われている[1]．
- □ 四肢における運動失調の特徴は，測定障害，振戦，変換運動障害，筋トーヌス低下，共同運動障害などがある．
- □ 測定障害は，目標物への距離の予測が過不足となりやすく，目的物に上肢や下肢を随意的に動かすことが困難となる．
- □ 振戦は，筋肉を一定に収縮することができず不随意運動が起こる．目標物に近づくほど指の振戦が著明になる企図振戦が特徴である．
- □ 変換運動障害は，四肢の一部の交代運動が正確にできなくなり，上肢や下肢を随意的に動かすことが困難となる．

- 共同運動障害は，複雑な動作を円滑に行うことができなくなり，起き上がり，立ち上がりや方向変換時などに不安定性がみられる．
- 体幹における運動失調の特徴は，体幹の協調性が低下し平衡障害が生じる．座位，立位での姿勢保持や歩行時の不安定性がみられる．

> - 運動失調の一般的な診かたを理解する．

■ 上肢

- 指指試験：左右の人指し指を伸ばし，左右の腕を同時に頭上から内転させて眼前で指先を合わせる．
- 指鼻試験：自分の指で自分の鼻先に触る様子を観察する．
- 鼻指鼻試験：患者の示指の先端で自分の鼻尖部と検者の示指先端を交互に触る様子を観察する．
- 両手回内回外試験：両手を膝の上に置き，できるだけ速く正確にリズミカルに回内回外の変換運動ができるかどうかを観察する．

■ 下肢

- 継ぎ足歩行検査：爪先に反対側の踵をつけ，それを一直線上で歩く様子を観察する．
- 立位，歩行時の不安定性，動揺性を観察する．
- 踵歩きや爪先歩きの様子を観察する．
- 片脚立位や左右の足を交差させて，左右方向に歩く様子を観察する．
- ロンベルグ徴候（感覚性運動失調の有無を診る）を観察する．
- 踵膝試験：仰臥位で片方の踵を反対側の膝の上に持っていき，そのまま脛骨上を足首まで滑らせる動きを観察する．
- 足趾手指試験：仰臥位で足の母趾を検者の示指につけさせ，さらに動かす示指を母趾で追従させるのを観察する．

■ 体幹

- 両下肢は床から離し，座位の安定性を観察する．

☐ 両手を使用しないで，起き上がる際の体幹の動揺を観察する．

■ そのほか（定量的評価）

☐ バーグ・バランス・テスト（berg balance test）：坐位・立位の姿勢保持，立ち上がり動作，代表的な日常動作14項目課題で構成され，5段階で評価する．56点満点で40?45点が屋内歩行の目安となる．
☐ 機能的リーチ・テスト（functional reach test）：立位姿勢から上肢を前方挙上し指先の移動距離を測定する．
☐ 立って歩き時間計測検査（timed up and go test）：椅子に座った状態から立ち上がり，前方3メートル離れたところまで行き，方向転換して元の椅子に腰かけるまでの時間を計測する．

C STEP 2：動作の大まかな観察（気づきの作業）

- 立ち上がり，立位，歩行での四肢や体幹の協調性に着目する．
- 対称性，リズム（滑らかさ），スピード，バランス，安定性，代償の有無を観察する（異常への気づき）
- 正常動作との比較を行う．
- 姿勢，動作の模倣を行う．
- 視覚や言語，呼吸にも影響することを留意しておく．

☐ 姿勢，動作において協調性の低下がみられる．
　・四肢や体幹の協調性の有無をみる．
☐ 姿勢，動作において左右の非対称性がみられる．
　・両脚の広さの有無をみる．
　・一側への片寄りの有無をみる．
　・上肢の体幹からの開き具合をみる．
☐ 姿勢，動作における前後の異常がみられる．
　・胸部と骨盤の位置関係をみる．
　・歩幅が均一化かをみる．

・歩行での下肢の振り出しの度合いをみる．
☐ 動作においてリズムに異常がみられる．
  ・立ち上がり，歩行などでは歩幅が広く，不規則な動作がみられる．
  ・各動作の滑らかさの異常をみる．
☐ 動作においてスピードに異常がみられる．
  ・立ち上がり，歩行などでは歩幅が広く，不規則な動作がみられる．
  ・各動作の不規則なスピードの異常をみる．
☐ 動作においてバランスが悪く安定性に欠けるようにみられる．
  ・立ち上がり，歩行などでは歩幅が広く，不規則な動作がみられる．
  ・各動作における上肢，下肢や体幹のバランスの異常をみる．
  ・各動作における不安定性（よろめく動作）をみる．
☐ 動作において代償がみられる．
  ・各動作における代償の有無をみる．

D STEP 3：動作の細かな観察

- 立ち上がり，立位，歩行における四肢や体幹の位置関係を観察する．
- 3方面（前額面・矢状面・水平面）から観察する．
- 動作の模倣を再度行う．

1）立ち上がりの観察

- 立ち上がり動作と座り動作とに分けて観察する．
- 前額面からみた四肢や体幹の位置関係と重心の位置を観察する．
- 矢状面からみた四肢や体幹の位置関係と重心の位置を観察する．
- 水平面からみた体幹の左右への回旋を観察する．
- 立ち上がり動作を模倣する．

図1　動作開始時に両脚を広く開く

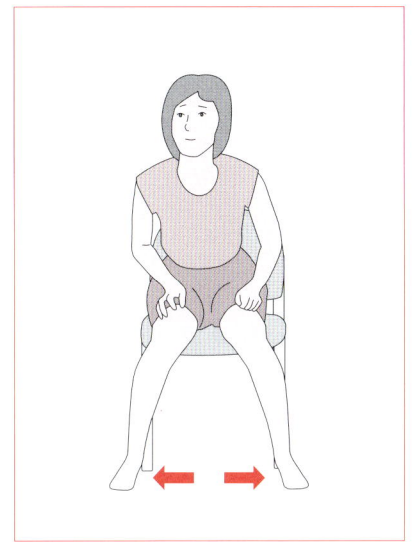

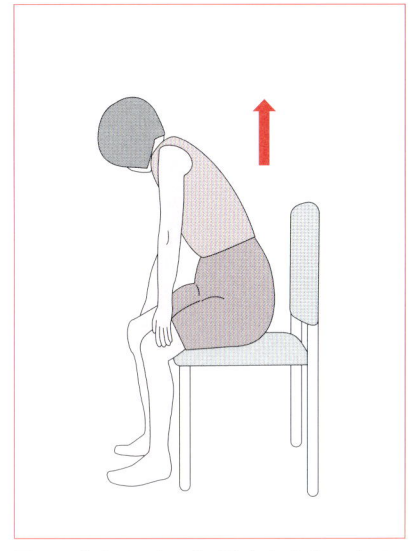

図2　立ち上がり時，重心を上方に向ける

■ 前額面（図1）

☐ 立ち上がり動作，座り動作において体幹が一側に傾きやすい（麻痺がある場合の非麻痺側に傾く）．
☐ 動作の開始時に両脚を広く開きやすい．
☐ 動作の終了後も体幹の左右への動揺が起こりやすい．

■ 矢状面（図2, 3）

☐ 立ち上がり動作時に体幹の前方への傾きが少なく，重心が上方に向かいやすい．
☐ 座り動作時に体幹の傾きが少なく，重心が下方に急激に向かいやすい（膝折れが起こるように殿部を急激に座面をおろす）．
☐ 立ち上がり動作時に上肢を前方から後方へと移動し，座る動作時には後方から前方に移動しやすい．

図3 座り動作時，重心が下方に急激に向かう

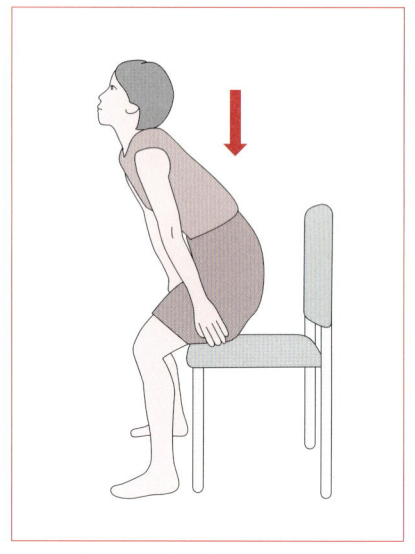

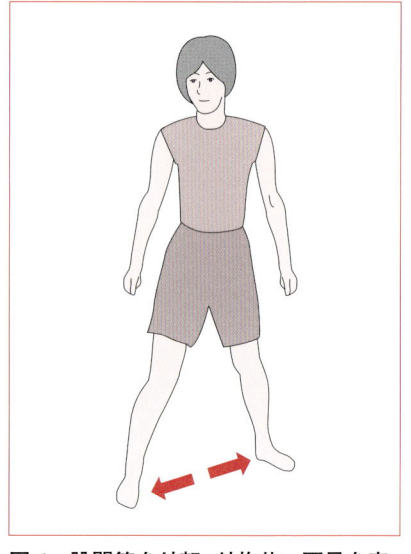

図4 股関節を外転，外旋位　両足を広く開く

■水平面

☐ 体幹の回旋はほとんど起こり難い．麻痺がある場合は非麻痺側に回旋しやすい．

2）立位の観察

- 前額面からみた四肢や体幹の位置関係を観察する．
- 矢状面からみた四肢や体幹の位置関係を観察する．
- 水平面からみた体幹の左右への回旋を観察する．
- 関節の位置関係を観察する．
- 立位姿勢を模倣する．

■前額面（図4）

☐ 股関節を外転，外旋位とし両脚を広く開きやすい．
☐ 体幹の左右への動揺が起こりやすい．

■ 矢状面

□ 胸部を前方に突き出し上肢を後方に位置しやすい．
□ 足関節を背屈位にしやすい．

■ 水平面

□ 著明な体幹の回旋は起こり難い．

3）歩行の観察

- 踵接地，立脚中期，踵離地に大きく分けて観察する．
- 前額面からみた四肢や体幹の位置関係と重心の位置を観察する．
- 矢状面からみた四肢や体幹の位置関係と重心の位置を観察する．
- 水平面からみた体幹の左右への回旋を観察する．
- 関節の位置関係を観察する．
- 歩行動作を模倣する．

■ 前額面（図5）

□ 股関節を外転，外旋位とし両脚を広く開きやすい．
□ 体幹の左右への動揺（よろめき）が立位時より起こりやすい．
□ 特に踵離地から次の踵接地時に動揺が起こりやすい．

■ 矢状面（図6）

□ 胸部を前方に突き出し上肢を後方に位置したり，柔らくぶらぶらとした手の振り方をしやすい．
□ 歩幅が不規則となり，下肢の振り上げが過度になり踵接地時に強く地面におろしやすい．
□ その歩容は，フラフラと酔っ払ったような歩き方（酩酊歩行）にみえる．

■ 水平面

□ 左右への動揺方向に体幹の回旋が起こりやすい．

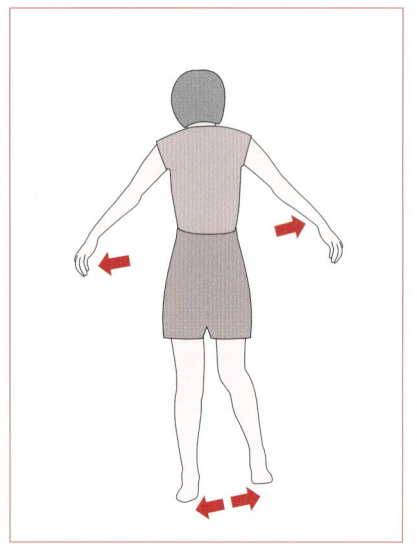

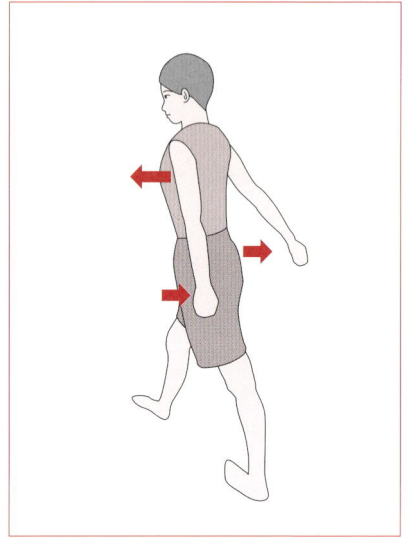

図5 両脚を広く開き，上肢を外転位にする

図6 胸部を前方に突き出し，上肢を後方に位置する

E　STEP 4：機能障害・活動制限の抽出

- 姿勢，動作時の機能障害をあげる．
- 姿勢，動作時の活動制限をあげる．

■機能障害の抽出ポイント

☐ 運動失調：運動の正確性，効率性の低下，運動の協調性の低下
☐ 発語，嚥下，呼吸障害

■活動制限の抽出ポイント

☐ 立ち上がり，立位，歩行時の不安定性
☐ 立ち上がり，歩行時における滑らかさの異常
☐ 立ち上がり，歩行時における不規則なスピード異常

§14. 運動失調（中枢神経疾患）

- [ ] 立ち上がり，歩行時におけるバランスの低下と不安定性

F STEP 5：機能障害・活動制限の関連付け

- STEP4であげた機能障害と活動制限との関連付けを行う．
- 運動学的には運動連鎖を十分に考慮する．
- ほかの要因も配慮しながら，機能障害と活動制限の原因を明確にする．

動作別の関連付け

- [ ] 姿勢，動作の全般において滑らかさの低下，スピードの不規則性がみられ，四肢と体幹のアンバランスによる不安定性を認める．

■ 立ち上り動作

- [ ] 動作の開始時に，両脚を開いて支持基底面を広くとろうとする．
- [ ] 腹部周囲筋が低緊張で肩周囲筋が過緊張傾向にあり，動作時に体幹の前方への傾きが少なく，重心が上方に向かいやすくなる．
- [ ] 上記の腹部，肩周囲筋の状態に加え，動作中間位での筋の同時収縮の低下により，座り動作時に重心が下方に急激に向かいやすくなる（殿部を急激に座面におろす）．

■ 立位

- [ ] 股関節を外転，外旋位とし両脚を広く開き，支持基底面を広くとり安定性を高めようとする．
- [ ] さらに胸部を前方に突き出し上肢を後方に位置することにより，さらに安定性を高めようとする．
- [ ] また，足関節を背屈位にして下肢の支持性を高めようとする．

■ 歩行

- 立位時よりさらに安定性を高めるため，股関節を外転，外旋位とし両脚を広く開こうとする．
- さらに股関節を屈曲位に固定し，胸部を前方に突き出し，上肢を後方に位置したり，ぶらぶらした手の振り方をすることによりバランスを保とうとする．

G STEP 6：治療への展開

- 理学療法では弾性緊縛帯や重錘を用いた運動，フレンケルの運動，固有受容性神経筋促通法，運動学習，ADL 指導がなされる．

代表的な理学療法アプローチ

■ 運動療法

- 弾性緊縛帯，重錘を用いた運動：弾性包帯を四肢の近位部に緊縛したり，重錘を四肢の遠位部に巻いたりすることにより不規則な運動や動作を制限することができる．
- フレンケル（Frenkel）の運動：視覚で代償させながら運動制御を促通する目的で考案された運動療法．簡単な運動や動作から開始し，複合的な共同運動へと進み，さらに円滑な ADL 練習へと進める．
- 固有受容性神経筋促通法（ＰＮＦ）：一定の肢位を保持させながら，外乱を交互に律動的与えるリズミック・スタビリゼーションを用いる．立位保持練習や歩行練習の直前に行うと効果的である．
- 運動学習：フィードバック・コントロールとフィードフォワード・コントロールを理解しながら運動療法を進める．

■ ADL 指導

□ 寝返り,起き上がり動作は,頭・頸部の立ち直り反応を利用し,頸部の屈曲・回旋を誘導しながら体幹の屈曲・回旋を促通して正常な寝返りパターンを指導する.
□ 座位動作は,リズミック・スタビリゼーションなどにより体幹筋の同時収縮を促し,外乱刺激によるバランス練習を行い,長座位や端座位での保持を指導する.
□ 立ち上がり動作は,股関節や膝関節を屈曲位で用いる中間姿勢の保持が困難なため,中間姿勢の保持を意識させた動作指導を行う.
□ 立位動作は,開脚から閉脚,開眼から閉眼へと段階的な立位保持練習を行いながら,立位保持を指導する.
□ 歩行動作は,膝折れや体幹の動揺に対して,膝屈曲位歩行(monkey walk)やリズミック・スタビリゼーションなどにより筋の同時収縮を促し,段階的な歩行指導を行う.上肢の運動失調の程度により杖歩行練習も行う.

【文献】
1) 水野美邦編:神経内科ハンドブック 鑑別診断と治療第2版,医学書院,1997

(高木昭輝,佐藤成登志)

15 脳性麻痺（中枢神経疾患）

A 治療に至るまでのフロー

STEP 1 病態の把握と動作の予測

1) 脳性麻痺の病態，疫学について理解する．
2) 脳性麻痺の障害と分類について理解する．
3) 脳性麻痺の運動発達について理解する．
4) 脳性麻痺の発達障害について理解する．
5) 母子関係・遊びと運動発達との関係を把握する．

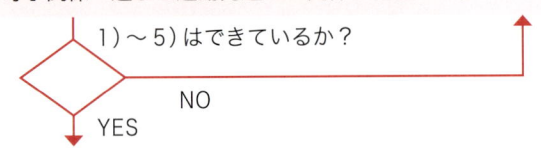

1)〜5) はできているか？
NO
YES

STEP 2 動作の大まかな観察（気づきの作業）

6) 大まかな動作観察の基本的な考え方を整理する．
7) 入室時の移動手段を観察する．
8) 衣服の着脱，母子間の相互作用を観察する．
9) マット上での遊びを観察する．
10) 動作を健常児と比較して大まかに整理する．
11) ほかの領域の発達について大まかに整理する．
12) 大まかな指導方針を立てる．

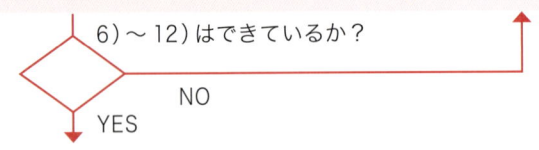

6)〜12) はできているか？
NO
YES

STEP 3 動作の細かな観察

13) 細かな観察の基本的な考え方を整理する．
14) 介助なしでできる特徴的な姿勢を観察する．
15) 介助なしでできる特徴的な動作を観察する．

§15. 脳性麻痺（中枢神経疾患）

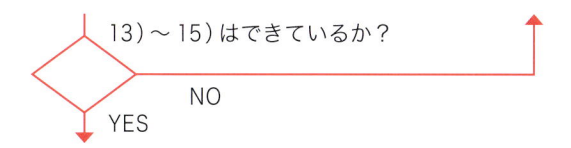

13)～15)はできているか？ YES / NO

STEP 4 機能障害・活動制限の抽出

16) 機能障害を抽出する．
17) 活動制限を抽出する．

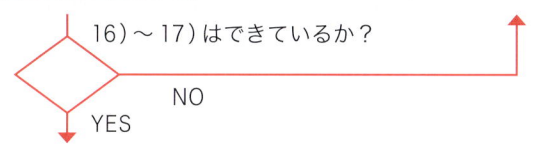

16)～17)はできているか？ YES / NO

STEP 5 機能障害・活動制限の関連付け

18) STEP4 であげた障害の関連付けを行う．
19) 運動発達レベル（正常要素）と異常筋緊張の種類と程度（異常要素）の関連性を考慮する．
20) 運動機能の障害から起因するほかの活動制限を考慮する
21) 加齢にともなう発達障害を考慮する．

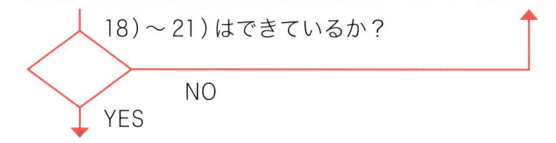

18)～21)はできているか？ YES / NO

STEP 6 治療への展開

22) 機能障害と活動制限に対するスタンダードな治療方法を展開する．

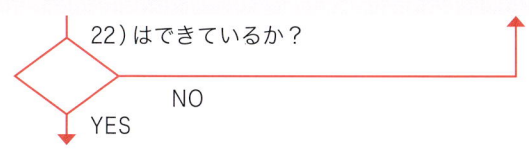

22)はできているか？ YES / NO

終了

B STEP 1：病態の把握と動作の予測

- 脳性麻痺の病態，疫学について理解する．

□ 出生時ないし乳幼児期早期より発症する，非進行性の運動機能障害の総称である．
□ 発症の危険因子は多様で，病態もさまざまな症状を示す（**表1**）．
□ 乳幼児期早期に運動障害が発症するという特性から，その後の運動・精神・言語・社会性などさまざまな発達に影響を及ぼす．
□ 発症率は1000人に対して約1.5人とされる．周産期医療の進歩により1970年代には発症率が低下傾向にあったが，1980年代に入ると極低出生体重児の救命率の向上とともに再び上昇傾向を示し現在に至る．
□ 症状は重度重複化と軽度化の二極分化傾向にある．

- 脳性麻痺の障害と分類について理解する．

□ 痙性に起因する筋緊張の種類により痙直型，アテトーゼ型，弛緩型に分けられ，分布状態により四肢麻痺，片麻痺，両麻痺に分けられる．
□ 痙直型は筋緊張が正常より常に高い状態にあり，姿勢保持や動作時に定型的なパターンを示す．抗重力伸展活動や自発的な運動が乏しく，拘縮や変形が起こりやすい．
□ アテトーゼ型は筋緊張が正常範囲よりも高低の幅が広く，動揺性がある．絶えず身体の一部もしくは全部が動いてしまう不随意運動を特徴とする．抗重力姿勢保持や合目的な協調運動が困難である．
□ 弛緩型は全身の筋緊張が低く，自発的な運動がきわめて少ない．抗重力伸展活動が乏しく，マット上では従重力的な水平面状の弱々しい動きを特徴とする．出現はほとんどが新生児期に限られ，アテトーゼ型や痙直型に移行する．
□ そのほかにこれらの混合型がある．
□ 筋緊張の種類や分布状態により分類されるが，どのタイプも体幹部に痙性が存在することが多い．両麻痺では上肢にも弱い痙性が存在することに留意する．

§15. 脳性麻痺（中枢神経疾患）

表 1　脳性麻痺発症の危険因子

家族歴	高年齢初産 習慣性流・早・死産など
出生前の因子	血液型不適合 切迫流産 子宮内発育障害など
出産時の因子	子宮内低酸素症 重症仮死 無酸素症候群 超低出生体重など
出産後の因子	呼吸微弱，嚥下困難 分娩後の痙攣 チアノーゼ発作など

□ 周産期医療の進歩によりアテトーゼ型の発症は激減し，一方，痙直型両麻痺は極低出生体重児の脳室周囲白質軟化症（Periventricular leukomalacia：PVL）による発症で増加傾向にある．

- 脳性麻痺の運動発達について理解する．

■痙直型四肢麻痺

□ 体幹・四肢の筋緊張が持続的に高く，運動は筋や関節の固さをもつためゆっくり発達する．四つ這い位や立位などの抗重力姿勢や自発的な移動運動が困難である．
□ 動きが少なく定型的な姿勢や運動パターンをとるため，変形や拘縮が起こりやすい（図1）．

■痙直型両麻痺

□ 骨盤帯と下肢の筋緊張が高いが，体幹や上肢にも軽度の痙性がみられる．体幹の前傾，股関節の屈曲・内転・内旋，膝関節の屈曲，足関節の底屈が特徴的な運動パターンで，割座や両側性のはいはいや立ち上がりなどを行うことが多い．

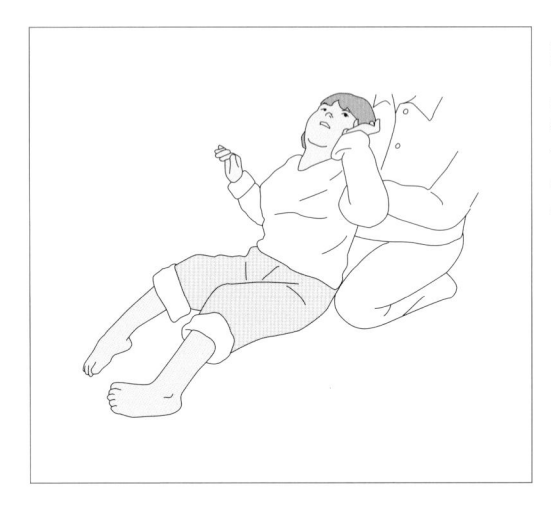

図1 痙直型四肢麻痺児

長座位にさせようとすると骨盤後傾，下肢屈曲パターンを強めてロックしてしまうため，体幹の立ち直りが不十分で，姿勢を保持することができない．

☐ 過半数が独歩を獲得するが，股・膝関節の伸展不十分のため特徴的な尖足歩行をする．
☐ 年長になるにつれて左右非対称性が明確となったり，臼蓋形成不全による股関節脱臼の危険性が増す．

■ 痙直型片麻痺（図2）

☐ 顔面，体幹も含めた身体半側に筋緊張が高い．異常筋緊張分布の左右差が，早期から頸部や上下肢の自発運動などに現れる．
☐ 患側の肩甲帯後退，上肢の正中位指向困難により感覚—運動協調障害を起こしやすい．
☐ 座位でのずり這い移動（suffling）や骨盤帯の後方回旋と股・膝関節の屈曲と尖足による歩行が特徴である．
☐ ほとんどが歩行を獲得するが，多動傾向で攻撃的な行動がみられることもある．

■ アテトーゼ型四肢麻痺（図3）

☐ 絶えず身体の一部，または全部動いてしまう筋緊張の動揺性を特徴とする．

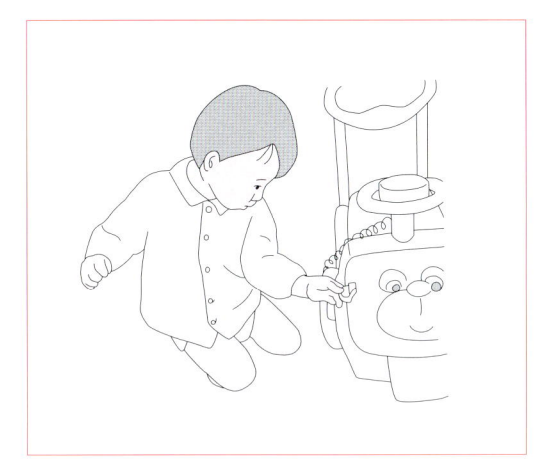

図2 痙直型片麻痺児

座位が安定し両手動作も可能な片麻痺児でも，手指の巧緻動作の場面では健側上肢に連合反応が出現し左右差が顕著となる．

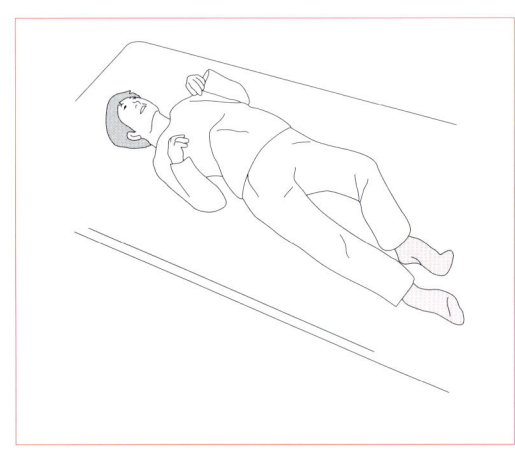

図3 アテトーゼ型四肢麻痺

頸部や上半身からはじまる筋緊張の亢進が全身のそり返りや非対称性を強めている．年長になるにしたがって，脊柱や胸部の変形が顕著となる．

- この動揺性は持続的な抗重力伸展活動や段階的運動の形成を阻害し，抗重力姿勢保持や合目的な協調運動を困難にする．原始反射の残存，頭のコントロールの欠如，非対称な姿勢，突発的な運動が顕著である．
- 重症例では突発的な後弓反張に支配され，運動だけではなく呼吸，食事，言語機能の獲得も難しい．
- 筋緊張の動揺の比較的少ない中軽症例では，歩行を獲得し不随意運動は目立つもののADLは自立し，積極的な社会参加ができる．四肢麻痺がほとんどを占め，片麻痺が稀にある程度で両麻痺はみられない．

- 脳性麻痺の発達障害について理解する．

□ 運動発達障害のほかにさまざまな発達障害をきたす．
□ 発症は基本的には脳の器質的変化や機能障害などの生体要因によるが，発達障害は成長過程における環境要因の影響も大きい．
□ 合併しやすい障害として知的障害，認知障害，言語障害などがある．
□ 知的障害，認知障害，言語障害などの発達の一部に著しい遅れが目立ち，発達のアンバランスを生じることが多い．
□ 認知障害は身体や環境との相対的な位置関係の認識が困難なため，衣服の着脱がうまくできない，迷子になりやすい，集団の中で適切な会話や行動がとりにくいなどの問題として現れる．
□ 言語障害は頭部・肩甲帯周辺の異常筋緊張によりほ乳（吸てつ，吸引），摂食（咀嚼，嚥下）が困難であることから，口腔周辺のコントロールがしにくく，知的発達と相関しながら発語，構音などの言語機能はゆっくり発達する．

- 母子関係・遊びと運動発達との関係を把握する．

□ さまざまな障害をもちながら，成長し発達する脳性麻痺児にとって最も重要なことは，母親が子どもの障害を受容し機能障害を理解して養育することである．
□ 母子関係は母親から子どもへ，子どもから母親への相互のはたらきかけを通じて確立される．授乳や安全保護など生存のための生理的な欲求に基づくことのほか，お互いが相手の反応，愛情を喚起し合う相互作用である（図4）．
□ 母子関係の確立が基盤になって，子どもは自律心を養いADLの自立や他人との交流が促進され，学校や社会生活が可能になる．
□ 子どもの運動や知的活動の大部分は，遊びによって確立される．遊びは模倣や試行錯誤を通して創造性や探求心を高めると同時に，姿勢保持や四肢の協応動作が絶えず求められる．意識下で運動コントロール能力が統合される絶好の機会である．

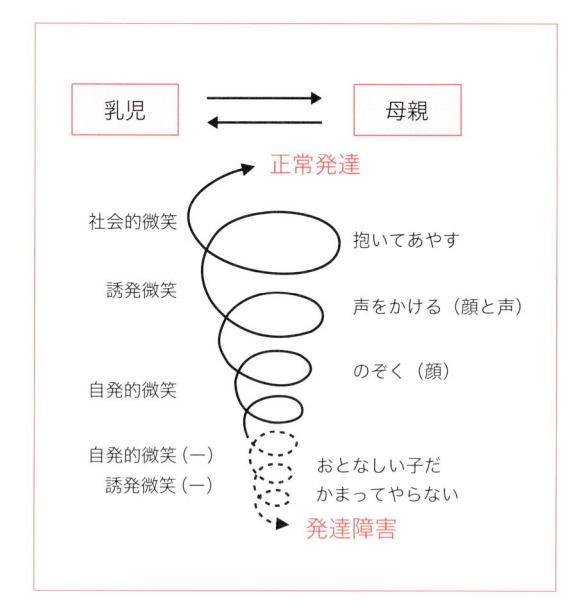

図4 母子相互作用

母子関係は母親から子どもへ，子どもから母親への相互のはたらきかけを通じて確立される．

C STEP 2：動作の大まかな観察（気づきの作業）

- 大まかな動作観察の基本的な考え方を整理する．

☐ 観察は理学療法室へ入室してくる様子から始まる．
☐ できるだけ母子間の自然なやりとりの場面での動作を観察する．
☐ 治療上の禁忌，注意，考慮すべき事項について認識する．
☐ 細かい動作分析は行わず全体像を観察する．
☐ おもちゃなどに注意を向けさせながら，できるだけ高い発達レベルの動作を誘導し観察する．
☐ おおよその運動発達や知的発達レベルを把握する．
☐ 全体像の観察を通して特徴的な姿勢・動作を把握する．

- 入室時の移動手段を観察する.

□ 理学療法室へ入室して来るときの子どもの姿勢と,移動手段(抱っこ,おんぶ,ベビーカー,介助歩行,独歩など)を観察する.
□ 抱っこ,おんぶ,ベビーカーに乗せられている子どもの頭や体幹のコントロール,四肢の動きを観察する.
□ 介助歩行(介助の状態や程度,補装具の使用)や独立歩行(歩容,歩行能力,実用性)を観察する.
□ おおよその運動機能を把握する.

- 衣服の着脱,母子間の相互のやりとりを観察する.

□ 靴下を脱ぎ,できるだけ薄着になるよう指示し,その様子を観察する.
□ 衣服の着脱が全介助か半介助の場合は,母親の介助の方法を観察する.
□ 半介助か部分介助か自立かを観察する.
□ 自立の場合は,子どもの衣服の着脱方法を観察する.
□ このときの母子間のかかわりの状態や,話のやりとりを観察する.
□ 母親の子どもとのかかわりに対して,不慣れで不安か,過保護か,指示的か,放任的か,安定しているか,を認識する.
□ 子どもは母親や姿勢の変化に対して,無反応か,不慣れで不安そうか,敏感に反応しているか,安定しているか,を認識する.

- マット上での遊びを観察する.

□ マット上で自由に遊ばせながら,子どもが自発的にとる姿勢や動作を観察する.
□ 正常の運動発達の流れを頭の中に思い浮かべて観察する(図5).
□ おもちゃなどで誘導し,寝返り,起き上がり,立ち上がり,歩行など,順により高い発達段階(抗重力位)での動作を観察する.
□ 提示したおもちゃの操作性,口答指示などのはたらきかけに対する反応を観察する.

- 動作を健常児の動作と比較して大まかに整理する．

☐ 観察した動作から正常運動発達の指標に基づいて，おおよその発達レベルを把握する．
☐ 運動発達の流れのなかで，どこまでの動作ができているのかを確認する（**図5**）．
☐ やろうとしてもできない動作を確認する．
☐ おおよその筋緊張の種類（高低，動揺性），分布状態（全身，体幹と四肢，左右差，近位遠位）を認識する．

- ほかの領域の発達について大まかに整理する．

☐ 遊び→おもちゃの操作性から手指機能，ものに対する自発性，知的活動などが分かる．
☐ 口答指示に対する反応→母親やセラピストとのやりとりの様子から，発語や言語理解の状態が分かる．
☐ ADL→衣服の着脱の様子や母親からの情報聴取から，ADLの自立度が分かる．
☐ 母子相互作用→母親と子どもとのやりとりの様子から，母子間の信頼関係の確立の程度が分かる．
☐ 上記の観察結果から，おおよその子どもの全体的な発達レベルを把握する．
☐ 遠城寺式乳幼児精神発達評価表を利用すると短時間で移動運動，手の運動，基本的習慣，対人関係，発語，言語理解の発達レベルが分かり，全体的な発達プロフィールが得られる（**表2**）．

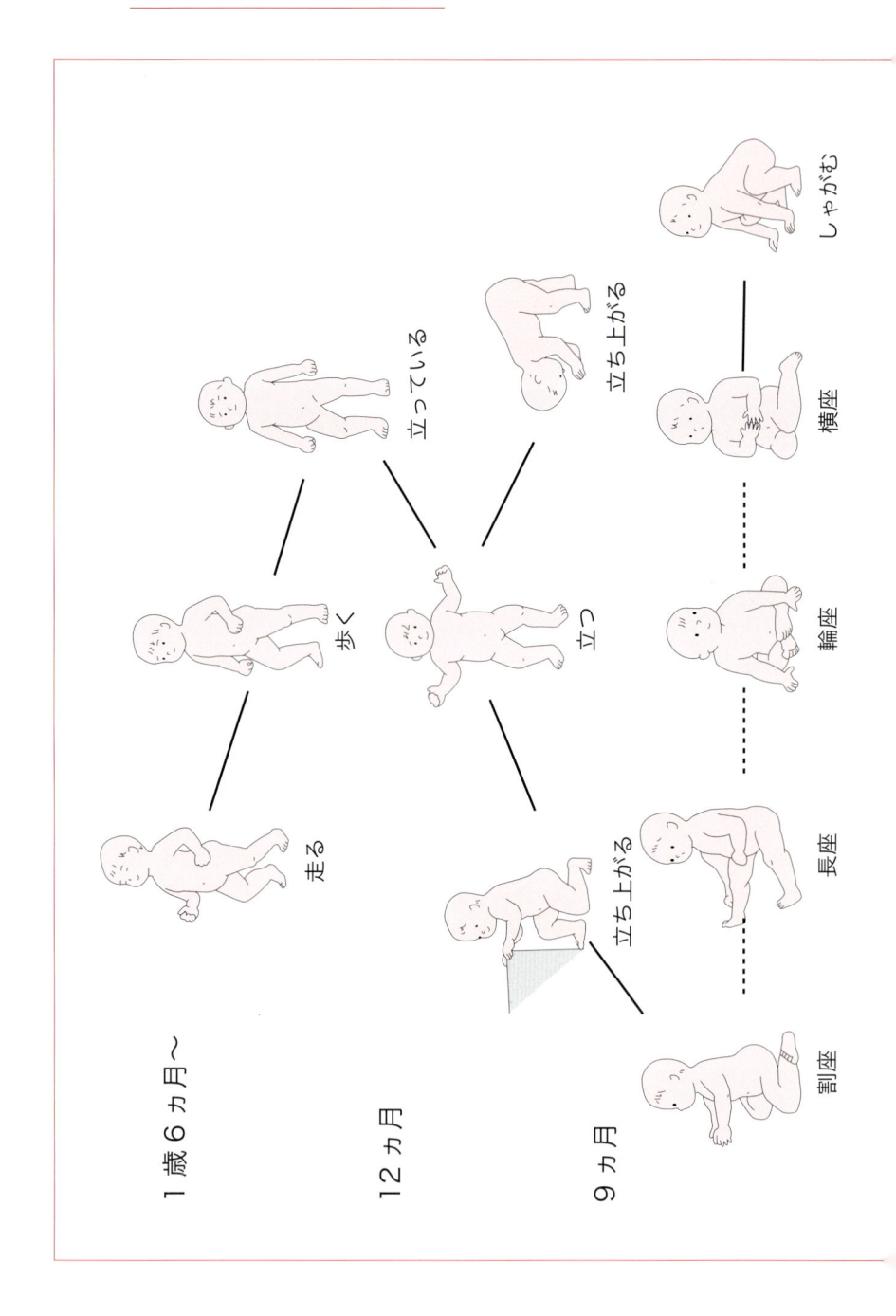

286　第Ⅱ章　疾患・障害別動作分析

1歳6カ月〜　走る　歩く　立っている　立ち上がる　しゃがむ

12カ月　立つ　横座　輪座　長座

9カ月　立ち上がる　割座

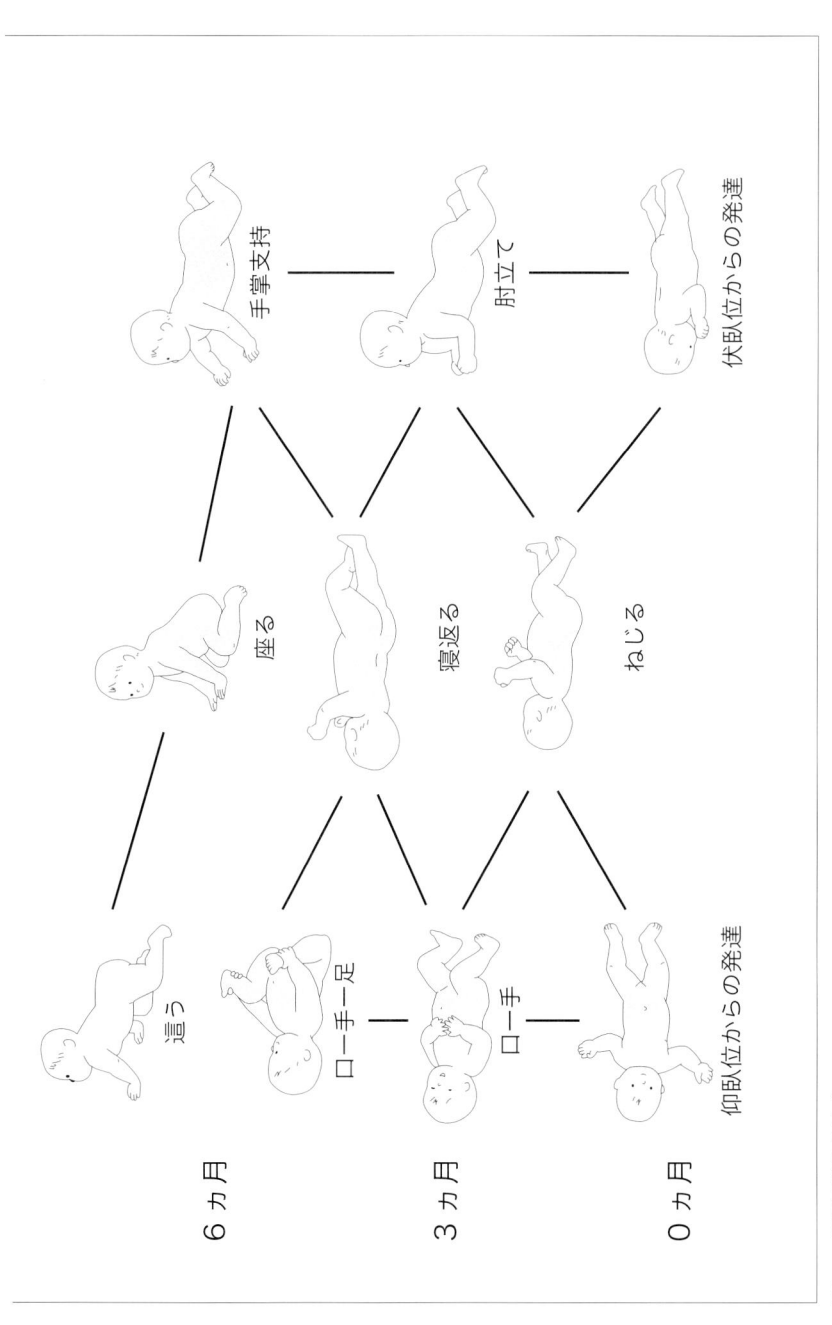

§15. 脳性麻痺（中枢神経疾患） 287

図5 運動発達の流れ

表2 遠城寺式・乳幼児分析的発達検査表（九州大学小児科改訂版）[4]

氏名	○○△子	外来番号		検査年月日	1. 17年3月2日	2. 年 月 日	3. 年 月 日
		外来番号					
生年月日	15年1月10日生	男 / ㊛	診断	CP (Spastic Diplegia)			

年齢	移動運動	手の運動	基本的習慣	対人関係	発語	言語理解
4:8	スキップができる	紙飛行機を自分で折る	ひとりで着衣ができる	砂遊びで2人以上で協力して1つの山を作る	文章の復唱 (2/3)	左右がわかる
4:4	片足で2〜3秒立つ	はずむボールをつかむ	信号を見て正しく道路をわたる	ジャンケンで勝負をきめる	四数詞の復唱 (2/3)	数の概念がわかる (5まで)
4:0	片足で数歩とぶ	紙を直線にそって切る	入浴時、ある程度自分で体を洗う	母親にことわって友達の家に遊びに行く	両親の姓名、住所を言う	用途による名の指示 (5/5)
3:8	幅とび (両足をそろえて前にとぶ)	十字をかく	鼻をかむ	友達と順番にものを使う (ブランコなど)	文章の復唱 (2/3)	数の概念がわかる (3まで)
3:4	でんぐりがえりをする	ボタンをはめる	顔をひとりで洗う	「もっとたくさん」「すこし」がわかる	同年齢の子どもと会話ができる	高い、低いがわかる
3:0	片足で2〜3秒立つ	はさみを使って紙を切る	上着を自分で脱ぐ	ままごとで役を演じることができる	二語文の復唱 (2/3)	赤、青、黄がわかる (4/4)
2:9	立ったままでくるりとまわる	まねて ✕ をかく	靴をひとりではく	年下の子どもの世話をやきたがる	二数詞の復唱 (2/3)	長い、短いがわかる
2:6	足を交互に出して階段をあがる	まねて直線を引く	こぼさないでひとりで食べる	友達とけんかをすると言いつけにくる	自分の姓名を言う	大きい、小さいがわかる
2:3	両足でぴょんぴょん跳ぶ	鉄棒など両手でぶらさがる	ひとりでパンツを脱ぐ	電話ごっこをする	「きれい」「おいしい」などの表現ができる	鼻、髪、歯、爪、舌を指示する (4/6)
2:0	ボールを蹴飛ばす	積木を横に2個ならべる	排尿を予告する	親から離れて遊ぶ	二語文を話す（「わんわん、きた」など）	「もうひとつ」「もうすこし」がわかる
1:9	ひとりで一段ごとに足をそろえながら階段をあがる	鉛筆でぐるぐるまるをかく	ストローで飲む	友達と手をつなぐ	絵本を見て一つのものの名前を言う	目、口、耳、足、腹を指示する (4/6)
1:6	走る	コップからコップへ水をうつす	パンツをはかせるとき両足をひろげる	困難なことに出会うと助けを求める	絵本を見て知っているものの名前を言う	絵本を読んでもらいたがる
1:4	靴をはいて歩く	積木を2個つむ	自分の口元をひとりでふこうとする	簡単な手伝いをする	3語言える	簡単な命令を実行する（「新聞を持っていらっ…」）

§15. 脳性麻痺（中枢神経疾患） 289

運動		社会性		言語		
移動運動	手の運動	基本的習慣	対人関係	発語	言語理解	
あおむけでときどき左右に首の向きをかえる	手にふれたものをつかむ	空腹時に抱くとほうに向けてほしいさぐる	泣いているとき抱きあげるとしずまる	元気な声で泣く	大きな音に反応する	0:0
腹ばいで顔をちょっとあげる	手を口に持っていってしゃぶる	満腹になるとおしのけたり顔をそむけたりする	人の顔をじいっと見つめる	いろいろな泣き声を出す（アー、ウー、など）	人の声でしずまる	0:1
あおむけにして体をおこしたとき頭を保つ	頬にふれたものを取ろうとして手を動かす	顔に布をかけられて不快を示す	人の声がする方に向かう	泣かずに声を出して笑う		0:2
首がすわる	おもちゃをつかんでいる	さじから飲むことができる	あやされると声を出して笑う	声を出して笑う	人の声でしずまる	0:3
横向きに寝かせると寝がえる	ガラガラを振る	おもちゃを見ると口を動かし活発になる	人を見ると笑いかける	キャーキャーいう		0:4
寝返りをする	手を出してものをつかむ	ビスケットなどを自分で食べる	親のあやった顔に反応する	人に向かって声を出す	母の声と他の人の声をききわける	0:5
腹ばいで体をまわす	おもちゃを一方の手から他方に持ちかえる	コップから飲む	鏡を見て笑いかけたりする	おもちゃなどに向かって声を出す		0:6
ひとりですわって遊ぶ	親指と人さし指でつかもうとする	顔をふこうとするといやがる	親しみと怒った顔がわかる	マ、バ、パなどの音声が出る	親の話し方で感情をききわける（禁止など）	0:7
ものにつかまって立っている	おもちゃの太鼓をたたく	コップなどを両手で口に持っていく	おもちゃをとられると不快を示す	タ、ダ、チャなどの音声が出る		0:8
つかまって立ちあがる	びんのふたを、あけたりしめたりする	泣かずに欲求を示す	身ぶりをまねする（バイバイ、チョチョチョンチン）	さかんにおしゃべりをする（喃語）		0:9
つたい歩きをする	おもちゃの車を手で走らせる	コップを自分で持って飲む	人見知りをする	音声をまねようとする	「いけません」と言うと、ちょっと手をひっこめる	0:10
座った位置から立ちあがる	なぐりがきをする	さじで食べようとする	父母の後追いをする	ことばを1～2語、正しくまねる	「バイバイ」「さようなら」というと反応する	0:11
2・3歩あるく	コップの中の小粒をとり出そうとする	お菓子のつつみ紙をとって食べる	ほめられると同じ動作をくり返す	2語言う	要求を理解する（3/3）（おいで、ちょうだい、ねんね）	1:0

- 大まかな指導方針を立てる．

□ 子どもの発達プロフィールから治療の重要性を認識し，PT，OT，ST等の各療法実施の比重を考える．
□ 母親の子どもに接する態度や症状に対する理解度から，セラピストが母親に対する接し方や伝えるべき内容を整理し指導方針を立てる（子どもの受容や障害の理解に重点を置くのか，運動障害の治療に専念するのか）．

D STEP 3：動作の細かな観察

- 細かな観察の基本的な考え方を整理する．

□ 全体像の観察を通して得られた特徴的姿勢，運動パターンを認識する．
□ 特徴的な姿勢や運動パターンを描画し分析すると，共通した本質的な問題がみえてくる．
□ 仮説にもとづいて問題点があげられれば，治療の方法はそれに関連して導くことができる．
□ 設定する仮説や問題点は評価や治療が進む過程や，知識・経験が増えるにしたがって変更されてもよい．
□ 仮説検証の作業は評価と治療技術向上という二面的な意義がある．
□ 細かな観察・分析は，特徴的な姿勢と動作，それぞれ1つでよい．

- 介助なしでできる特徴的な姿勢を観察する．

□ 観察を通して，特徴的と思われる姿勢（患児にとって，できるだけ高い発達レベルの姿勢が望ましい）を1つ（または2つ）抽出する（**図6**）．
□ 前額面，矢状面，あるいはその特徴がより表現できやすい方向から観察する．
□ 頭部，肩甲帯，体幹，上下肢，骨盤の肢位や回旋・傾きを観察する．

§15. 脳性麻痺（中枢神経疾患）

長座位

- 重力
- 前傾位
- 股関節軽度屈曲＋内転・内旋（同時収縮↑）
- 後彎
- 抗重力作用
- 内反尖足
- 支持面（狭くて不安定）

・体幹の姿勢筋緊張が低く，重力に抗して姿勢を十分に立て直すことができない．
・この姿勢を保つために，後方に両上肢で体重支持し，骨盤は後傾し，下肢は軽度屈曲位のまま，内転・内旋を強めた同時収縮を強めている．

割座位

- 重力
- 直立位（後傾位）
- 前彎
- 抗重力作用
- 股関節屈曲・内旋
- 内反尖足または外反踵足
- 支持面（広くて安定）

・体幹の姿勢筋緊張が低く，重力に抗して姿勢を十分に立て直すことができない．
・この姿勢を保ち，両手を自由にするために，骨盤の前傾と下肢の屈曲パターンを強めている．

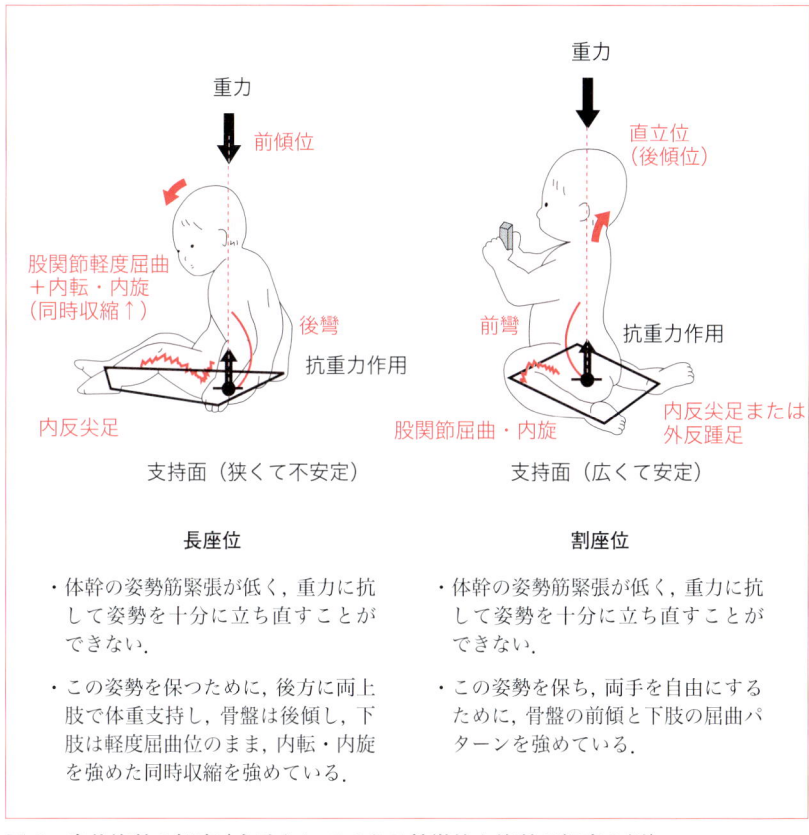

図6　座位姿勢の観察（介助なしでできる特徴的な姿勢の観察の例）

子どもの2つの姿勢を分析すると，両者は「体幹の姿勢筋緊張が低く，重力に抗して姿勢を十分に立ちなおすことができない」という本質的に同じ問題をもっていることがわかる．

☐ その姿勢における支持面と重力の位置を推察する．
☐ 姿勢を保つために，どのように立ち直りやバランス反応をはたらかせ，抗重力伸展活動が作用し筋活動が行われているかを考察する．
☐ その姿勢を保つために，異常に緊張を高め努力性の筋活動をしている部位（異常姿勢運動パターン）がないかを観察する．

> ・介助なしでできる特徴的な動作を観察する．

- □ 観察を通して特徴的と思われる動作（患児にとってできるだけ高い発達レベルの動作が望ましい）を1つ（または2つ）抽出する（**図7**）．
- □ 動作の進行に合わせ時々刻々と変化する姿勢を，いくつかの相（3〜5つ位でよい）に分けて観察する．
- □ 前額面，矢状面，あるいはその特徴がより表現できやすい方向から観察する．
- □ 各姿勢で頭部，肩甲帯，体幹，上下肢，骨盤の肢位や回旋・傾きを観察する．
- □ 支持面と重力の関係性を考慮しながら，抗重力伸展活動を観察する．
- □ その姿勢を保つために，異常に緊張を高め努力性の筋活動をしている部位がないか観察する．
- □ 上で観察した姿勢から次の姿勢への移行（相）における筋活動（特に異常筋緊張の高まり）の変化を観察する．
- □ 移行時に姿勢を保ち続けるために，どのように立ち直り反応やバランス反応をはたらかせ重心の移動をコントロールしているかを考察する．

E STEP 4：機能障害・活動制限の抽出

> ・機能障害をあげる．

■ 動作分析を抽出するうえでの必要な情報

- □ 運動発達レベル
- □ 支持面と重力の関係性
- □ 姿勢を保つために必要な筋活動（姿勢筋緊張）
- □ 動作時の出現する特徴的な筋活動（運動パターン）
- □ 筋緊張の種類，程度および分布状態

□ 病的反射活動（ATNR, びっくり反射, 連合反応, 足クローヌスなど）の残存状態
□ 正常なバランス反応（立ち直り反応, 平衡反応など）の出現の程度
□ 関節可動域の制限, 拘縮および変形, 等

> ● 活動制限を抽出する.

□ 運動発達の障害：運動発達レベル, 発達的観点でのできること・できないこと
□ 起居動作の障害：床上での顔あげ, 起き上がり, 立ち上がりの障害
□ 移動動作の障害：寝返り, 腹這い, 四つ這い, 歩行の障害
□ 感覚運動経験の障害：感覚運動経験, 運動学習の障害
□ 日常生活動作の障害：食事, 衣服の着脱, 排泄の障害
□ コミュニケーションの障害：口腔周辺の運動機能, 理解や言語の障害

F STEP 5：機能障害・活動制限の関連付け

> ● STEP4 であげた機能障害と活動制限との関連付けを行う.
> ● 運動発達レベル（正常要素）と異常筋緊張の種類と程度（異常要素）の関連性を考慮する.
> ● 運動機能の障害から起因するほかの活動制限を考慮する.
> ● 加齢にともなう発達障害を考慮する.

□ 発達レベルの判定は, 正常運動発達指標を目安にして協調動作の成立過程と完成度を確認する.
□ 協調動作ができるということは, 正常な姿勢筋緊張や運動パターンが準備されていると解釈できる.

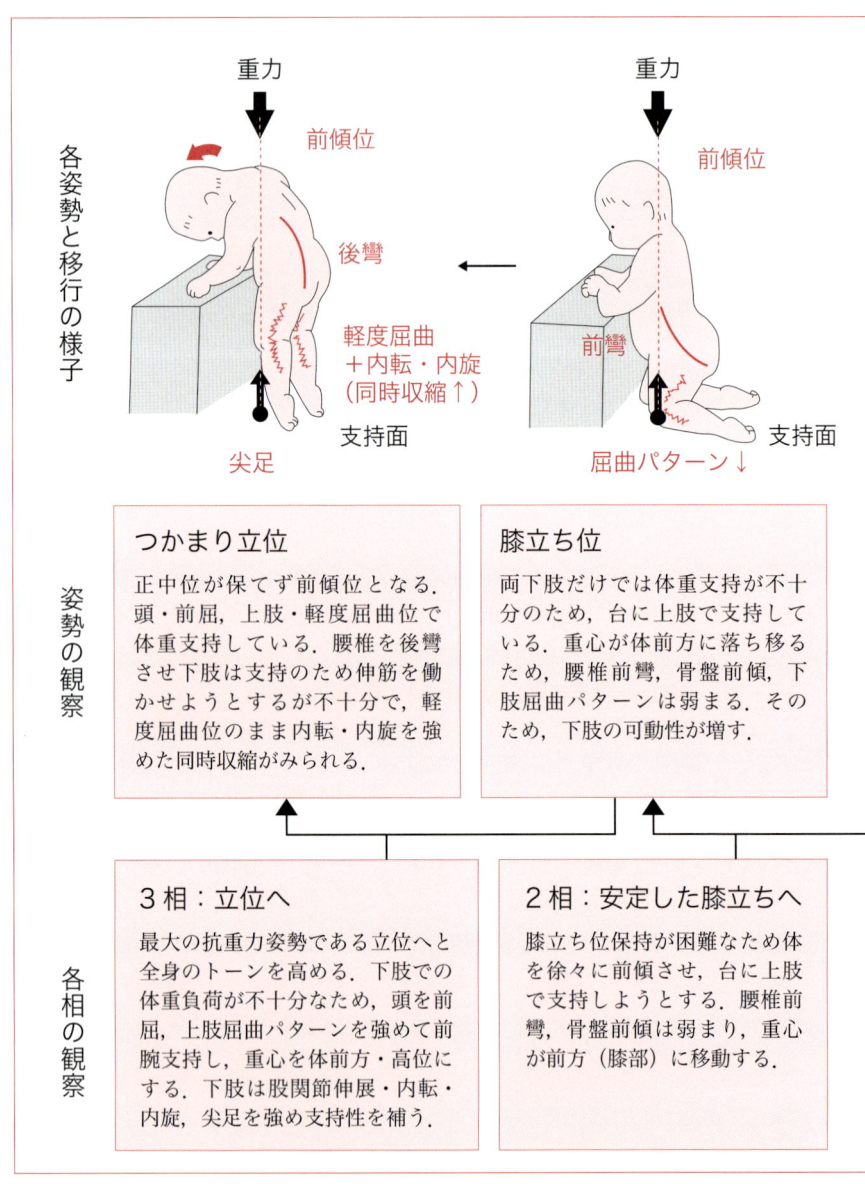

各姿勢と移行の様子	**重力** ↓ 前傾位 後彎 軽度屈曲 ＋内転・内旋 （同時収縮↑） 支持面 尖足	**重力** ↓ 前傾位 前彎 支持面 屈曲パターン↓
姿勢の観察	**つかまり立位** 正中位が保てず前傾位となる．頭・前屈，上肢・軽度屈曲位で体重支持している．腰椎を後彎させ下肢は支持のため伸筋を働かせようとするが不十分で，軽度屈曲位のまま内転・内旋を強めた同時収縮がみられる．	**膝立ち位** 両下肢だけでは体重支持が不十分のため，台に上肢で支持している．重心が体前方に落ち移るため，腰椎前彎，骨盤前傾，下肢屈曲パターンは弱まる．そのため，下肢の可動性が増す．
各相の観察	**3相：立位へ** 最大の抗重力姿勢である立位へと全身のトーンを高める．下肢での体重負荷が不十分なため，頭を前屈，上肢屈曲パターンを強めて前腕支持し，重心を体前方・高位にする．下肢は股関節伸展・内転・内旋，尖足を強め支持性を補う．	**2相：安定した膝立ちへ** 膝立ち位保持が困難なため体を徐々に前傾させ，台に上肢で支持しようとする．腰椎前彎，骨盤前傾は弱まり，重心が前方（膝部）に移動する．

図7 座位からの立ち上がり動作の観察（介助なしでできる特徴的な動作の観察の例）

割座から立ち上がりまでの動作を4つの姿勢と3つの相に分けて観察した．

§15. 脳性麻痺（中枢神経疾患） 295

重力　直立位（後傾位）

前彎

屈曲パターン↑

支持面

重力　前傾位

前彎　上腕支持

屈曲パターン

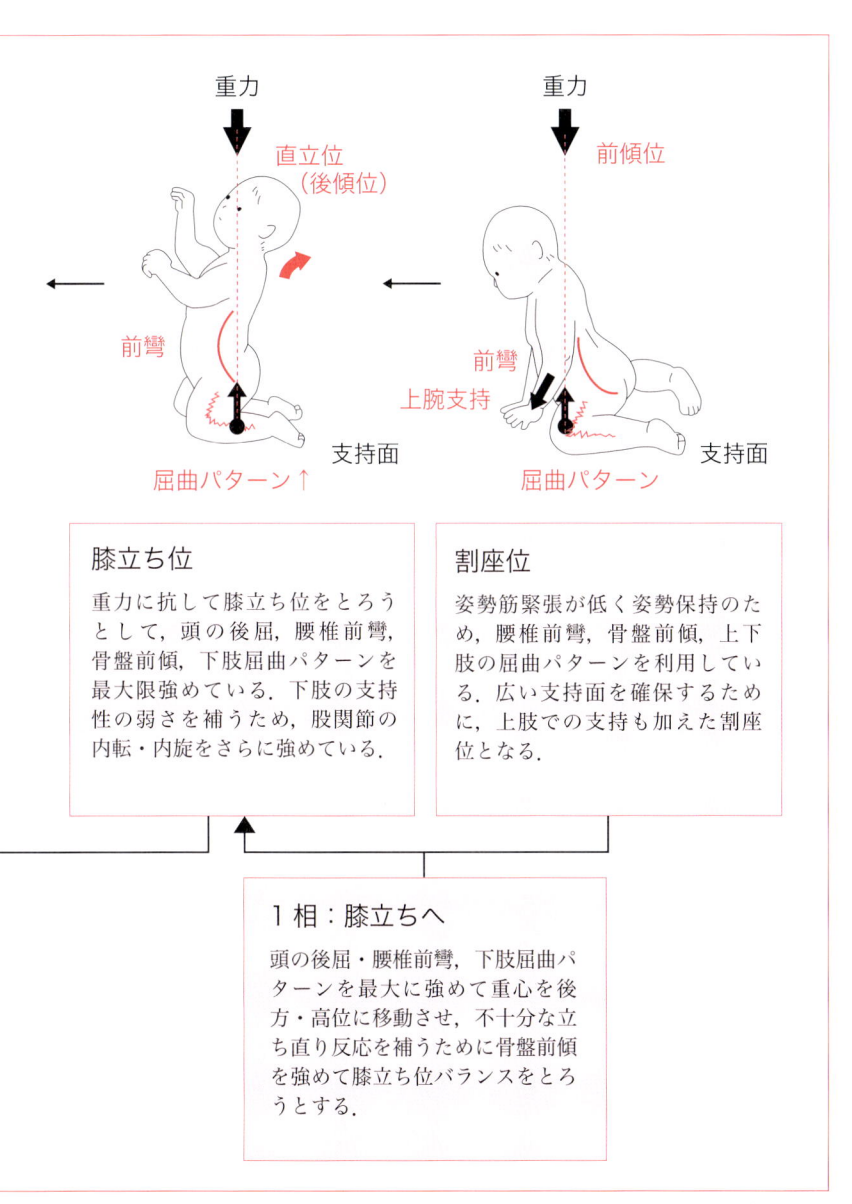

支持面

膝立ち位
重力に抗して膝立ち位をとろうとして，頭の後屈，腰椎前彎，骨盤前傾，下肢屈曲パターンを最大限強めている．下肢の支持性の弱さを補うため，股関節の内転・内旋をさらに強めている．

割座位
姿勢筋緊張が低く姿勢保持のため，腰椎前彎，骨盤前傾，上下肢の屈曲パターンを利用している．広い支持面を確保するために，上肢での支持も加えた割座位となる．

1相：膝立ちへ
頭の後屈・腰椎前彎，下肢屈曲パターンを最大に強めて重心を後方・高位に移動させ，不十分な立ち直り反応を補うために骨盤前傾を強めて膝立ち位バランスをとろうとする．

姿勢と相を観察すると，「姿勢筋緊張が低く，体幹の立ち直りの不備を補うため骨盤の前傾（または後傾）や下肢の屈曲パターンを強めている」という本質的に同じ問題をもっていることが分かる．

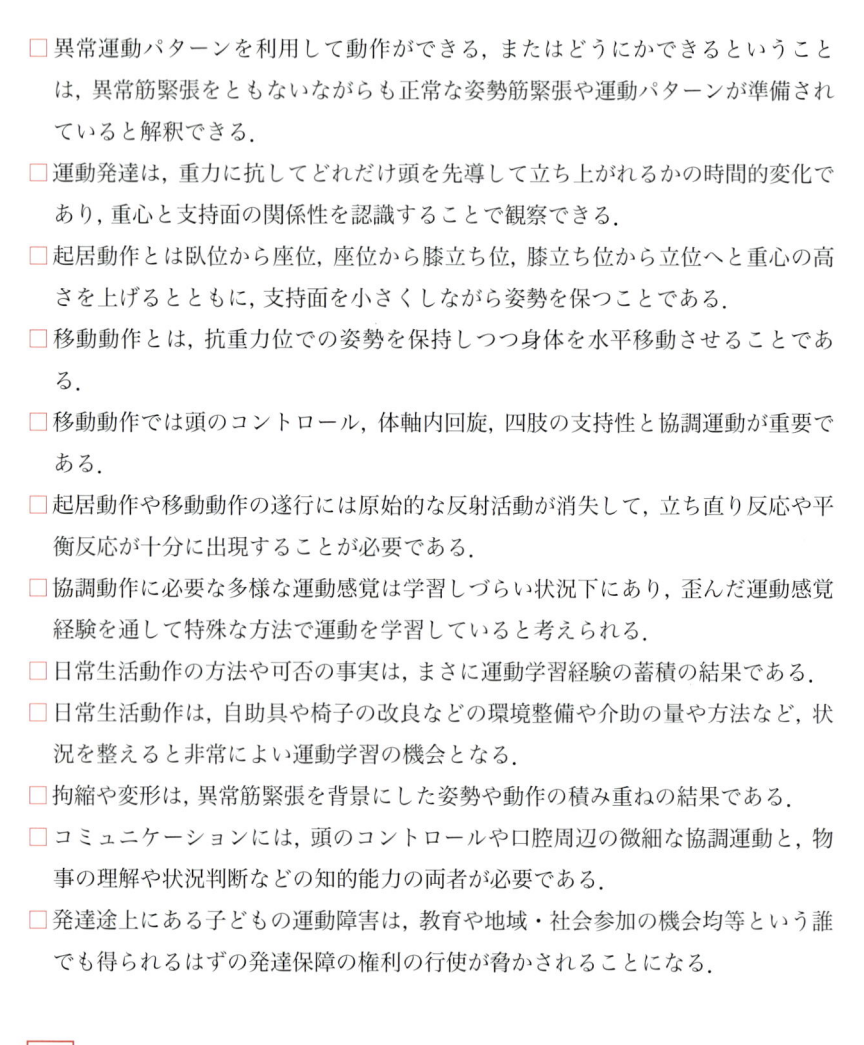

- 異常運動パターンを利用して動作ができる，またはどうにかできるということは，異常筋緊張をともないながらも正常な姿勢筋緊張や運動パターンが準備されていると解釈できる．
- 運動発達は，重力に抗してどれだけ頭を先導して立ち上がれるかの時間的変化であり，重心と支持面の関係性を認識することで観察できる．
- 起居動作とは臥位から座位，座位から膝立ち位，膝立ち位から立位へと重心の高さを上げるとともに，支持面を小さくしながら姿勢を保つことである．
- 移動動作とは，抗重力位での姿勢を保持しつつ身体を水平移動させることである．
- 移動動作では頭のコントロール，体軸内回旋，四肢の支持性と協調運動が重要である．
- 起居動作や移動動作の遂行には原始的な反射活動が消失して，立ち直り反応や平衡反応が十分に出現することが必要である．
- 協調動作に必要な多様な運動感覚は学習しづらい状況下にあり，歪んだ運動感覚経験を通して特殊な方法で運動を学習していると考えられる．
- 日常生活動作の方法や可否の事実は，まさに運動学習経験の蓄積の結果である．
- 日常生活動作は，自助具や椅子の改良などの環境整備や介助の量や方法など，状況を整えると非常によい運動学習の機会となる．
- 拘縮や変形は，異常筋緊張を背景にした姿勢や動作の積み重ねの結果である．
- コミュニケーションには，頭のコントロールや口腔周辺の微細な協調運動と，物事の理解や状況判断などの知的能力の両者が必要である．
- 発達途上にある子どもの運動障害は，教育や地域・社会参加の機会均等という誰でも得られるはずの発達保障の権利の行使が脅かされることになる．

G STEP 6：治療への展開

- 機能障害と活動制限に対するスタンダードな治療法を展開する．

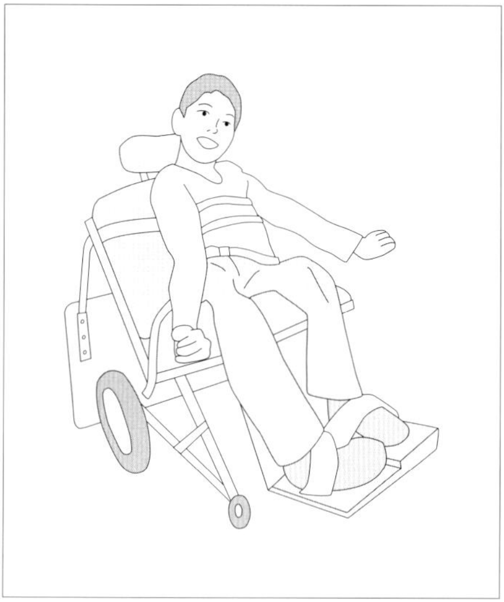

図8 シーティングシステムにより作成したバギー

座面,背もたれの安定化をはかることにより,頭のコントロールや体幹の対称性が得られやすくなる.

■ 神経発達学的治療(Neuro-developmental treatment:NDT)

☐ 神経発達学的治療法と称されるBobathの治療体系は,多くの臨床経験に裏づけられた評価と治療の体系であり,ハウツーものではない.
☐ 各治療場面で有効な治療が導かれるような動作分析・評価が必要である.

■ 関節可動域運動や筋力増強運動

☐ 短縮した筋を十分に伸張しながら関節可動域運動を行う.
☐ 筋緊張の異常や運動感覚障害などの特性を考慮しながら,ゆっくり確実な動きを強化する.

■ 運動療法

☐ 全身の筋緊張をコントロールしながら,運動発達を段階的に促す.
☐ 各姿勢や動作では支持性の強化や協同運動の促通を目標とする.

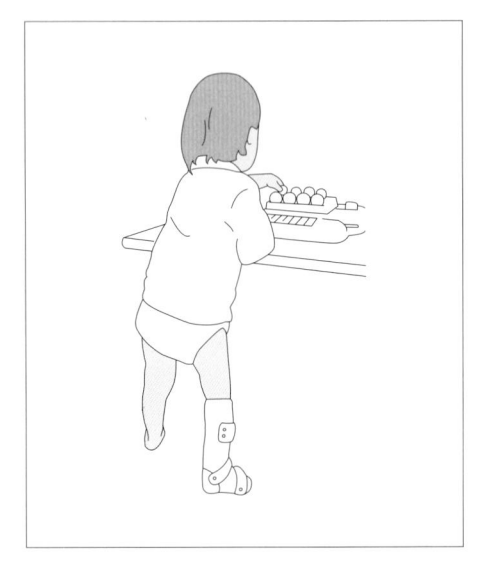

図9 プラスチック型短下肢装具を装着した痙直型片麻痺児

つたい歩きができるようになった2歳の片麻痺児は，遊びたい盛りで自由を拘束されるのを嫌う．短下肢装具を適応することにより，患側下肢に体重負荷が可能となり立位も安定する．

■ ADL指導

☐ 食事，遊び，衣服の着脱，排泄等のADLは母親や家族の協力を得て，適切な見守りや介助をしながら，なるべく生活時間に合わせて行う．
☐ 幼児や学齢児では保育所や学校の先生と十分に話し合い，本人のできる動作を適切に使いこなせるように指導する．
☐ バギー，居室用の椅子，自動車用のシートなどを工房などの業者とともに，子どもが動作しやすいように特性を考慮して考案し，作成する（図8）．

■ 装具療法

☐ 変形・拘縮の予防や矯正，体重支持，不随意運動の抑制とコントロールなどを目的とし，装具の種類や使う時期を考慮して適応する（図9）．
☐ 痙性の軽減，変形や拘縮の矯正などを目的に行う整形外科的手術（フェノール・ブロックなどを含む）に装具療法を併用する．

【文献】
1) 神陵文：小児疾患の理学療法, 理学療法部会九州ブロック会編, 2000
2) 川口幸義：心身発達障害児の療育の実践, 発達障害医学の進歩 2：75-86, 1994
3) 河村光俊：小児の理学療法, 医歯薬出版, 2002
4) 遠城寺宗徳：乳幼児分析的発達検査法, 慶応義塾大学出版, 1996
5) Lois Bly：写真で見る乳児の運動発達, 協同医書出版社, 1998

(押木利英子)

MEMO

16 二分脊椎（小児整形疾患）

A 治療に至るまでのフロー

STEP 1 病態の把握と動作の予測

1) 二分脊椎の病態や障害の知識を大まかに整理する．
2) 麻痺のレベルを把握し，動作との関連性を予測する．
3) 関節変形を把握し，動作との関連性を予測する．
4) 筋力低下や筋力不均衡を把握し，動作との関連性を予測する．
5) 動作制限を把握する．

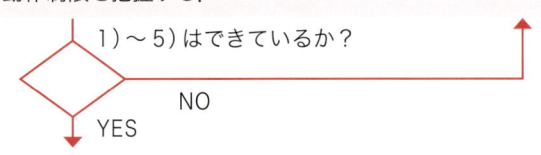

1）〜5）はできているか？
NO / YES

STEP 2 動作の大まかな観察（気づきの作業）

6) 起き上がり，立ち上がり，立位，歩行に着目する．
7) 対称性，リズム，スピード，バランス，自立度，安定性，代償の有無を観察する．
8) 動作変化の有無を観察する（異常への気づき）．
9) 正常動作との比較作業を行う．
10) 姿勢，動作の模倣を行う．

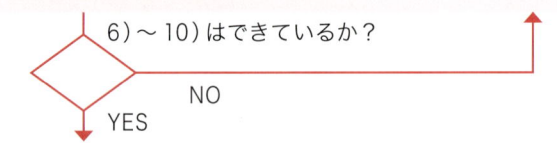

6）〜10）はできているか？
NO / YES

STEP 3 動作の細かな観察

11) 起き上がり，立ち上がり，立位，歩行における頭部，体幹，骨盤の姿勢・位置（傾きや回旋）を観察する．
12) 股関節，膝関節，足関節の位置関係（角度）を観察する．
13) 3方面（前額面・矢状面・水平面）から観察する．
14) 動作の模倣を再度行う．

15) 起き上がりの観察11)〜14)を行う．
16) 立位の観察11)〜14)を行う．
17) 立ち上がりの観察11)〜14)を行う．
18) 歩行の観察11)〜14)を行う．

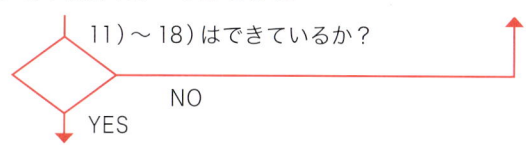

　　　　　11)〜18)はできているか？
　　　　　　　　　NO
　　　　　YES

STEP 4 機能障害・活動制限の抽出

19) 機能障害をあげる．
20) 姿勢・動作時の活動制限をあげる．

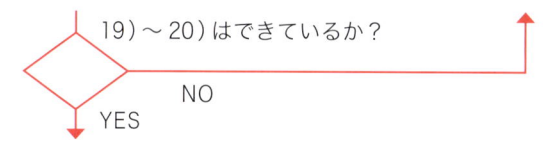

　　　　　19)〜20)はできているか？
　　　　　　　　　NO
　　　　　YES

STEP 5 機能障害・活動制限の関連付け

21) STEP4であげた機能障害と活動制限との関連付けを行う．
22) 運動学的には運動連鎖を十分に考慮する．
23) ほかの要因（年齢他）も考慮しながら，機能障害と活動制限の原因を明確にする．
24) 動作の優先順位を考慮する．

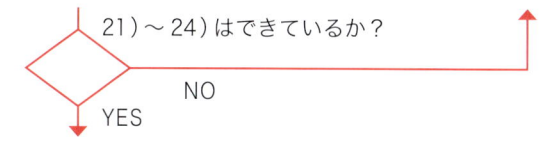

　　　　　21)〜24)はできているか？
　　　　　　　　　NO
　　　　　YES

STEP 6 治療への展開

25) 理学療法では関節可動域運動，筋力増強運動，バランス練習，手がかりの利用，基本動作練習，歩行練習，ADL指導がなされる．

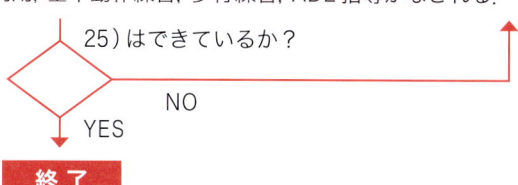

　　　　　25)はできているか？
　　　　　　　　　NO
　　　　　YES

終了

表1　Sharrardによる麻痺レベルの分類

第1群	胸髄レベルでの麻痺，下肢の自動運動は認められない．
第2群	第2腰神経を残存下限とするもの．股関節屈筋はかなり強く，内転筋がそれに次ぎ，大腿四頭筋は弱いながら作用していることもある．
第3群	第4腰神経を残存下限とするもの．この群のうち，第3腰神経を残存する高位例では，股関節屈筋は正常と同じ筋力を有し，内転筋，大腿四頭筋は第2群に比し，さらに強くなる．第4腰神経まで残存する低位例では，大腿四頭筋も筋力正常となり，足部では前脛骨筋が唯一の残存筋として作用してくる．
第4群	第4腰神経を残存下限とするもの．股関節外転筋，後脛骨筋，腓骨筋の作用が加わる．
第5群	第2仙骨神経を残存下限とするもの．股関節伸筋，足関節底屈筋も作用してくる．
第6群	第3仙骨神経以下も残存しているもの．運動麻痺はintrinsic muscle（内在筋）にとどまる．

（水本による，文献2より）

B　STEP1：病態の把握と動作の予測

> ● 二分脊椎の病態や障害の知識を大まかに整理する．

- □ 胎生初期の脊髄閉鎖不全に由来する奇形性病変で，発生率は0.16～0.20％である．
- □ 下肢の運動麻痺，感覚麻痺，足部や脊椎に変形を認め，動作制限，移動能力に影響を及ぼす．
- □ X線上，股関節臼蓋形成不全や亜脱臼・脱臼を認めやすい．
- □ 囊胞性二分脊椎が多く，開放性脊髄髄膜瘤は高頻度で膀胱直腸障害をともないやすい．
- □ 開放性脊髄髄膜瘤の80～90％に水頭症を合併する．
- □ Sharrardよる麻痺レベルの分類（表1）や，Hofferによる移動能力分類（表2），麻痺レベル別歩行能力分類（図1，2）がある．

表2 Hoffer による移動能力分類

1. Community Ambulator	杖や装具を必要とするが，屋外・屋内とも実用的な歩行が可能なもの．
2. Household Ambulator	家庭内では装具歩行が可能であるが，学校など家庭以外では車いすを使用するもの．
3. Non-functional Ambulator	家，学校および病院における訓練時のみ歩行可能で，実用面では車いすを使用するもの．
4. Non Ambulator	移動にはすべて車いすを使用するもの．

（水本による．文献2より）

- 麻痺のレベルを把握し動作との関連性を予測する．

- □ 胸髄レベル：下肢の自発運動はなく，車いすは不可欠だが移乗は可能．
- □ 上部腰髄レベル（L1〜L3）：骨盤帯付長下肢装具と杖で歩行できるが，非実用的で日常生活は車いすが必要．股関節内転筋・屈筋の動きは可能．
- □ 下部腰髄レベル（L4〜L5）：短下肢装具と杖による歩行だが，足部変形に対し整形外科的な介入を要すことがある．股関節内転・屈筋・外旋筋・大腿四頭筋・半膜様筋・前脛骨筋の動きは可能．
- □ 仙髄レベル（S1以下）：装具なしで実用的な歩行が可能．
- □ 下肢の感覚麻痺により跛行がみられる．

- 関節変形を把握し動作との関連性を予測する．

- □ 先天性の後彎や構築的な側彎がみられると，座位・立位のバランスが不良となる．
- □ 股関節屈曲・外転・外旋・膝関節屈曲変形を生じると，立位アライメント不良となる．
- □ 膝の中心が内側に向くX脚や，反張膝・下腿の内捻が多い．
- □ 槌趾・凹足変形・鷲足などにより，裸足歩行困難となることが多い．
- □ 腰椎の前彎や骨盤の前傾は，腰痛や下肢痛の原因となる．

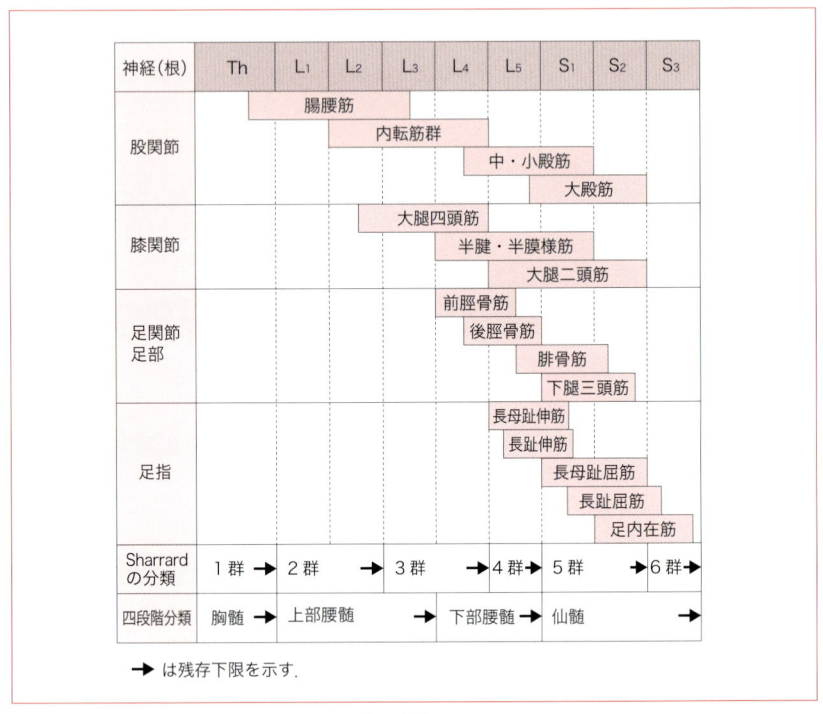

神経(根)	Th	L1	L2	L3	L4	L5	S1	S2	S3
股関節		腸腰筋	腸腰筋	腸腰筋					
股関節			内転筋群	内転筋群	内転筋群				
股関節					中・小殿筋	中・小殿筋	中・小殿筋		
股関節						大殿筋	大殿筋		
膝関節				大腿四頭筋	大腿四頭筋				
膝関節					半腱・半膜様筋	半腱・半膜様筋			
膝関節						大腿二頭筋	大腿二頭筋		
足関節 足部					前脛骨筋	前脛骨筋			
足関節 足部						後脛骨筋			
足関節 足部						腓骨筋	腓骨筋		
足関節 足部						下腿三頭筋	下腿三頭筋		
足指						長母趾伸筋	長母趾伸筋		
足指						長趾伸筋	長趾伸筋		
足指							長母趾屈筋	長母趾屈筋	
足指							長趾屈筋	長趾屈筋	
足指								足内在筋	足内在筋
Sharrardの分類	1群 →	2群 →	2群 →	3群 →	3群 →	4群 →	5群 →	5群 →	6群 →
四段階分類	胸髄 →	上部腰髄	上部腰髄	上部腰髄 →	下部腰髄 →	下部腰髄 →	仙髄	仙髄	仙髄

→ は残存下限を示す.

図1 麻痺レベルの分類と主要筋の支配神経
(陣内による.文献3より)

> ● 筋力低下や筋力不均衡を把握し,動作との関連性を予測する.

- ☐ 股関節周囲筋の筋力不均衡は,股関節の亜脱臼・脱臼の原因となる.
- ☐ 体幹・下肢の筋力不均衡は,腰椎前彎・骨盤前傾の原因となる.
- ☐ 膝関節周囲の筋の不均衡は,下腿の内捻や反張膝を生じさせることが多い.

> ● 動作制限を把握する.

- ☐ 体幹の側方移動による重心移動により,歩行を代償する.
- ☐ 体幹の代償運動(反動)で,立ち上がり・起き上がり動作を行う.

§16. 二分脊椎（小児整形疾患）　305

	麻痺レベル							
		Th	L1	L2	L3	L4	L5	S1	S2-3
歩行能力	Community Ambulator (独歩群)						■	■	■
	Community Ambulator (杖歩行群)					■			
	Community Ambulator (車いすと杖歩行併用)			■	■				
	Community Ambulator (訓練時のみ杖歩行可)		■						
	Community Ambulator (車いす移動)	■							
	必要下肢装具	骨盤帯付長下肢装具		長下肢装具		短下肢装具	靴型装具	無	

■ 麻痺レベル別目標とされる歩行能力

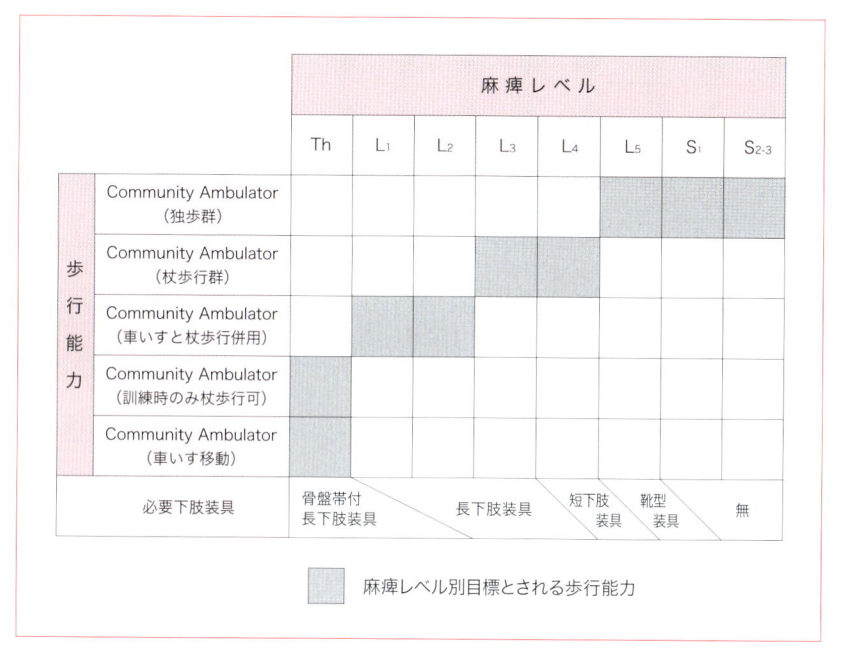

図2　麻痺レベル別歩行能力および必要下肢装具
（沖による，文献1より）

- 上肢の筋力低下を認める場合は，車いすへの自力移乗が困難となる．
- 大殿筋，下腿三頭筋の筋力低下は，歩行時のpush offを妨げる．
- 下肢の筋力不均衡により，歩行リズム，スピード，耐久性の妨げとなる．

C STEP 2：動作の大まかな観察（気づきの作業）

- 起き上がり，立位，立ち上がり，歩行動作に着目する．
- 対称性，リズム，スピード，バランス，自立度，安定性，代償の有無を観察する．
- 動作変化の有無を観察する（異常への気づき）．
- 正常動作との比較作業を行う．
- 姿勢・動作の模倣を行う．

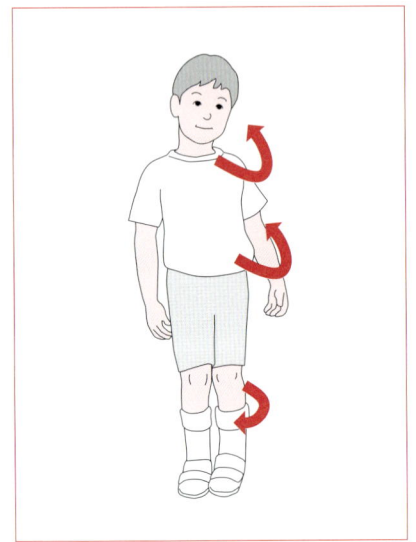

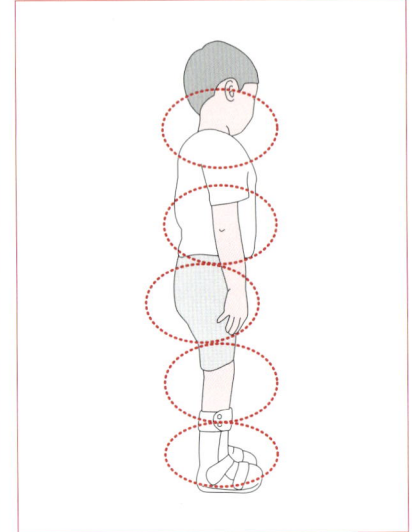

図3 左右の非対称性

図4 前後の異常

■ 姿勢, 動作における左右の非対称性（図3）

☐ 頭部, 体幹, 骨盤の傾きの有無をみる.
☐ 膝のX脚変形や下腿の内捻（大腿骨に対して脛骨が内側に捻れる）の有無をみる.
☐ 足部の内外反の有無をみる.

■ 姿勢, 動作における前後の異常性（図4）

☐ 胸椎, 腰椎部の彎曲異常の有無をみる.
☐ 股関節, 膝関節の伸展状態（伸びているかどうか）の有無をみる.
☐ 足部の底背屈の有無をみる.

■ 動作におけるリズムの異常

☐ 起き上がり, 立ち上がり, 歩行における左右の非対称性や前後の異常の増強をみる.
☐ 各動作の滑らかさの異常をみる.

■ 動作におけるスピードの異常

☐ 起き上がり，立ち上がり，歩行における左右の非対称性や前後の異常の増強をみる．
☐ 各動作のスピードの異常をみる．

■ 動作におけるバランスの異常

☐ 起き上がり，立ち上がり，歩行における左右の非対称性や前後の異常の増強をみる．
☐ 各動作のバランスの異常と安定性をみる．

■ 動作における代償

D STEP 3：動作の細かな観察

- 起き上がり，立位，立ち上がり，歩行における頭部，体幹，骨盤の位置関係（傾きや彎曲方向）を観察する．
- 股関節，膝関節，足関節の位置関係（変形や角度）を観察する．
- 3方面（前額面・矢状面・水平面）から観察する．
- 動作の模倣を再度行う．

1）3方面からみるポイント（ランドマーク）

■ 前額面

☐ 頭部の傾きは，左右の目か耳垂を結んだ線を基準とする．
☐ 体幹の傾きは左右の肩峰を結んだ線，または左右の上肢の位置（指尖の位置）を結んだ線を基準とする．
☐ 骨盤の傾きは左右の上前腸骨棘を結んだ線，または膝蓋骨中央を結んだ線を基準とする．

■ 矢状面

□ 頸椎部, 胸椎部, 腰椎部に分けて前後への彎曲状態をみる.
□ 上前腸骨棘と上後腸骨棘を結んだ線の中点と肩峰を結んだ線, 大腿長軸, 下腿長軸の位置関係により股関節や膝関節の状態をみる.

■ 水平面

□ 回旋は進行方向と直角に交わる線と両側の耳垂を結んだ線, 両側の肩峰を結んだ線, 両側の上前腸骨棘を結んだ線を基準とする.

2) 起き上がりの観察

- 動作の前半, 中盤, 後半に分けて観察する.
- 前額面からみた頭部, 体幹, 骨盤の左右への傾きと重心の位置を観察する.
- 矢状面からみた頭部, 体幹, 骨盤の前後への傾きと重心の位置を観察する.
- 水平面からみた頭部, 体幹, 骨盤の左右への回旋を観察する.
- 股関節, 膝関節, 足関節の位置関係と角度を目測する.
- 起き上がり動作を模倣する.

■ 前額面 (図5)

□ 動作前半で片側上肢をつき, 頭部, 体幹, 骨盤が支持側と同側に傾きやすい.
□ 動作中盤で頭部, 体幹, 骨盤が筋力の強い側に傾き, 下肢が挙上し重心は同側に乗りやすい.
□ 動作後半で支持側上肢で体幹を押し上げ, 頭部, 体幹, 骨盤が再度正中位になりやすい.

■ 矢状面 (図6)

□ 支持側反対上肢の大きな振りと体幹の大きな前屈を認めやすい.
□ 支持側上肢での体幹の押し上げとともに, 支持脚が挙上・内転をとりやすい.

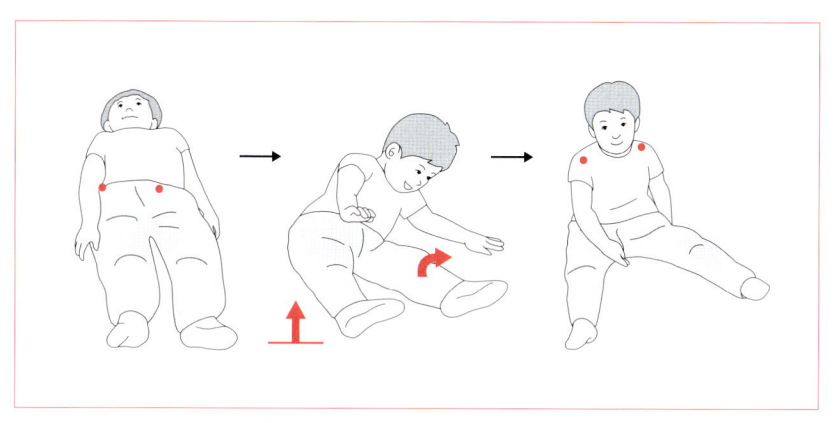

§16. 二分脊椎（小児整形疾患）　309

図5　起き上がり（前額面）

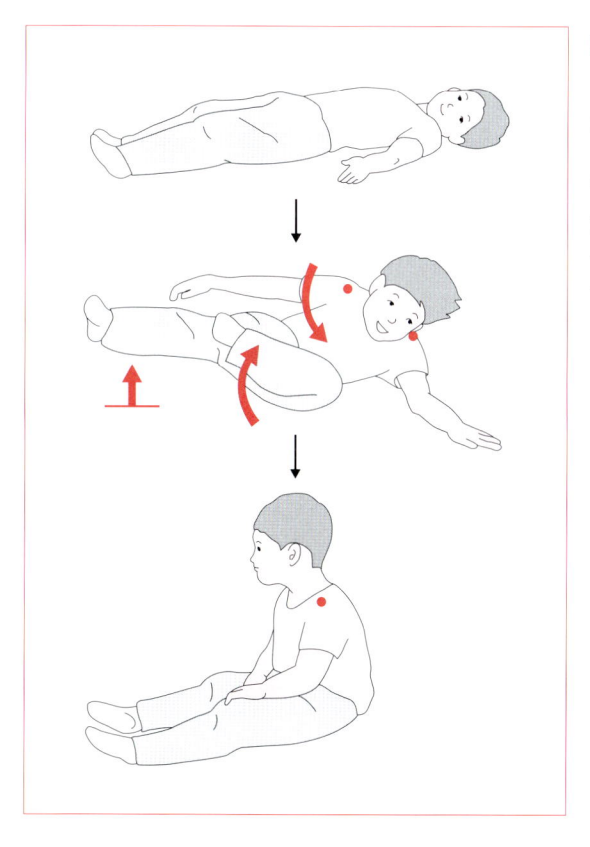

図6　起き上がり（矢状面）

支持側反対上肢の大きな振りと体幹の大きな前屈を認めやすい．

支持側上肢での体幹の押し上げとともに，支持脚が挙上・内転をとりやすい．

■ 水平面

□ 体幹や骨盤が支持脚側に回旋しやすい．
□ 重心は支持側後方に移動しやすい．

3）立ち上がりの観察

- 動作の前半，中盤，後半に分けて観察する．
- 前額面からみた頭部，体幹，骨盤の左右への傾きと重心の位置を観察する．
- 矢状面からみた頭部，体幹，骨盤の前後への傾きと重心の位置を観察する．
- 水平面からみた頭部，体幹，骨盤の左右への回旋を観察する．
- 股関節，膝関節，足関節の位置関係と角度を目測する．
- 立ち上がり動作を模倣する．

■ 前額面（図7）

□ 動作前半で両上肢をつき，頭部，体幹，骨盤が支持脚と同側に傾きやすい．
□ 動作前半で支持脚の足部内側縁で支持しやすい．
□ 動作中盤で頭部，体幹，骨盤が筋力の強い側に傾き，重心は同側に乗りやすい．
□ 動作中盤で，上肢の振りと体幹の伸展を反動にして起き上がる．
□ 動作後半で体幹は頭部，体幹，骨盤が支持脚と反対側に傾く．

■ 矢状面（図8）

□ 上肢で体幹を押しあげ腰部が過伸展し，殿部を後方に引き重心が後方に残る．
□ 支持脚の股関節が屈曲し，骨盤は足部より後方に位置する．

■ 水平面

□ 動作前半で，体幹や骨盤が支持脚と同側に回旋しやすい
□ 動作中盤以降，支持脚の肩と骨盤が後方に回旋しやすい．

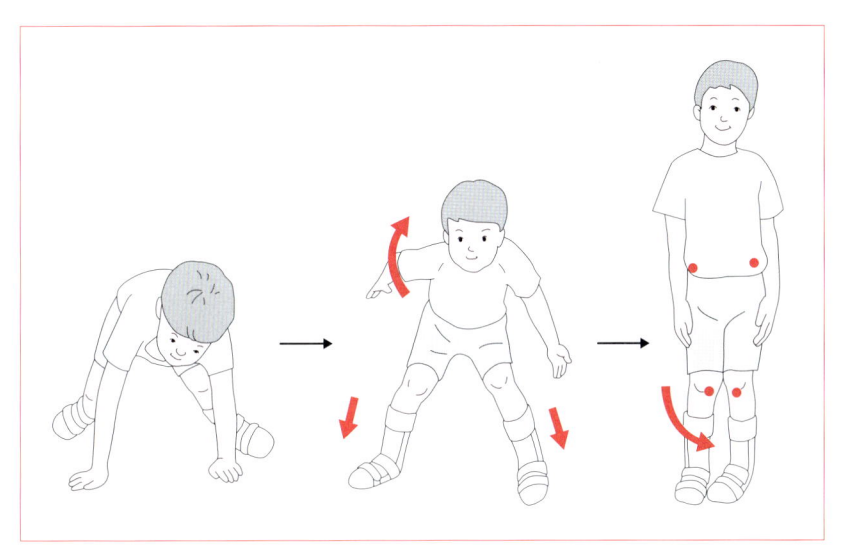

§16. 二分脊椎（小児整形疾患） 311

図7 立ち上がり動作（前額面）
支持期側への体幹の側屈と前屈を認めやすい．股関節の内転や，足部が外反となり支持を得ようとする．

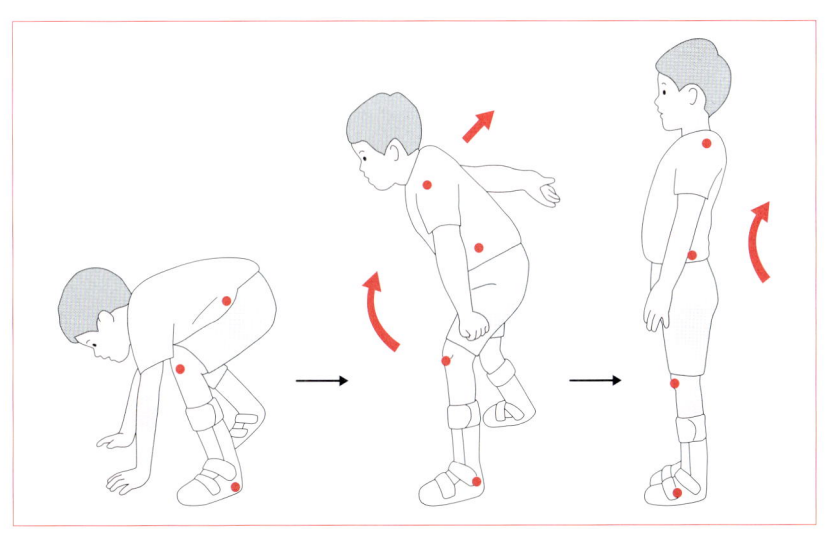

図8 立ち上がり動作（矢状面）
支持期に重心を移動し，体幹の過伸長（のけぞるようにして）ですばやく起き上がる．

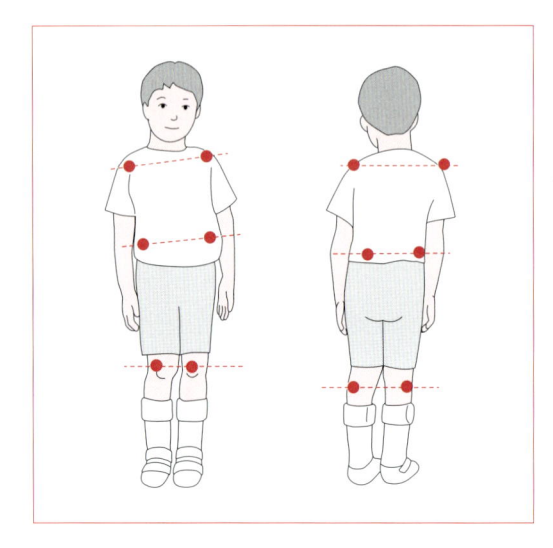

図9　立位前額面

支持脚側に骨盤の傾きとスライドをともないやすい．

股関節の内転・外旋，膝の内・外反，足部の内・外反になりやすい．

4）立位の観察

- 前額面からみた頭部，体幹，骨盤の左右への傾きを観察する．
- 矢状面からみた頸椎部，胸椎部，腰椎部の彎曲方向を観察する．
- 水平面からみた頭部，体幹，骨盤の左右への回旋を観察する．
- 股関節，膝関節，足関節の位置関係とその角度を測定（目測）する．
- 立位姿勢を模倣する．

■ 前額面（図9）

- □ 筋力の弱い側に体幹が傾き，頭部が反対側に傾きやすい．
- □ 支持脚側に骨盤の傾きとスライドをともないやすい．
- □ 股関節の内転・外旋，膝の内・外反，足部の内・外反になりやすい．
- □ このとき下腿の内捻，足部の回内となりやすい．
- □ 重心は足底内側に移動しやすい．
- □ 足底の内側縦アーチはくずれやすく，扁平となりやすい．

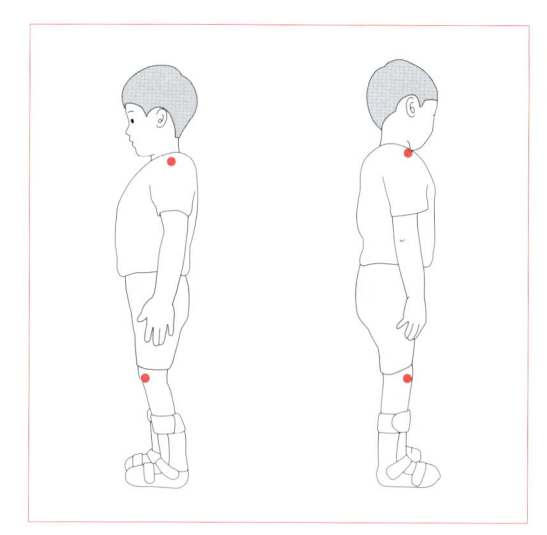

図10 立位矢状面

腰椎の前彎, 上部胸郭の前方突出, 骨盤の前傾を認めやすい.

■ 矢状面（図10）

☐ 腰椎の前彎, 上部胸郭の前方突出を認めやすい.
☐ 骨盤の前傾を認めやすい.
☐ 股関節や膝関節の屈曲, 足部の内反背屈や外反が認められる.

■ 水平面

☐ 骨盤や体幹が支持脚側後方に回旋しやすい.

5) 歩行の観察

- 踵接地, 立脚中期, 踵離地に大きく分けて観察する.
- 前額面からみた頭部, 体幹, 骨盤の左右への傾きと重心の位置を観察する.
- 矢状面からみた頭部, 体幹, 骨盤の前後への傾きを観察する.
- 水平面からみた頭部, 体幹, 骨盤の左右への回旋を観察する.
- 股関節, 膝関節, 足関節の位置関係と角度を目測する.
- 歩行動作を模倣する.

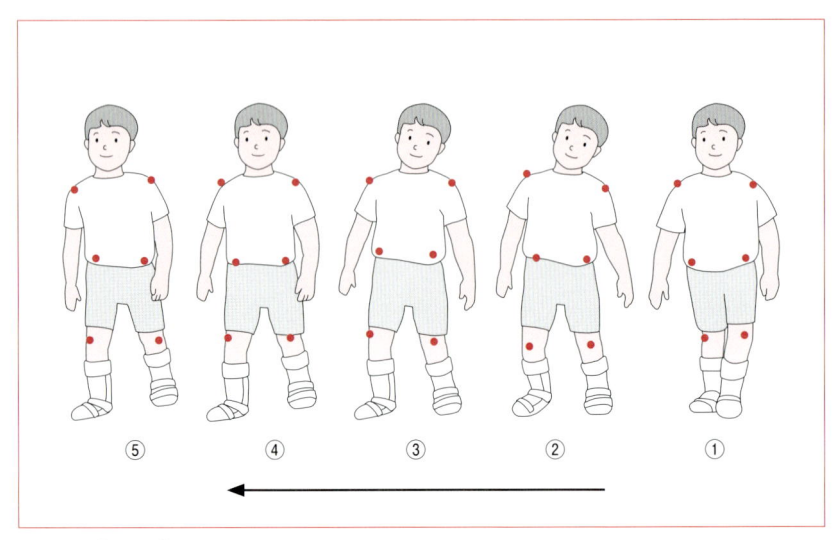

図11 歩行前額面

①から⑤に向かって進んでいる．踵接地から立脚中期にむけて，頭部・体幹が支持脚側に側屈する．

■ 前額面（図11）

☐ 踵接地から立脚中期にかけて頭部・体幹が支持脚側に側屈する．
☐ このとき，骨盤は支持脚と対側に偏位し重心移動を認めやすい．
☐ 上肢の振りは少なく，下肢の遊脚と同側が前方に出る．
☐ 体幹の側屈は，筋力の弱いほうを振り出すときに大きくなりやすい．

■ 矢状面（図12）

☐ 股関節や膝関節が屈曲しやすくクラウチング様を呈し，腰椎の前彎が増強しやすい．
☐ 下肢筋力の不均衡により，push offが弱く歩幅が小さくなりやすい．

■ 水平面

☐ 水平面では体幹，骨盤の回旋は少なく一体化した回旋が起こりやすい．

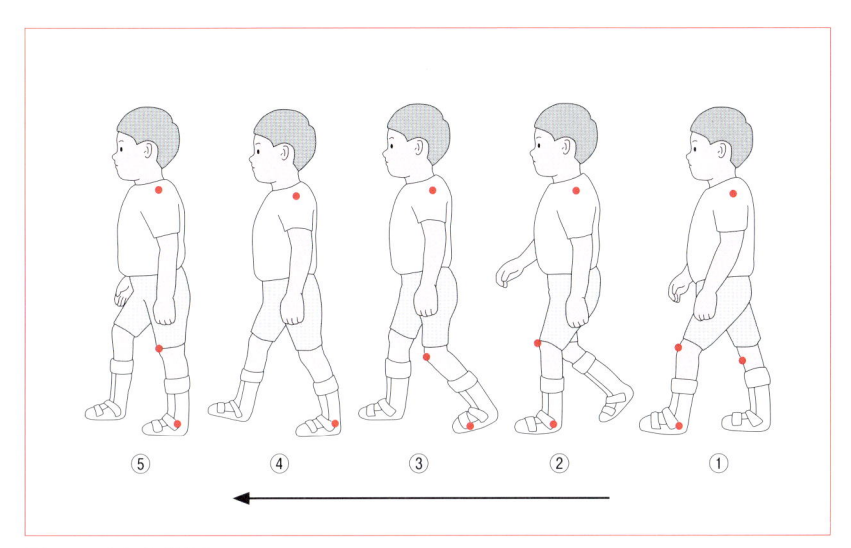

§16. 二分脊椎（小児整形疾患）　315

図12　歩行矢状面
①から⑤に向かって進んでいる．股関節や膝関節が屈曲しやすくクラウチング様を呈し，腰椎の前彎が増強しやすい．

E　STEP 4：機能障害・活動制限の抽出

- 機能障害をあげる．
- 姿勢，動作時の活動制限をあげる．

■ 機能障害の抽出ポイント

☐ 頭部，体幹，骨盤の傾きによる左右の非対称性
☐ 胸郭の前方突出腰椎部前彎
☐ 脊柱の側彎傾向
☐ 骨盤前傾の増大
☐ 股関節・膝関節の伸展制限
☐ 股関節の脱臼傾向
☐ 足部の外反扁平化

■ 活動制限の抽出ポイント

☐ 立位姿勢時の不安定化
☐ 起き上がり・立ちあがり・歩行動作時におけるリズムの低下
☐ 起き上がり・立ち上がり・歩行動作時におけるスピードの低下
☐ 起き上がり・立ち上がり・歩行時におけるバランス能力の低下と不安定性
☐ 起き上がり・立ち上がり・歩行時には，状態に応じて装具，杖や歩行器，介助がないと困難を要する．

F STEP 5：機能障害・活動制限の関連付け

- STEP4であげた機能障害と活動制限との関連付けを行う．
- 運動学的には運動連鎖を十分に考慮する．
- ほかの要因（脳外科的，泌尿器科的，小児科的，薬物的要因など）も配慮しながら，機能障害と活動制限の原因を明確にする．
- 動作の優先順位を考慮する．

動作別の関連付け

■ 立位姿勢

☐ 下腿の内反，内捻により足部が回内位になりやすい．
☐ 股関節，膝関節の伸展制限により骨盤が前傾しやすい．
☐ 下肢筋力の不均衡により骨盤の回旋や傾斜が生じ，その代償として体幹・頭部が反対側に傾きやすい．
☐ 股関節・膝関節の伸展制限を生じ，重心を保つために腰椎の前彎と胸郭の前凸を増大させている．

■ 起き上がり動作

☐ 下肢群の筋力低下を代償して，体幹の前屈と上肢の押上げを強めて重心移動を行っている．
☐ この代償は，下肢の筋力低下や股関節の可動域に依存している．

■ 立ち上がり動作

☐ 立ち上がり開始時に下肢筋力の不均衡を代償して，上肢に依存して立ち上がりやすい．
☐ 下肢や体幹筋群の筋力低下を代償して，下肢を引き上げるようにして足をつく．
☐ 体幹の反動と上肢の振りで体幹を正中位に起こし，腰椎の前彎を強める．
☐ 立ち上がりの際バランスをくずしやすく，不安定になりやすい．

■ 歩行

☐ 体幹や頭部の傾きの方向は，筋力の不均衡に依存する．
☐ 下肢の振り出しは体幹の側屈による代償をともないやすい．
☐ 代償動作により，リズムは不規則でスピードが遅くなりやすい．
☐ 結果，バランスが悪く不安定になりやすい．

G STEP 6：治療への展開

- 理学療法では関節可動域運動，筋力増強運動，バランス練習，手がかりの利用，基本動作練習，歩行練習，ADL指導がなされる．

■ 運動療法（図13～18）

☐ 関節可動域運動：四肢の屈曲拘縮や体幹側彎・前彎に対して持続的伸張を行う．特に患児が日常的によくとっている姿勢を分析し，短縮筋を伸張する．
☐ 筋力増強運動：上肢筋力，残存筋（特に脊柱起立筋の強化や腹筋）が必要である．

□ バランス練習：座位や立位で姿勢保持練習を行う．自力立位が困難な場合は，装具装着して行う．保持が可能であれば左右，前後に重心移動を行う．
□ 手がかりの利用：運動療法の中に視覚的手がかり，聴覚的手がかりを利用して患児が動作を実施しやすいように誘導する．

■ 基本動作・歩行練習・ADL指導（図13～18）

□ 寝返り，起き上がり，移乗動作練習：動作手順を反復し練習する．移乗動作は段差登りなどを利用し実施する．杖歩行レベルでは安全に配慮し転倒練習も実施する．
□ 歩行練習：残存機能を考慮し，歩行方法や歩行補助道具を選択する．階段昇降，屋外歩行等応用歩行も練習する．
□ 上肢機能障害や下肢感覚障害により更衣動作が困難な場合は，ボタンのない脱着しやすいものを使用する．
□ 感覚障害・循環障害があるために仙骨・座骨，踵骨部は褥瘡を起こしやすい．火傷，裂傷など起こしやすいため，自己管理や家族指導が必要である．
□ 排泄障害や体温調節のために水分摂取にも十分配慮する．

【文献】
1) 沖高司：二分脊椎　総合リハ　27巻5号：403-409，1999
2) 水木善四郎：二分脊椎児の理学療法　理学療法　9巻2号：95-100，1992
3) 陣内下一保：二分脊椎のリハビリテーションと機能再建術　PTジャーナル　26巻6号：379-384，1992
4) 石堂哲朗：二分脊椎のライフサポート，文光堂
5) 千野直一ほか：小児のリハビリテーション，金原出版
6) 小山信一：二分脊椎の理学療法　PTジャーナル31巻6号：420-425，1997

（中林美代子）

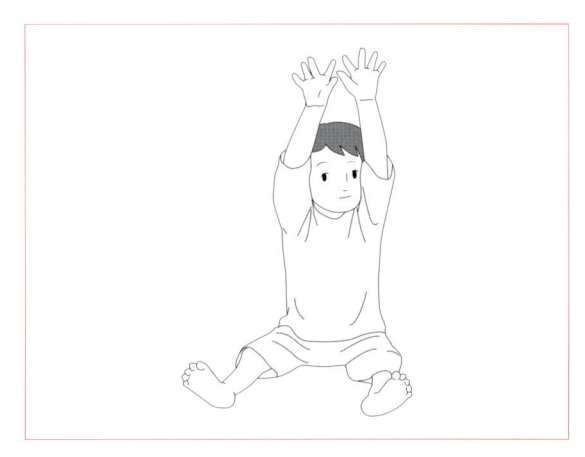

§16. 二分脊椎（小児整形疾患） 319

図13 姿勢保持練習（腰椎2～3レベル）

体幹の伸展を保持し，体幹筋力を増強する．

上肢の支持を外して体幹の伸展を保つ

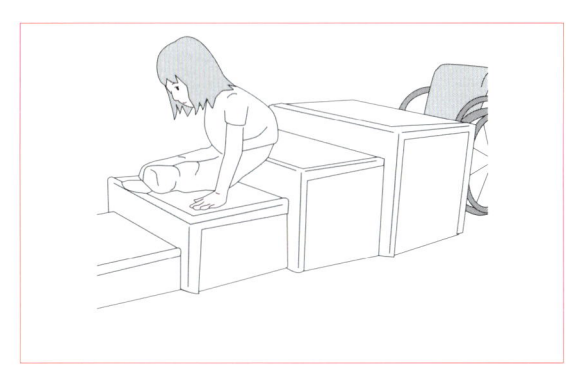

図14 車いすへの移乗練習（胸椎レベル）

上肢のプッシュアップ力にて殿部を持ち上げ，段差を乗り越える．

階段を利用し車いすへの移乗を練習する．

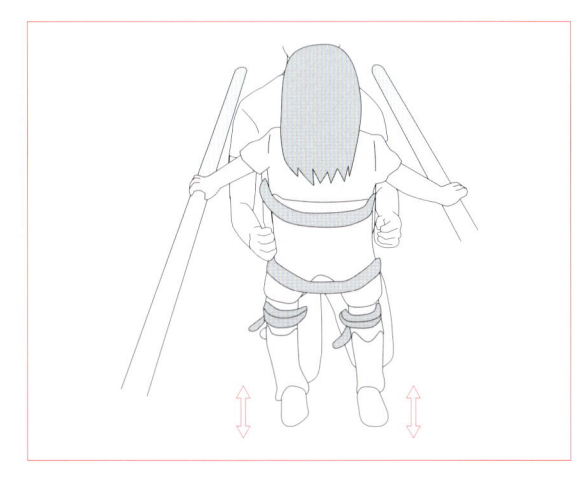

図15 歩行練習および筋力増強運動（胸椎レベル）

プッシュアップによる上肢筋力増強運動を実施する．

平行棒内にて歩行練習：上方へのジャンプを補助して行う

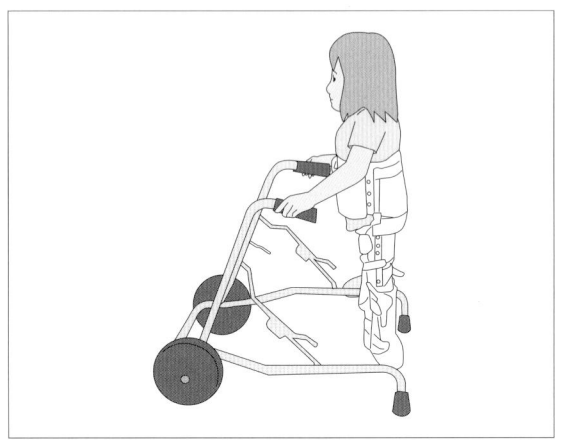

図16 姿勢保持練習（胸椎レベル）

体幹および下肢筋力が弱いため，骨盤帯付長下肢装具をつけて立位保持練習を行う

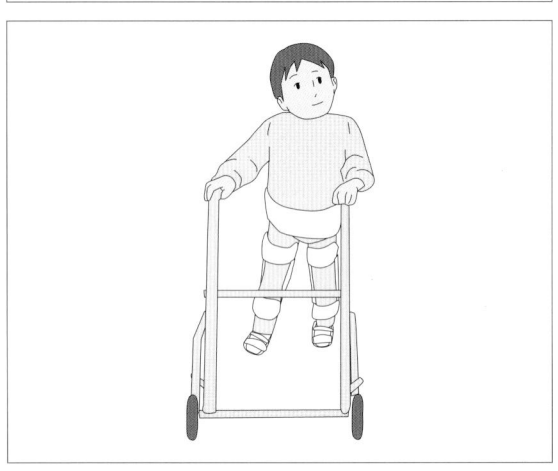

図17 歩行練習（腰椎2〜3レベル）

下肢筋力が弱いので，長下肢装具をつけてロレーター歩行練習をう．

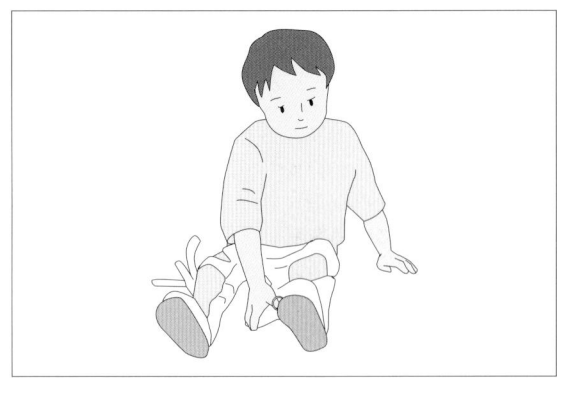

図18 ADL練習（腰椎2〜3レベル）

装具着脱練習は，早期より取り入れる．手指の巧緻動作が弱い場合はベルトにリングをつけるなど工夫を行う．

MEMO

17 投球障害肩（スポーツ障害）

A 治療に至るまでのフロー

STEP 1 病態の把握と動作の予測

1) 肩関節機能（肩複合体）を理解する．
2) 投球障害肩の病態や障害について整理する．
3) 投球動作を位相（phase）別に整理し，投球障害肩との関連性を理解する．
4) 疼痛の部位や種類を把握し，動作との関連性を予測する．
5) 関節可動域を把握し，動作との関連性を予測する．
6) 筋機能を把握し，動作との関連性を予測する．
7) 姿勢を把握し，動作との関連性を予測する．

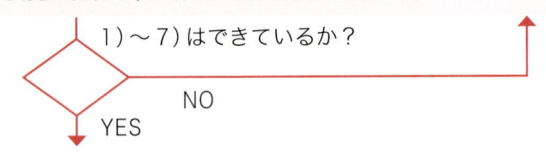

1)～7)はできているか？
NO / YES

STEP 2 動作の大まかな観察（気づきの作業）

8) 上肢挙上，リーチ動作に着目する．
9) 座位，立位での体重移動時の姿勢変化に着目する．
10) 片脚立位姿勢に着目する．
11) 投球動作を位相別に観察し，疼痛の出現位相を確認する．
12) 動作の模倣を行う．

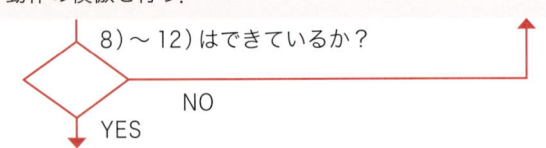

8)～12)はできているか？
NO / YES

STEP 3 動作の細かな観察

13) ボールの握り（ストレート）を観察する．
14) 投球動作を位相別に多方向から観察する．
15) 動作の模倣を再度行う．

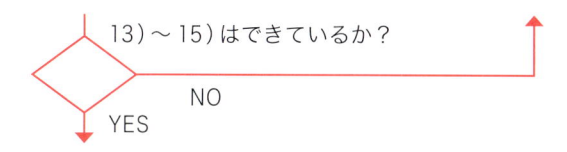

§17. 投球障害肩（スポーツ障害） 323

```
        ┌─ 13)～15)はできているか？ ─┐
        │          NO              │
     YES│                          │
        ▼                          │
```

STEP 4 機能障害・活動制限の抽出

16) 投球動作に関連する筋・関節の機能障害をあげる．
17) 投球動作に関連する活動制限をあげる．

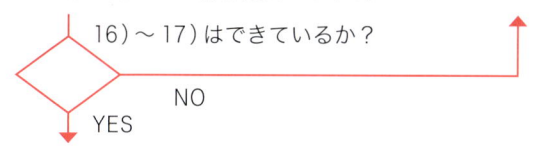

```
        ┌─ 16)～17)はできているか？ ─┐
        │          NO              │
     YES│                          │
        ▼                          │
```

STEP 5 機能障害・活動制限の関連付け

18) STEP4であげた機能障害と活動制限との関連付けを行う．
19) 運動学的に全身の運動連鎖を十分に考慮する．
20) ほかの要因（全身体力，運動発達，精神的要因など）も考慮しながら，機能障害と活動制限を明確にする．
21) 投球動作に関連した動作能力を考慮する．

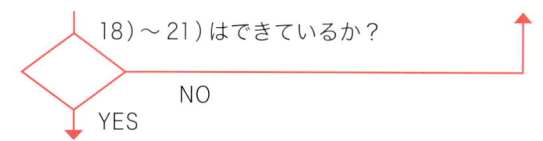

```
        ┌─ 18)～21)はできているか？ ─┐
        │          NO              │
     YES│                          │
        ▼                          │
```

STEP 6 治療への展開

22) STEP4・5であげた機能障害と活動制限との関連付けを行い，適切な治療を展開する．
23) 理学療法では関節可動域運動，筋力増強運動，バランス練習，視覚・映像を利用した投球動作指導がなされる．

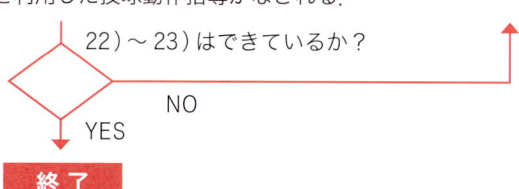

```
        ┌─ 22)～23)はできているか？ ─┐
        │          NO              │
     YES│                          │
        ▼                          │
```

終了

B STEP 1：病態の把握と動作の予測

- 肩関節機能（肩複合体）を理解する．

☐ 肩は肩甲骨，鎖骨，上腕骨，胸骨，肋骨からなる解剖学的関節（胸鎖関節・肩鎖関節・肩甲上腕関節）と，機能的関節（肩峰下関節・肩甲胸郭関節）からなる関節複合体である．
☐ 狭義の肩関節である肩甲上腕関節は，力学的に不安定な関節である．
☐ 肩の運動にはさまざまな筋が関与し，肩以外の関節機能の影響を受ける．

- 投球障害肩の病態や障害について整理する．

☐ 投球障害肩の病態には不安定症，後方タイトネス，関節唇損傷（SLAP lesion），腱板損傷，腱板疎部損傷，上腕二頭筋長頭腱炎，肩峰下 impingement 症候群，Internal impingement, 有痛性 Bennett 骨棘，絞扼性神経障害などがある[1]．
☐ 投球障害肩は，複数の病態が同時に存在することが多い．
☐ 投球動作は「下肢―下部体幹―上部体幹」，「肩甲胸郭―肩甲上腕―肘」，「手からボール」への身体各部位の運動を重ね合わせて，末端部位のエネルギーを大きくする全身運動である．
☐ 肩関節機能の低下，身体各部位の運動連鎖の破綻による運動エネルギー伝達の低下が投球障害肩の原因となる[2,3]．

- 投球動作を位相（phase）別に整理する[2-8]．

☐ 投球動作は選手により多種多様であり，基準となる投球フォームは確立されているとはいえない．
☐ 投球動作の型は両肩を結ぶ線と投球肘の位置関係はほぼ変わらないが，体幹の傾きにより over-arm, three-quarter, side-arm, under-arm に分類される．
☐ 投球動作の分析は第Ⅰ相 wind up phase, 第Ⅱ相 cocking phase, 第Ⅲ相 acceleration phase, 第Ⅳ相 follow through phase の4相に分類される[5]（図1）．

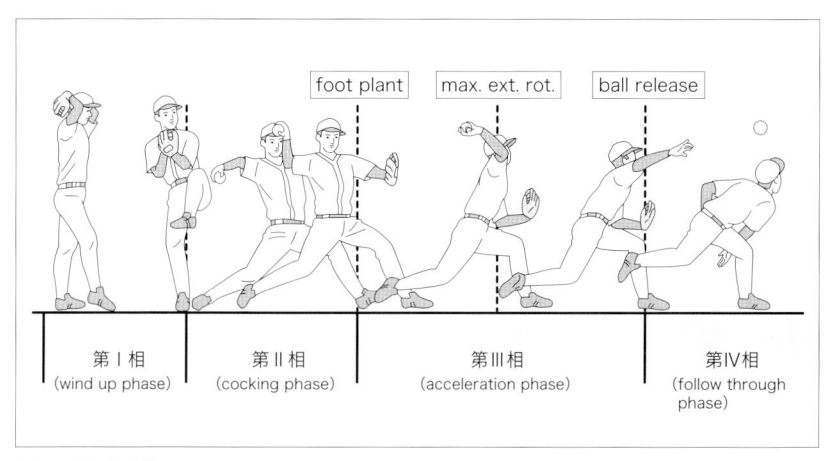

§17. 投球障害肩（スポーツ障害）　325

図1　投球動作（文献5より）

※cocking phase を, early cocking phase (footplant：足接地) と late cocking phase (max.ext.rot.：肩最大外距) に分類する場合もある[8].

■第Ⅰ相　wind up phase

- 投球動作開始から，非軸脚（ステップ脚）の膝が最高点に到達するまでの期間である.
- ステップ脚挙上による位置エネルギーと，非投球方向へ体幹および軸脚股関節を回旋することによる投球に必要な並進・回転運動エネルギーを蓄積する投球動作の準備期間である.

■第Ⅱ相　cocking phase

- 投球方向への移動開始から，ステップ脚の踏み込んだ足が完全に接地した状態（フットプラント）までの期間である.
- ステップ脚の踏み込み動作による投球方向への体重移動（並進運動）を行い，wind up phase で蓄積した位置エネルギーから回転運動エネルギーへの変換期間である.
- 投球側上肢を振り上げた最高位，トップポジションが観察される.

□下部体幹（骨盤）に対して上部体幹（肩甲帯）が非投球方向に回旋し，身体回旋運動の準備期間である．

■第Ⅲ相 acceleration phase

□投球側のトップポジションからボールリリースまでの期間である．
□体幹—肩甲帯—上肢への運動エネルギー伝達が大きい期間である．
□動作速度が最も速いため，視覚的観察が難しい期間である．
□投球障害肩の主訴が最も多く出現する期間である．

■第Ⅳ相 follow through phase

□ボールリリースから，投球動作が終了する（投球側上肢が振り終わる）までの期間である．
□急激な上肢運動の減速により，肩後方構成体へ過剰な伸張ストレスが加わる期間である．

● 疼痛の部位や種類，誘発肢位を把握し投球動作との関連性を予測する．

□投球時の肩関節へ加わるストレスは投球動作の位相により異なる（表1）．

● 関節可動域を把握し，動作との関連性を予測する．

□肩甲上腕関節の回旋可動域（外転90°位）は，投球側が非投球側に比べて外旋可動域の拡大と内旋可動域の低下を認めるが，全体の可動範囲（外旋＋内旋）はほぼ等しい[9]．
□肩甲胸郭関節，体幹，股関節など他の関節可動性を把握する．

● 筋機能を把握し，動作との関連性を予測する．

□腱板筋（棘上筋・棘下筋・小円筋・肩甲下筋）機能の低下をきたすことが多い．
□肩甲骨周囲筋の機能低下をきたすことが多い．
□筋力，拮抗筋比率（肩内外旋比），筋柔軟性などの左右差を認めることが多い．

§17. 投球障害肩（スポーツ障害）　327

表1　投球時の肩関節へのメカニカルストレス

投球位相	メカニカルストレス
1. wind up phase	ほとんどない
2. cocking phase	上腕骨挙上，水平外転，外旋にともなう肩峰下や上腕骨頭と関節窩での衝突や挟み込み，肩前方への伸張ストレス
3. acceleration phase	上腕骨内旋運動にともなう肩峰下での摩擦や衝突
4. follow through phase	肩後方への伸張ストレス

- 姿勢を把握し，動作との関連性を予測する．

☐ 立位や座位姿勢での脊柱，骨盤，下肢などのアライメントや重心位置を把握する．

C STEP 2：動作の大まかな観察（気づきの作業）

- 上肢挙上，リーチ動作（肩甲骨面・前方・側方）に着目する．

☐ 上肢の肩甲骨面・前方，側方挙上動作において非投球側と投球側の肩甲骨の位置，肩甲上腕リズム（肩甲骨上方回旋）の左右差を把握する．
☐ リーチ方向への肩甲骨の外転運動と反対側肩甲骨の内転運動，および体幹回旋運動制限を把握する（図2）．

- 座位，立位での体重移動時の姿勢変化に着目する．

☐ 座位，立位での側方移動時の骨盤，体幹機能が制限されていないかを把握する（図3）．

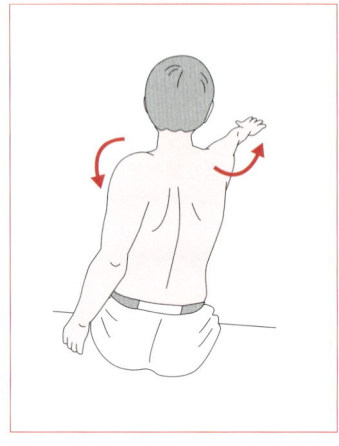

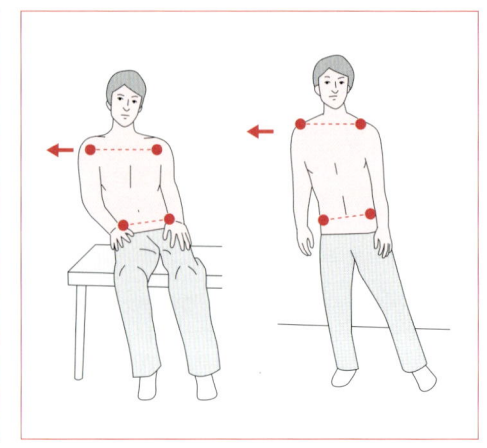

図2 前方へのリーチ動作(正常例)

肩甲骨の非対称的(内・外転)な運動と上部体幹による回旋運動が観察される.(文献4より)

図3 座位,立位での側方移動にともなう姿勢変化

座位,立位での側方への重心移動後も両肩の高さが変わらない姿勢制御が観察される.

- 片脚立位姿勢に着目する.

☐ 片脚立位の安定性,アライメントを把握する(図4).

- 投球動作を位相別に観察し,疼痛の出現位相を確認する.

☐ 投球動作の疼痛がどの位相で出現するかを確認する.
☐ 疼痛出現位相以外の動作からの影響について着目する.

D STEP 3:動作の細かな観察

- ボールの握りを観察する.(図5)

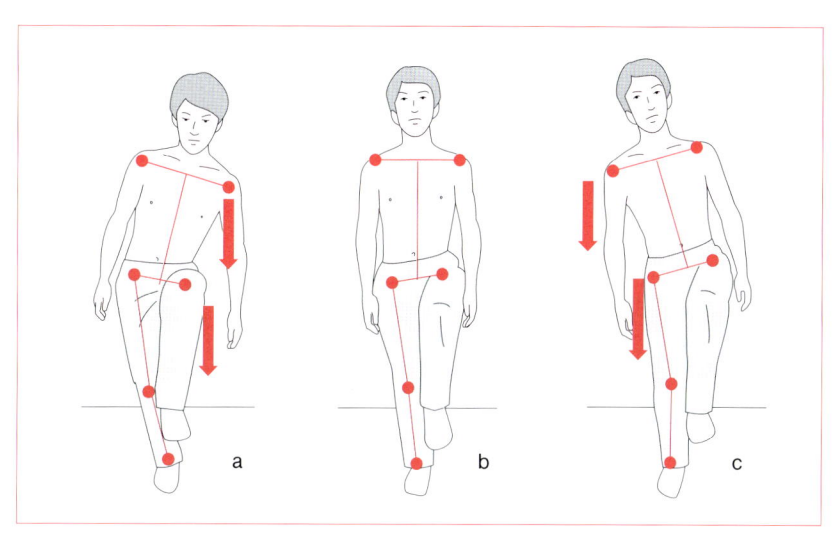

§17. 投球障害肩（スポーツ障害）　329

図4　片脚立位の姿勢

a：トレンデレンブルグ様肢位（遊脚側への側方傾斜）
b：正中肢位
c：デュシャンヌ様肢位（支持脚側への側方傾斜）
＊股関節外転筋力低下よりa, cの姿勢が観察される．

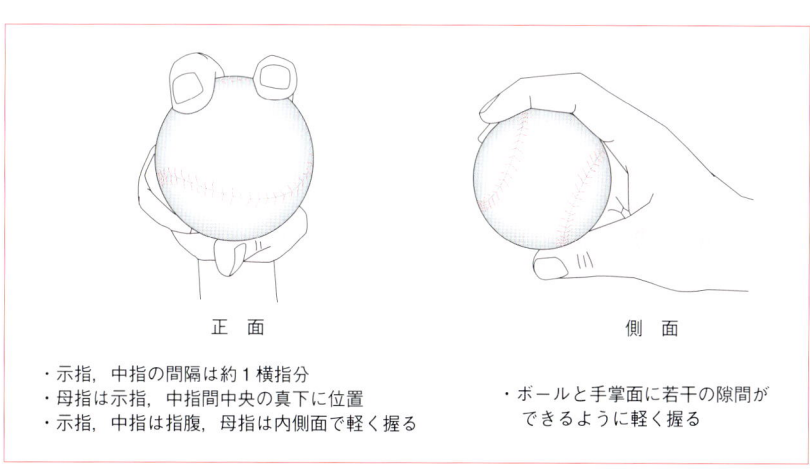

正　面
・示指，中指の間隔は約1横指分
・母指は示指，中指間中央の真下に位置
・示指，中指は指腹，母指は内側面で軽く握る

側　面
・ボールと手掌面に若干の隙間ができるように軽く握る

図5　ボールの握り

□ 母指, 示指, 中指の位置関係を観察する.
□ 手掌面とボールの接触状況を観察する.
□ 手や指に力が入りすぎていないか観察する.

- 投球動作を位相別に多方向から観察する [2-8].

---

1) 第Ⅰ相 wind up phase の観察

- 軸脚の足の向き, 足部の状態を観察する.
- ステップ脚の膝の挙上位置を観察する.
- 片脚 (軸脚) 立位時の体幹・骨盤の傾斜, 股関節, 膝関節, 足関節の角度を観察する.
- 体幹 (両肩を結んだ線) が非投球方向へ回旋しているか観察する.
- 体幹・骨盤, 軸脚下肢3関節が安定しているか観察する.

□ 軸脚足部が回内足を認めることがある.
□ 軸脚の足の向きが, 投球方向に対して垂直 (ピッチャープレートに平行) に位置していないことがある.
□ ステップ脚の膝の挙上が不十分である.
□ 骨盤体幹の後方傾斜がみられる (図6).
□ 軸脚股関節の伸展制限, ステップ脚股関節の屈曲制限を認めることがある.
□ 後方重心位になっている.
□ 非投球方向への側方傾斜がみられる.
□ 股関節の内転制限を認めることがある.
□ 股関節外転筋力の低下を認めることがある.
□ 非投球方向への体幹回旋が不十分である.
□ 体幹, 股関節の回旋制限を認めることがある.

※第Ⅱ相への体重移動 (並進運動), 体幹・股関節の回旋運動などが効果的に使えない傾向となる.

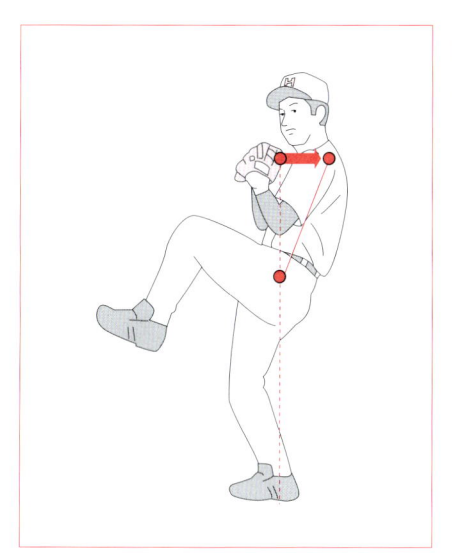

§17. 投球障害肩（スポーツ障害） 331

図6　wind up phase

体幹・骨盤の後方傾斜が観察される．
軸脚の膝関節屈曲のみが観察される．

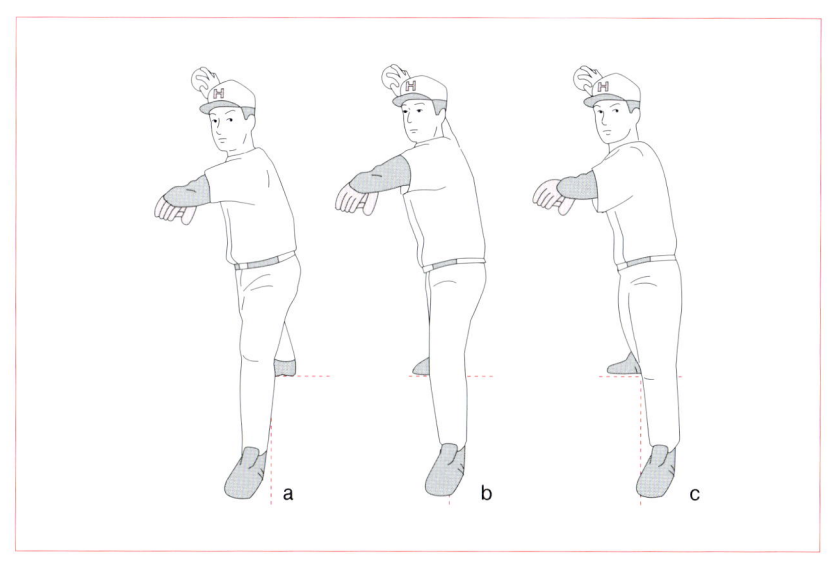

図7　投球方向へのステップの型
a：インステップ（軸脚爪先寄りのステップ）
b：ニュートラル
c：アウトステップ（軸脚踵寄りのステップ）

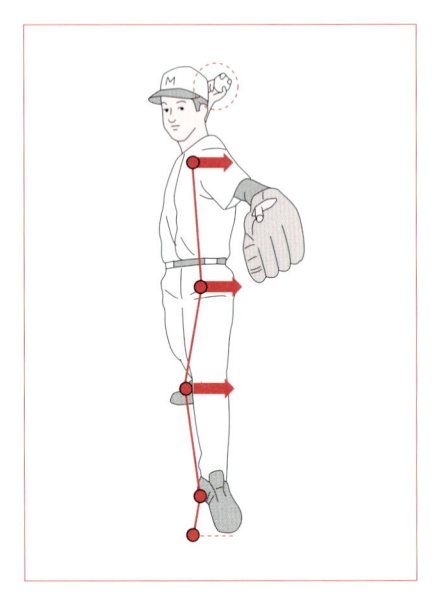

図 8 cocking phase

非投球側の肩，腰，膝，爪先が開き，ボールが投球方向(前腕回外位)を向いているのが観察される．

2)第Ⅱ相 cocking phase の観察

- 投球方向への体重移動(並進運動)の開始動作を観察する．
- 並進運動時の軸脚股関節を観察する．
- 並進運動時(フットプラントまで)の頭部の位置を観察する．
- 並進運動時の非投球肩・肩甲骨を観察する．
- フットプラント時の軸脚に対する足位置を観察する．
- ステップ脚の爪先や膝の開きを観察する．
- ステップの幅を観察する．
- フットプラントとトップポジションが形成されるタイミングを観察する．
- フットプラント時の下部体幹(骨盤)に対する上部体幹(胸椎・胸郭)の非投球方向への回旋を観察する．
- トップポジション時の両肩甲帯の動きを観察する．
- トップポジション時の投球側の肘の位置，屈曲角度，手の向きを観察する．
- トップポジション時の非投球側の肘の位置，引き込み動作を観察する．
- ☐ 投球方向への重心移動(並進運動)の開始動作が骨盤(殿部)主導の前方移動(ヒッ

プファースト）ではなく，ステップ脚からの先行動作や下部体幹と上部体幹が一塊となった運動を認める．
□ 並進運動時の軸脚股関節軽度屈曲・内旋位がとれず，並進運動開始早期からの膝屈曲・膝外反位がみられる（十分な並進運動ができない）．
□ 並進運動時の頭部・上部体幹が骨盤より後方へ残らず，投球方向へ突っ込んでいる．
□ 並進運動時に非投球側の肩越しに目標を見据えた姿勢が取れていない（非投球側肩内旋・肩甲骨前傾がとれない）．
□ フットプラント時の足の位置が，軸脚足長中間の投球方向への延長線上より爪先寄りのインステップ，踵寄りのアウトステップを認める（図7）．
□ ステップの長さが不適切である（投球方向への十分な体重移動が可能なステップ長）．
□ フットプラントとトップポジションのタイミングが大きくずれている（両肩を結んだラインまで肘があがってくるのが遅い）．
□ フットプラント時の下部体幹に対する上部体幹の非投球方向への回旋が不十分である．
□ トップポジション時の非投球側肩甲骨の前方傾斜，投球側肩甲骨の後方傾斜[4]による上部体幹の回旋運動が不十分で非投球側の肩が開いている（図8）．
□ 体幹・肩甲帯の運動制限を認めることがある．
□ トップポジション時の投球側の肘の位置が両肩を結んだ線の延長上より下がっている．
□ トップポジション時の投球側の肘の屈曲角度が不十分である．
□ トップポジション時にボール（手掌面）が投球方向を向いている．
□ トップポジション時の非投球側の肘の位置が低く，引き込み動作（非投球側の肩の開き）が早い．

※下肢—体幹—肩甲帯への運動エネルギーの伝達が不十分となり，肩・肘への負担を増すこととなる．

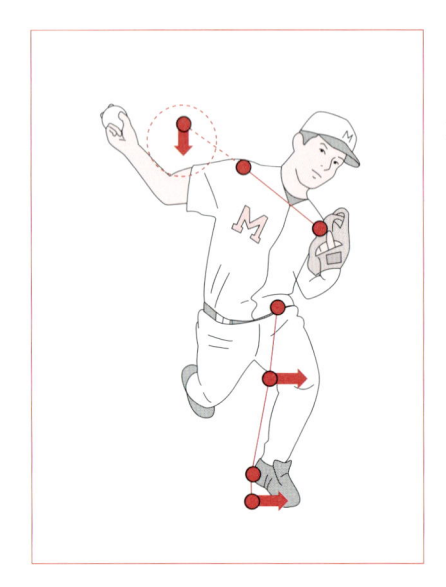

図9　ball release

ボールリリース時の肘が両肩を結んだ線の延長上より下がり，非投球側の腰，膝，爪先の開きが観察される．

3）第Ⅲ相　acceleration phase の観察

- ステップ脚への体重移動を観察する．
- ステップ脚下肢3関節の安定性を観察する．
- 投球方向への下部体幹—上部体幹の回旋運動を観察する．
- late cocking phase（投球側肩最大外旋時）での投球側の肘の位置，肘頭の向きを観察する．
- late cocking phase（投球側肩最大外旋時）での非投球側の肘のたたみ込みを観察する．
- ボールリリース時の投球側の肘の位置を観察する．
- ボールリリース時の非投球側の肘の引き込みがを観察する．
- ☐ ステップ脚への体重移動が不十分である．
- ☐ ステップ脚の不安定性による体幹回旋運動の制限を認める．
- ☐ トップポジション時の非投球側の肩の位置と，ボールリリース時の投球側肩の通過位置が大きくずれている[4]．

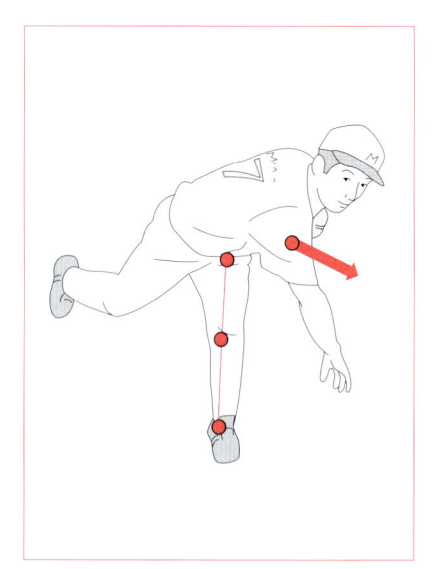

§17. 投球障害肩（スポーツ障害） 335

図10　follow through phase
上肢を振り終えた時の体幹と投球側の肩の向きがステップ側（投球方向）より一塁方向へ向いているのが観察される．

- ☐ 肩甲帯，体幹，股関節の運動制限を認めることがある．
- ☐ 投球側肩最大外旋時の肘の位置が両肩を結んだ線の延長上より下がっている．
- ☐ 投球側肩最大外旋時の肘頭が投球方向を向いていない．
- ☐ 投球側肩最大外旋時の非投球側の肘のたたみ込みが不十分である．
- ☐ ボールリリース時の投球側の肘の位置が，両肩を結んだ線の延長上より下がっている（**図9**）．
- ☐ ボールリリース時の非投球側の肘が背面まで過剰に引き込まれている．

※ 肩—肘—手関節への運動エネルギーの伝達が不十分となり，肘伸展運動より肩内旋運動が主体になると肩への負担が増すこととなる．

4）第Ⅳ相 follow through phase の観察

- ボールリリース後から上肢を振り終えた時点までの減速運動を観察する．
- ボールリリース後の投球方向への体重移動，体幹前屈，回旋，ステップ脚股関節の屈曲運動を観察する．
- ステップ脚下肢3関節の安定性を観察する．
- 投球側上肢を振り終えた時点の投球側肩の位置を観察する．
- 投球側上肢を振り終えた時点の投球側前腕が回内しているか観察する．
- □ ステップ脚股関節の投球方向への体重移動の減速，緩衝能力が不十分である．
- □ ボールリリース後の投球方向への体重移動，体幹の前屈・回旋運動，ステップ脚股関節の屈曲・内旋運動が不十分でステップ脚の足部手前で体幹運動が終了する．
- □ 投球側上肢を振り終えた時点の投球側肩側面が投球方向を向かず，かつステップ脚の投球方向線上に位置しない（図10）．
- □ 体幹，股関節の運動制限を認めることがある．
- □ 投球側上肢を振り終えた時点の投球側前腕が回内していない．

※減速運動においても肩甲帯，体幹，股関節機能が肩甲上腕関節にかかる負担を緩衝する役割を担っている．

E STEP 4：機能障害・活動制限の抽出

- 投球動作に関連する筋，関節の機能障害をあげる．
- 投球動作に関連する姿勢，動作時の活動制限をあげる．

■ 機能障害の抽出ポイント

- □ 投球時の肩の痛み
- □ 腱板機能の低下
- □ 肩甲骨の可動性，安定性の低下

- 体幹の可動性，安定性の低下
- 股関節の可動性，安定性の低下
- 足部の機能障害

■活動制限の抽出ポイント

- リーチ動作等上肢活動にともなう体幹可動性，安定性の低下
- 片足立位姿勢の不安定性
- 投球動作の再現性の低下

F STEP 5：機能障害・活動制限の関連付け

- STEP4であげた機能障害と活動制限との関連付けを行う．
- 運動学的に全身の運動連鎖を十分に考慮する．
- ほかの要因（全身体力，運動発達，精神的要因など）も考慮しながら，機能障害と活動制限を明確にする．
- 投球動作に関連した動作能力を考慮する．

位相別投球動作の関連付け

■第Ⅰ相 wind up phase

- 体幹，骨盤の後方傾斜，非投球方向への側方傾斜，非投球方向への体幹回旋，軸脚股関節の内旋制限は投球方向への体重移動（並進運動），体幹，股関節の屈曲，回旋運動を効果的に使えず，次相以降のフォームや運動連鎖の乱れの原因となり肩・肘への負担を増すことになる．

■第Ⅱ相 cocking phase

- 並進運動の開始部位（ヒップファースト），軸脚股関節の屈曲・回旋肢位，非投球側肩内旋・肩甲骨前方傾斜などの肢位の形成が並進運動から回転運動への移行を円滑にする．並進運動時の不適切な姿勢形成，下部体幹と上部体幹の分離した

回旋運動や肩甲骨の前方傾斜,後方傾斜を使った上部体幹の回旋運動の制限が下肢—体幹—肩甲帯への運動エネルギーの伝達を阻害し,肩・肘への負担を増すことになる.

■第Ⅲ相 acceleration phase

□ 投球方向への体重移動,体幹,股関節の屈曲・回旋運動の制限や肩最大外旋（MER）を構成する肩関節外旋,肩甲骨後方傾斜,胸椎伸展運動の anatomical link system の機能低下が下肢–体幹–肩甲帯–肩–肘–手関節への運動エネルギーの伝達を阻害し,肩内旋運動が主体になると肩への負担が増すことになる.

■第Ⅳ相 follow through phase

□ 投球方向への並進・回転運動をステップ脚股関節,体幹,肩甲帯を十分に機能させて減速できないと肩（後面）にかかる負担が増すことになる.

G STEP 6：治療への展開

- 病態と STEP 4・5 であげた機能障害と活動制限との関連付けを行い,適切な治療を展開する.
- 理学療法では関節可動域運動,筋力増強運動,バランス練習,視覚・映像を利用した投球動作指導がなされる.

■運動療法

□ 関節可動域運動：四肢・体幹の可動性低下部位に対する他動・自動運動,持続的伸張（ストレッチング）が必要である.特に肩後面の短縮筋の伸張（肩内旋・水平内転）[9]や肩甲骨,股関節の可動性を改善する.
□ 筋力増強運動：腱板,肩甲骨周囲筋の再教育を目的とした強化が必要である.特に肩内・外旋筋力の比率や腱板と僧帽筋下部線維,腱板と三角筋などインナーとアウターの連動性を改善する.open kinetic chain ex. と closed kinetic chain

ex. を効果的に併用する[9]．また，股関節外転筋や腹横筋，腸腰筋など下部体幹の安定性に関連する筋力増強運動も必要である．
□四つ這い位，座位，立位のバランス練習：各肢位で支持基底面の形を変えて，重心移動する．例えば，両脚立位から片脚立位，四つ這い位から対角上下肢挙上位の安定保持を不安定マットなども利用しながら行う．
□実際の投球動作をビデオカメラで撮影し，映像によるフィードバックにより動作改善の手がかりにする．

【文献】
1）西中直也ほか：投球障害肩（肩の筋・腱付着部障害）の診断と治療．MB Orthop．18：30-38, 2005
2）山野仁志ほか：運動連鎖と理学療法．理学療法MOOK9 スポーツ傷害の理学療法（福井勉，小柳磨毅編）：51-65, 三輪書店, 2001
3）松久孝行ほか：投球のバイオメカニクスからみた肩関節障害のリハビリテーションと予防．臨床スポーツ医学18：165-171, 2001
4）筒井廣明, 山口光國：投球障害肩—こう診てこう治せ, メジカルビュー, 2004
5）信原克哉：肩—その機能と臨床 第3版．医学書院, 2001
6）岩堀裕介ほか：投球肩障害に対する投球フォーム矯正を中心とした保存療法の効果．肩関節, 24：377-381, 2000
7）前田 健：ピッチングの基本メカニズム．BASEBALL CLINIC, 2：55-57, ベースボールマガジン社, 2006
8）田中正栄ほか：スポーツ復帰 動作分析の役割．スポーツ理学療法セミナー〈SPTS〉シリーズ 第2巻 肩のリハビリテーションの科学的基礎（福林 徹・蒲田和芳編），179-185, ナップ, 2009
9）Wilk, KE.：Current Concepts in the Rehabilitation of the Overhead Throwing Athlete, Am. J. Sports Med. 30：136-151, 2002

〔田中正栄〕

18 筋ジストロフィー（神経・筋疾患）

A 治療に至るまでのフロー

STEP 1 病態の把握と動作の予測

1) Duchenne 型筋ジストロフィー（DMD）の病態と，病気と共存している障害像を大まかに把握する．
2) DMD における筋力低下・筋萎縮の特徴を把握し，動作との関連性を予測する．
3) DMD における短縮しやすい筋肉を把握し，動作との関連性を予測する．
4) DMD における関節拘縮・関節変形を把握し，動作との関連性を予測する．
5) 動作能力に影響を与えるほかの因子を抽出する．
6) DMD 特有の姿勢・動作を把握する．

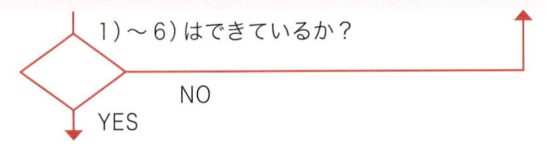

1) ～ 6) はできているか？ NO / YES

STEP 2 動作の大まかな観察（気づきの作業）

7) 障害段階分類に沿った動作に着目する．
8) 対称性，リズム，スピード，バランス，手足の順序性，安定性，実用性（危険性），代償運動を観察する．
9) 正常動作との比較を行う．
10) 姿勢・動作を大まかに模倣してみる．

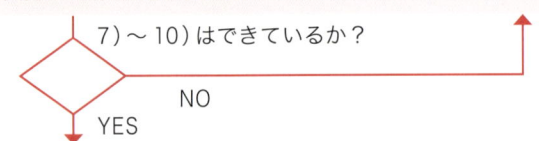

7) ～ 10) はできているか？ NO / YES

STEP 3 動作の細かな観察

11) 観察は主に前額面，矢状面から行う．
12) まず，立位姿勢における頭部，肩，体幹，骨盤，下肢の位置関係とアライメントを観察し，立位姿勢を理解する．
13) 次に，重心の移動をともなう歩行動作，階段昇降動作，立ち上がり動作，四つ這い動作について動作分析を行う．

14) 再度，動作を模倣してみる．
15) 立位姿勢の観察 11)，12)，14) を行う．
16) 歩行動作の観察 11)，13)，14) を行う．
17) 階段昇降動作の観察 11)，13)，14) を行う．
18) 立ち上がり動作の観察 11)，13)，14) を行う．
19) 四つ這い動作の観察 11)，13)，14) を行う．

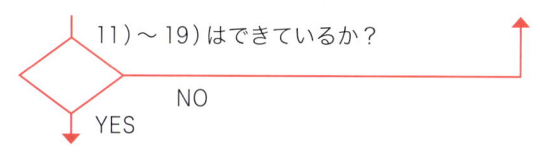

11)〜19) はできているか？ NO / YES

STEP 4 機能障害・活動制限の抽出

20) 機能障害を列挙する．
21) 姿勢・動作時の活動制限を列挙する．

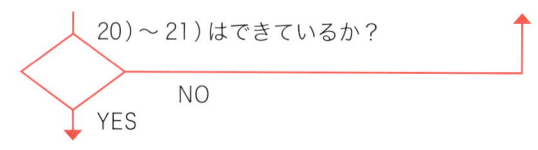

20)〜21) はできているか？ NO / YES

STEP 5 機能障害・活動制限の関連付け

22) STEP4 であげた機能障害と活動制限との関連付けを行う．
23) 各動作における代償運動を生体力学的に考察してみる．
24) STEP1 であげた動作能力に影響を与える因子も考慮しながら，機能障害と活動制限の原因を明確にする．

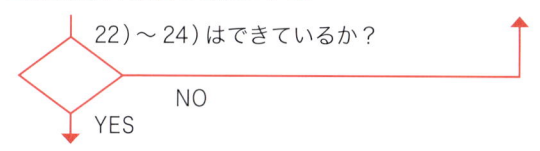

22)〜24) はできているか？ NO / YES

STEP 6 治療への展開

25) STEP4・5 であげた機能障害と活動制限に対するスタンダードな治療を展開する．

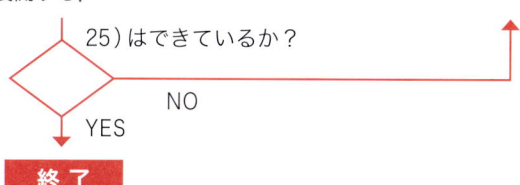

25) はできているか？ NO / YES

終了

B STEP 1：病態の把握と動作の予測

> ● Duchenne 型筋ジストロフィー（DMD）の病態と，病気と共存している障害像を大まかに把握する．

- □ DMD は男児出生 4,000 ～ 5,000 人に 1 人の割合で発症し，現在約 2,000 人の患者が存在する．
- □ X 染色体劣性遺伝形式をとる遺伝子異常が原因の進行性筋疾患である．
- □ 母親が保因者の場合，男児の 50％に発病し 50％は正常である．一方，女児の 50％は DMD 遺伝子を受け継ぎ保因者（一般的には臨床症状を認めない）となるが, 50％は正常である．
- □ 臨床上，遺伝的要素をもたない母親から発症するケースが 1/3 存在する．
- □ 母親由来の異常遺伝子であるため，母親の精神的・心理的障害が強く現れる．
- □ 病気の告知は，小学校中学年以降に本人の意思とは関係なく自分の身体を通して，あるいは通院や入院を通じて自分と同じような人を見るなどして自然に伝えられる．
- □ 5 歳頃までは確実に運動機能は発達するが，6 歳頃より運動機能の低下が始まりプラトーになることはない（10 歳前後で歩行不能となる）．
- □ 臨床上，低筋緊張タイプと関節拘縮タイプが存在する．
- □ 動作能力障害の進行状況を把握する指標として，機能障害度分類がある（**表1**）．
- □ 機能障害度分類および呼吸・循環障害の程度をもって身体能力としての重症度を判断する．
- □ リハビリテーション，整形外科的介入や，呼吸・循環管理の進歩などにより，確実に死亡年齢は延長されている．
- □ normalization への取り組みや IT 技術の向上などにより，QOL が高まっている．

> ● DMD における筋力低下・筋萎縮の特徴を把握し，動作との関連性を予測する．

- □ dystrophin の欠損，筋肉内の病理的変化は，先天的なものではあるが一時的に筋肉の再生能が分解能より上回る時期がある．

表1　機能障害度—厚生省研究班（新分類）とその改良案

厚生省研究班（新分類）	改良案（洋式）	改良案（和式）
Ⅰ. 階段昇降可能 　a　手すりの介助なし 　b　手の膝押さえ	Ⅰ. 階段昇降可能 昇り，降りともに介助なく可能． 階段は16cmの高さを使用．	左記に準ずる．
Ⅱ. 階段昇降可能 　a　片手すり 　b　片手すり＋手の膝押さえ 　c　両手すり	Ⅱ. 階段昇降可能 介助はステージa）b）までとし，c）はステージⅢとする．	
Ⅲ. 椅子からの起立可能	Ⅲ. 椅子からの起立可能 背もたれのない台（膝窩までの高さ）からの立ち上がり可能．座面を手で押すことは禁止，最終肢位は両手手放し，上体中立位保持可能．	
Ⅳ. 歩行可能 　a　独歩で5m以上 　b　独りでは歩けないが，物につかまれば歩ける． 　（5m以上）①歩行器②手すり③手びき	Ⅳ. 歩行可能 bの①〜③は歩行不能と判定する．	
Ⅴ. 起立・歩行は不可能 四つ這いは可能	Ⅴ. 起立・歩行は不可能 四つ這いは可能 車いす—プラットホーム間の移乗が往復可能．	Ⅴ. 起立・歩行は不可能 四つ這いは可能 自力で四つ這い姿勢となり，かつ3m以上四つ這いが可能．
Ⅵ. 四つ這いは不可能 ずり這いは可能	Ⅵ. 四つ這いは不可能 ずり這いは可能 3mを2分未満で可能（肘這いも含む），移乗動作介助	Ⅵ. 四つ這いは不可能 ずり這いは可能 介助で四つ這い姿勢をとれる．3mを2分未満で可能．
Ⅶ. ずり這い不可能 座位保持は可能	Ⅶ. ずり這い不可能 座位保持は可能 車いす前方駆動可なるも60秒/10m	Ⅶ. ずり這い不可能 座位保持は可能 支持なしで自力座位保持可能（座位への介助はあっても可，床に手をついても可）．
Ⅷ. 座位保持不可能 常時臥床状態	Ⅷ. 座位保持不可能 常時臥床状態 　a　支持（各種座位保持装置）があれば座位保持可能． 　b　常時ベッド上で生活	左記に準ずる．

（浅野賢，近藤隆春：筋ジストロフィーのリハビリテーション　—理学療法・作業療法—運動機能評価（改訂），厚生省精神・神経疾患研究費委託研究報告書より）

（筋ジストロフィーの療養と看護に関する臨床的・社会学的研究班　リハビリテーション分科会編：101-108，1994より）

表2 DMDにおける筋障害の推移

障害が初期より著明な筋群	頸前屈筋, 体幹前屈群, 腹直筋, 股内転筋, 肩甲下制筋（僧帽筋下・中部), 肩伸展筋（広背筋), 内旋筋
障害が初期では著明ではないが, ある時期より急速に進展する筋群	大部分の体幹筋, 股伸展, 外転筋, 膝伸展筋, 足背屈筋, 肩屈曲, 外転, 内転筋, 上腕筋群（上腕三頭筋群)
障害の進展の比較的緩徐な筋群	股屈筋（腸腰筋), 膝屈筋, 前腕筋群
障害の進展が全経過を通じてきわめて緩徐な筋群	頸後屈筋（半棘筋, 板状筋), 足底屈筋, 足内反筋（後脛骨筋), 足底小筋群, 手の小筋群

(野島元雄ほか：ミオパチーのリハビリテーション, ミオパチー＜内科 MOOK No.41＞, 266-288, 阿部正和ほか編集, 金原出版, 1989)

表3 短縮する筋群

顔面	開口筋群
頸部	頸部伸筋群
体幹	下部体幹筋群, 内・外肋間筋
上肢	僧帽筋, 上腕二頭筋, 前腕回内筋群 手関節屈筋群, 浅・深指屈筋, 手内筋群
下肢	腸腰筋, 大腿筋膜張筋, 大腿直筋, ハムストリングス, 腓腹筋, ヒラメ筋, 後脛骨筋, 足指屈筋群

□筋力低下の発現時期と進行の程度には差がある（**表2**）.
□上・下肢筋の筋力低下・筋萎縮は, 近位筋から始まり遠位筋へ及ぶ.
□上・下肢筋の筋力低下は, 屈筋群よりも伸筋群のほうに強く, 主働筋, 拮抗筋間の不均衡が生じる.
□上・下肢筋の筋力低下には, 左右差が認められる.
□心筋, 呼吸筋へも波及するため, 活動量には常に細心の注意を払う.
□姿勢・動作で, どのようなアライメント異常や代償運動が出現するのかを想像する.

- DMDにおける短縮しやすい筋肉を把握し, 動作との関連性を予測する.

§18. 筋ジストロフィー（神経・筋疾患） 345

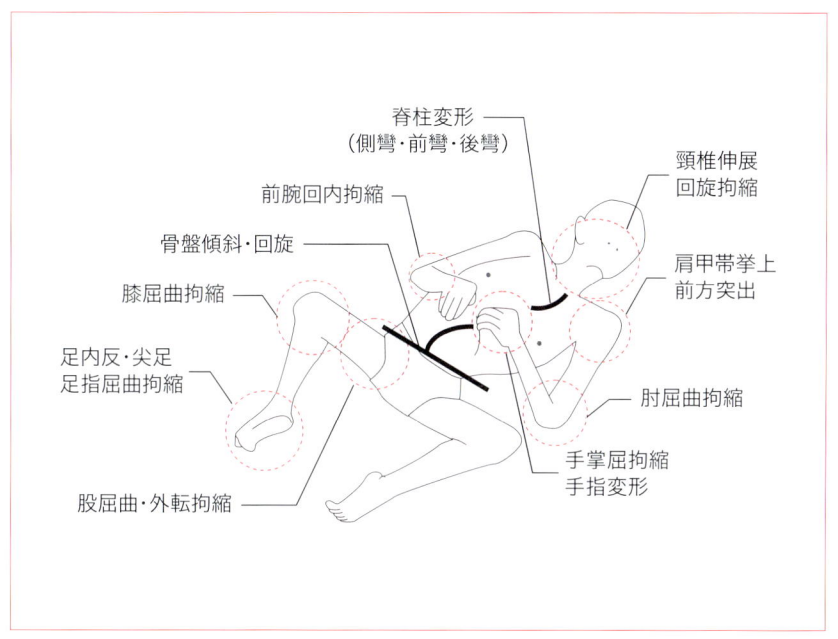

図1　DMDの関節拘縮・関節変形

- [ ] 各関節においては，筋力の温存している筋肉が短縮しやすいので予測しやすい（表3）．
- [ ] 筋肉内の構造的変化として，結合組織，脂肪組織に置換され伸張性に欠ける．
- [ ] 最初に，腸腰筋・大腿筋膜張筋の短縮により身体全体のアライメントが変化する．
- [ ] 股・膝関節の伸展域，足関節背屈域の維持は，立位，歩行動作などに重要である．
- [ ] 肘・手関節の伸展域の維持は，起居動作に重要である．
- [ ] 頸部の屈曲域の維持は，摂食・嚥下能力，座位バランス能力に影響する．

- DMDにおける関節拘縮・関節変形を把握し，動作との関連性を予測する．

- [ ] 最終的には，関節拘縮・関節変形をきたす（図1）．
- [ ] 股関節屈曲・外転拘縮，膝関節屈曲拘縮，足関節内反・尖足拘縮は，体重支持に影響する．

□ 上肢の関節拘縮・関節変形は，起居動作時の体重支持やリーチ能に影響する．
□ 脊柱の前彎・後彎・側彎変形は，座位保持能力や呼吸機能に影響する．

- 動作能力に影響を与えるほかの因子を抽出する．

□ 身体的要因として，体重の増加（肥満）や身長の伸びなど体格の変化が影響する．また，習慣的な姿勢や風邪，怪我などでの臥床，学校の長期の休みの過ごし方（廃用症候群），過剰な活動（過用症候群）などの1日行動量も影響する．
□ 精神的要因として，知的レベル，転倒への恐怖心，病気に対する不安，悲観的な考え方，性格（わがまま，甘え）などが影響する．
□ 環境的要因として，家屋構造，学校環境の物理的要因と過保護，過剰介助などの人的要因が影響する．

- DMD特有の動作・姿勢を把握する．

□ 立位姿勢では，腰椎前彎位でいわゆる"休めの姿勢"をとることが多い．
□ 階段昇降動作では，手で膝を押して伸展を補助する動作がみられる．
□ 立ち上がり動作では，手で大腿部を移動する登はん性起立（Gower's sign）を呈する．
□ 立ち上がり動作が不能になっても，立たせれば歩行できる時期がある．
□ 歩行動作では，大殿筋歩行とDuchenne現象を合わせた動揺性歩行（Waddling gait）を呈する．
□ 四つ這い動作では，肩，肘を固定するために指先を前方から後方位へ変化させる．
□ 四つ這いへの移行が不能であっても，四つ這い姿勢をとらせれば這行できる時期がある．
□ ずり這い動作では，上肢・下肢・体幹の関節拘縮・関節変形や筋力低下の程度により，種々のパターンが存在する（図2）．

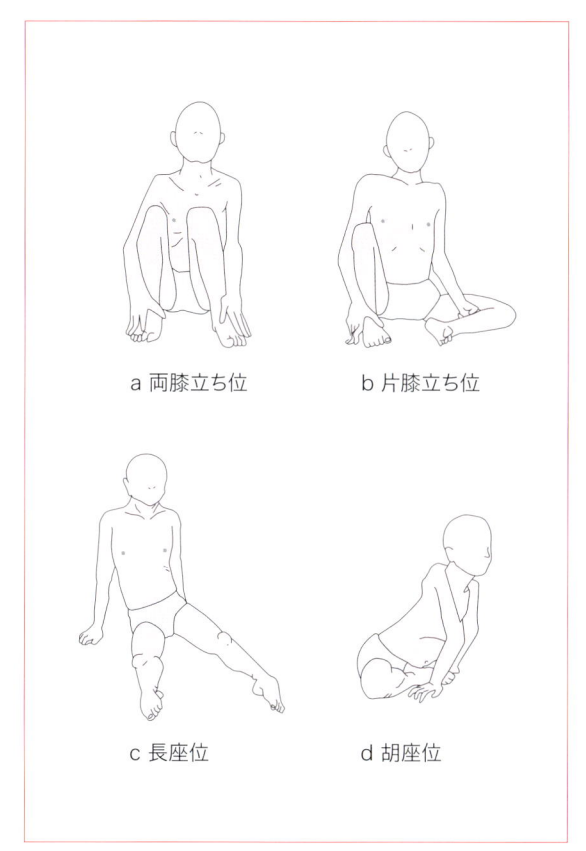

§18. 筋ジストロフィー（神経・筋疾患） 347

図2 ずり這い動作

a, b：実用的
c, d：非実用的

上肢・下肢・体幹の関節拘縮・関節変形や筋力低下の程度により，種々のパターンが存在する．

a 両膝立ち位
b 片膝立ち位
c 長座位
d 胡座位

C STEP 2：動作の大まかな観察（気づきの作業）

☐ 病勢の進展とともに各動作におけるパターンも変化するため，臨床上遭遇しやすい歩行不安定期をイメージする．

- 障害段階分類に沿った動作に着目する．

- □ 単独動作だけではなく起居動作から立つ,歩くなど一連の動作の流れも観察する.
- □ 「どのように行われるか」に重点をおいて観察する.

- 対称性,リズム,スピード,バランス,手足の順序性,安定性,実用性（危険性）,代償運動を観察する.

- □ 立位姿勢において,頭部・肩・体幹・骨盤の傾きに左右の非対称性がみられる.
  - ・どちらかの足が軸になっているため,股・膝・足関節のROMに左右差がみられる.
  - ・前後方向では頭部・骨盤の傾き,脊柱の彎曲異常がみられる.
- □ 四つ這い姿勢では,肘の伸展性と指先の方向,翼状肩甲の左右差,脊柱の彎曲,重心の前後左右への変位を観察する.
- □ どのようなずり這い姿勢をとるのかを確認しておく.
- □ 各動作における体幹の前後左右への動揺の大きさと非対称性の増強を観察する.
  - ・動作リズム,スピード,バランスの状態により動作としての実用性を判断する.
  - ・各動作において手足の順序性はどう行われているかを観察する.
  - ・各動作内で筋力低下による代償運動がよく観察される.

- 正常動作との比較を行う.
- 姿勢・動作の模倣をしてみる.

- □ 筋力低下と動作における代償運動について理解を深める.

D STEP 3：動作の細かな観察

> - 観察は主に前額面（水平面の動きも観察する），矢状面から行う．
> - まず，立位姿勢における頭部・肩・体幹・骨盤・下肢の位置関係とアライメントを観察し，立位姿勢を理解する．
> - 次に重心の移動をともなう歩行動作，階段昇降動作，立ち上がり動作，四つ這い動作について動作分析を行う．
> - 再度，動作を模倣してみる．

1）立位姿勢の観察

- 前額面より頭部・肩・体幹・骨盤の左右傾斜と下肢の構えを観察し，全体のアライメントをみる．
- 併せて水平面の肩・体幹・骨盤の左右回旋を観察する．
- 矢状面より頭部・頸椎部・胸椎部・腰椎部の彎曲，骨盤前方傾斜と下肢の構えを観察し，全体のアライメントをみる．
- 立位姿勢を模倣する．

■ 前額面（図3a）

- ☐ どちらかの足に体重がかかっており（軸足とする），非対称性が生じている．
- ☐ 軸足と非軸足の股関節外転（あるいは内転），内旋（あるいは外旋），膝蓋骨の向き，足関節内反，足部扁平（あるいは凹足）の左右差を観察する．
- ☐ 軸足は股関節内転（骨盤に対して），内旋を強め，膝関節伸展，脛骨外旋，足関節内反で安定性を高め，尖足は非軸足より少ない傾向にある．
- ☐ この股関節内転は大腿筋膜張筋の短縮により，進行とともに外転位へ変化していく．
- ☐ 非軸足は股関節屈曲・外転・外旋，膝関節屈曲，足関節内反・尖足をとりやすい．
- ☐ 骨盤は，非軸足側に傾斜・回旋する．
- ☐ 下肢の非対称性が体幹の立ち直り反応を誘発し体幹を側屈・回旋させ，さらに頭部で立ち直らせる．

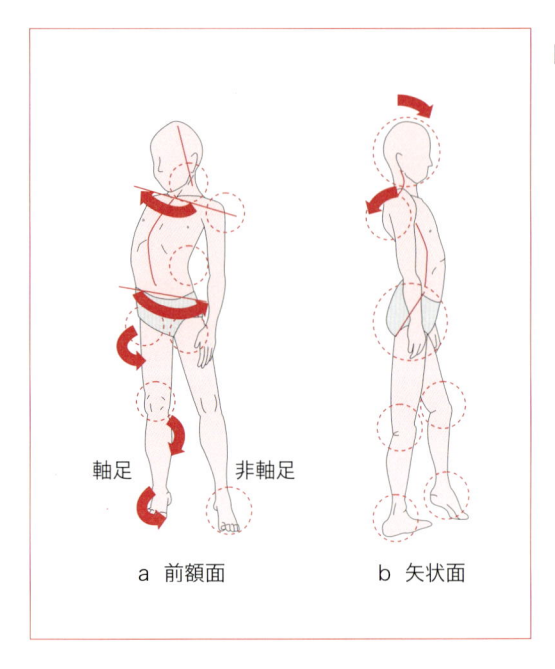

図3 立位姿勢

a 前額面

b 矢状面

軸足　非軸足

□ 股関節を外転位にすることで支持基底面を広くとり,軸足側に重心線を落とす.

■ 矢状面(図3b)

□ 骨盤の前方傾斜と左右の股・膝・足関節の状態を観察する.
□ 体幹・頭部の立ち直り反応として腰椎前彎,肩甲帯後退,下位頸椎屈曲・上位頸椎伸展がみられる.
□ 重心線は正常よりも股関節の後方,膝・足関節の前方へ変位する.

2）歩行動作での観察

- 立脚期，遊脚期に分け初期，中期，後期で観察する．
- 前額面より頭部・肩・体幹の動揺と骨盤の左右傾斜および体幹・骨盤の左右回旋を観察する．
- 矢状面より頭部・肩の前後位置，腕の振り，体幹の彎曲度，骨盤の前方傾斜を観察する．
- 歩行動作を模倣する．

■ 前額面（図4a）

□ 立脚期では，立位姿勢時より股関節外転，内旋，足部内反が増強される．
  - 骨盤は遊脚肢側に挙上・回旋する（① Duchenne 現象）．
  - 体幹は立脚肢側に大きく側屈し（肩が下がる），頭部で逆に側屈して立ち直る（①，②）．
  - このとき，上部体幹は遊脚側へ回旋する（①）．
  - 非軸足は，股関節外転，内旋，足関節内反が増強し体幹の側屈は少なく，立脚時間が短くなる（③）．
  - 上肢外転角の左右差を観察する．
  - 重心線は，足部外側へ変位する．

□ 遊脚期では，初期～中期にかけ股関節屈曲—内転—外旋，中期～後期にかけ伸展—外転—内旋をとりやすい（①，②）．
  - 骨盤は，立脚肢側に回旋することで振り出しの補助を行う（②）．
  - このとき，上部体幹は立脚肢側へ回旋する（②）．

■ 矢状面（図4b）

□ 立脚期では，骨盤の前方傾斜と腰椎の前彎が増強される（①，②）．
  - 肩甲帯の後退，下位頸椎屈曲，上位頸椎伸展が増強する（①，②）．
  - 足先から接地し，踵が浮いていることが多い（②）．
  - 上肢伸展角の左右差を観察する．
  - 重心線は，立位時よりも股関節後方，膝・足関節前方に変位する．

352　第Ⅱ章　疾患・障害別動作分析

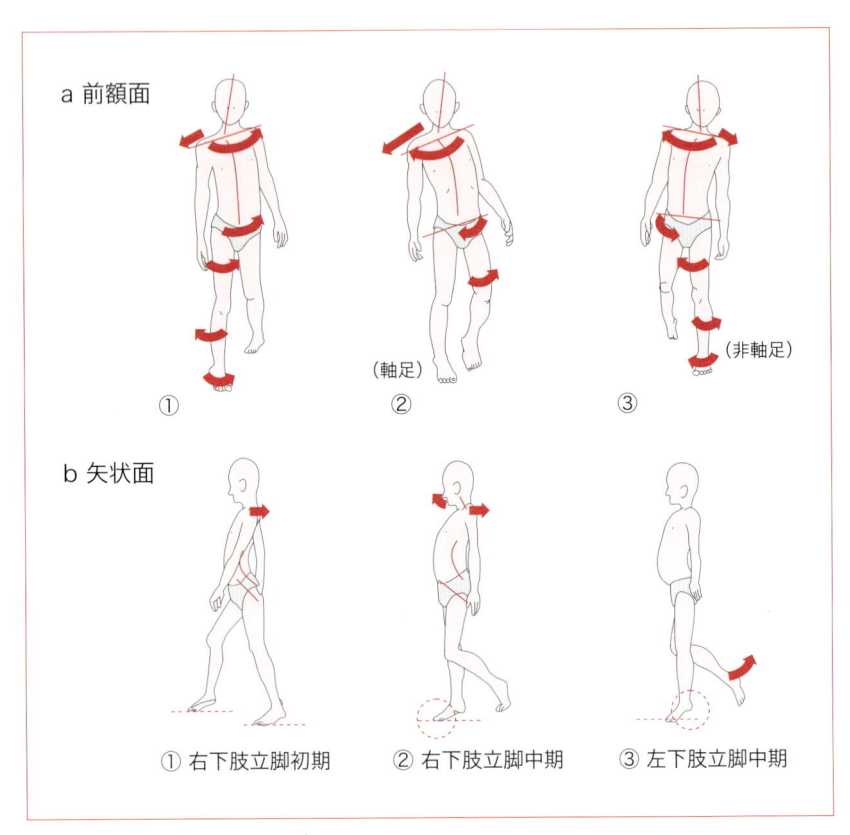

a 前額面

（軸足）　　　　　　　　　（非軸足）
①　　　　　　　②　　　　　　　③

b 矢状面

① 右下肢立脚初期　　② 右下肢立脚中期　　③ 左下肢立脚中期

図4　歩行動作（動揺性歩行）

- [ ] 遊脚期では，股関節屈曲は少なく振り子様となり，振り出しが困難になると大腿部のズボンを引っ張ることもある．
  - 足部をクリアさせるために膝関節屈曲が増大する（③）．
- [ ] 全周期を通して腕の振りは振り子様に動き，歩行限界期になると振りが消失，あるいはお尻のズボンをつかむことがみられる．

3）階段昇降動作での観察

- 危険をともなうため，主に前額面より近位監視下で昇る動作，降りる動作を大まかに観察する．
- 手すり，壁に対する手の使い方，どちらの足から上げ下げするか，体重のかけ方，足幅の広がり，体幹の傾きなどを観察する．
- 階段の昇降動作を模倣する．

■ 昇り動作（図5a）

☐ 片手すり＋膝押し（二点支持）から両手すり使用（三点支持）へと変化していく．
☐ 先行下肢は，非軸足から行う場合が多い．
☐ 両手すり使用の場合，上段に乗せた先行下肢は股関節外転（重心の上前方移動を最短距離にする），内旋，膝関節伸展，足関節内反を強め，体重負荷の準備をとる．
☐ このとき，重心は反対側へ変位し頭部・体幹の立ち直りと両手支持でバランスをとる．
☐ 腕の引っ張りも加わり重心を上前方へ動かし，軸足を上段へ運ぶ．

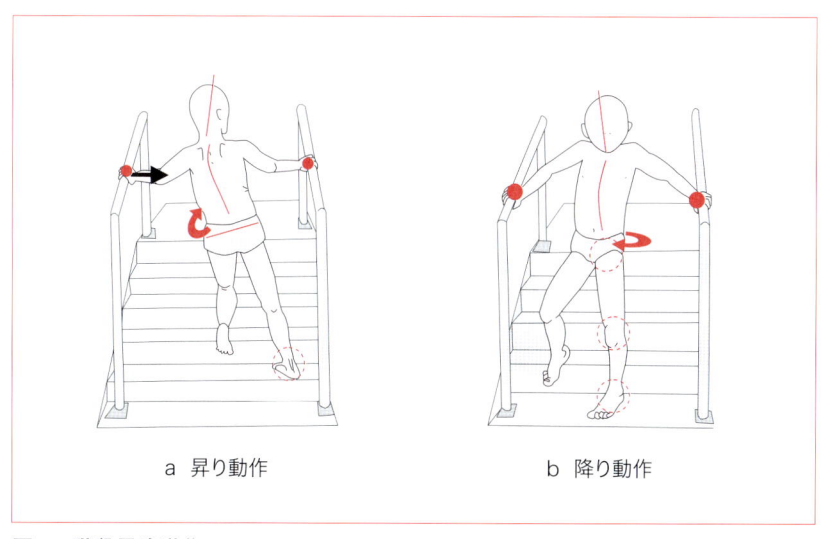

a 昇り動作　　　b 降り動作

図5　階段昇降動作

□ その後,頭部・体幹の立ち直りと手すりを押して身体を正中位に戻す.

■ 降り動作(図5b)

□ 先行下肢は軸足から行い遊脚時間が短く,体重支持直前にはすでに股関節外転,内旋,膝関節伸展,足関節内反位をとり体重負荷に備える.
□ 立脚直後は軸足と両手支持の三点支持で前後バランスをとる(やじろべえ様).

■ 昇降動作

□ 下肢・体幹の筋力低下にともない手すりの使い方が変化する.
□ 二足一段で昇降する場合が多い.
□ 病勢の進行にともない,斜めあるいは横向き姿勢をとり手すりに寄りかかって昇降する.
□ 壁を利用する場合,どちら側にあるかにより,先行下肢が決定され,段上の下肢支持面も狭くなることから動作喪失が早い.

4) 立ち上がり動作での観察(図6)

- 観察は主に前額面,矢状面から観察する.
- 特徴的な登はん性起立(ガワーズ徴候 Gower's sign)を観察する.
- 立ち上がり動作を模倣する.

■ 四つ這い姿勢から高這い姿勢になるまでの手足の動き方と重心の変化を観察する

□ 前額面では,両上肢支持時に肘関節過伸展,手関節背屈位をとる(①).
□ 上肢の筋力低下にともない手の方向が前方から側方,後方へと変化していく.
□ 矢状面では,上肢は支持に働き,下肢が上肢に近づくことで支持基底面を狭くしていく(①).
□ 重心が両足部間の支持基底面に近づいたときに,殿部を後方へ引くことで支持基底面内に重心を落とす(② 四点支持→三点支持→二点支持へと移行).
□ その後,床から手を非軸足側の膝上へ,次に軸足側膝上に移動させる(③).

§18. 筋ジストロフィー（神経・筋疾患） 355

四つ這い姿勢から高這い姿勢まで

① → ②

高這い姿勢から立位姿勢まで

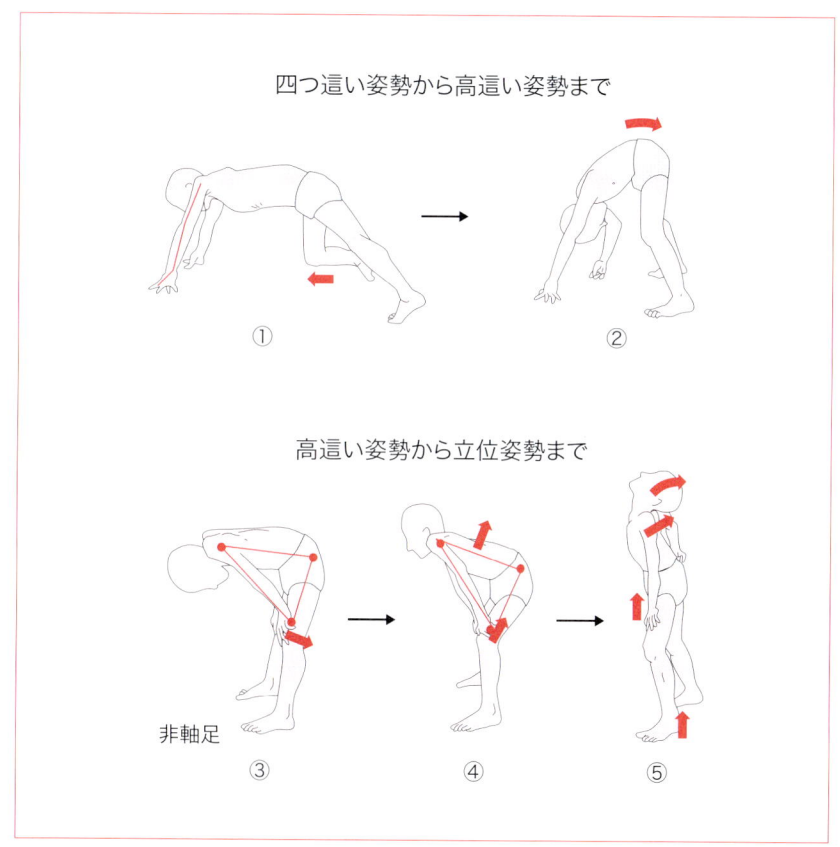

非軸足 ③ → ④ → ⑤

図6 床からの立ち上がり動作（登はん性起立）

- □ 高這い姿勢において上肢―体幹―大腿でトラス（三角形）構造をとり，上体を支えると同時に膝伸展を補助している（③）．
- ■ 高這い姿勢から立位姿勢へ移行する際の腰きり動作を観察する
- □ 前額面では，大腿上で手を交互に上方へ移動させある程度の体幹の伸展域を得る（④）．

a 前額面

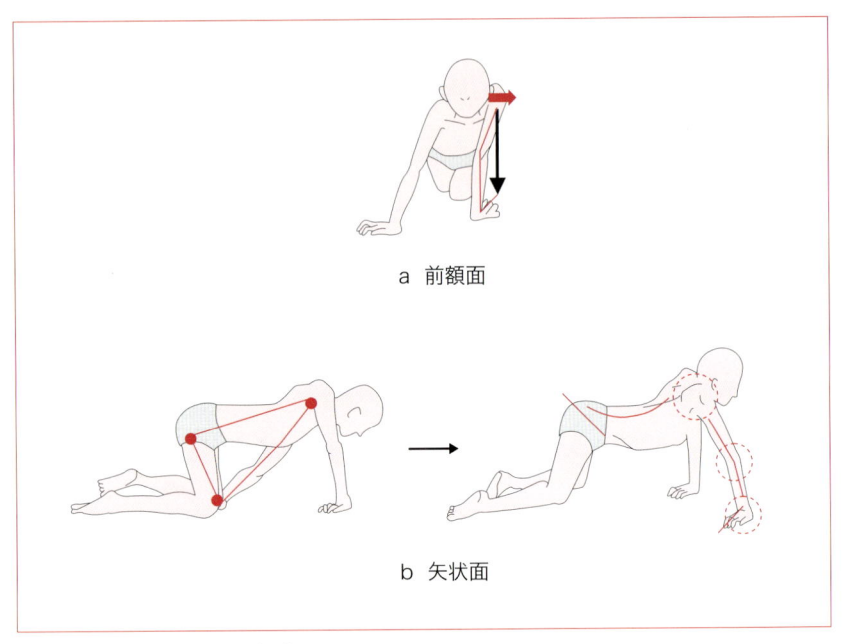

b 矢状面

図7 四つ這い動作での観察

- [ ] トラス構造を維持したまま非軸足側に体幹を側屈させ（頭部は反対側へ側屈），軸足側の肩甲帯を後退させる（体幹の回旋をともなう）．
- [ ] 矢状面では頸椎伸展，体幹前傾位で下肢の構えは膝屈曲位で支持される（④）．
- [ ] 体幹の伸展は軸足側から始まり，非軸足側が伸展し重心を軸足側へ移動させる（⑤）．
- [ ] 非軸足側の体幹伸展は，腓腹筋の一瞬の力がトラス構造へ伝達され，同時に頸椎の過伸展も加わり成し遂げられる（⑤）．

5）四つ這い動作での観察

- 観察は主に前額面，矢状面，水平面から行う．
- 上肢の支持性と手足の動かし方を観察する．
- 四つ這い動作を模倣する．
- ☐ 四つ這い動作能の低下とともに手足の動きは二動作（二点支持）から四動作（三点支持）へ変化する．
- ☐ 前額面（**図7a**）では，体重を支持する際に上部体幹を側方へ動かし肩水平内転位で固定する．
  - ・肘関節過伸展，手関節背屈位をとり，手の方向が病勢の伸展とともに前方から側方，後方へと変化する．
- ☐ 矢状面（**図7b**）では頭部は伸展あるいは屈曲，腰椎前彎，骨盤前方傾斜がみられる．
- ☐ 水平面では，翼状肩甲，体幹・骨盤の動揺の左右差がみられる．
- ☐ 上肢・下肢の振り出しは種々の代償運動が観察される．

E　STEP 4：機能障害・活動制限の抽出

- 機能障害をあげる．
- 姿勢・動作時の活動制限をあげる．

■ 1次性機能障害の抽出ポイント

- ☐ 進行性疾患
- ☐ 筋力低下，筋萎縮，筋緊張低下
- ☐ 筋力の不均衡
- ☐ 筋短縮 ┐
- ☐ 四肢・脊柱の関節拘縮，関節変形 ├── 不可逆的変化
- ☐ 呼吸筋の筋力・持久力・伸張性の低下
- ☐ 心予備能力の低下（末梢循環障害も含む）

■2次性機能障害の抽出ポイント

☐ 筋力低下, 筋萎縮, 筋緊張低下　⎫
☐ 筋力の不均衡　　　　　　　　　 ⎪
☐ 筋持久力の低下と筋疲労　　　　 ⎪
☐ 筋短縮　　　　　　　　　　　　 ⎬ ― 廃用性・過用性の変化
☐ 四肢・脊柱のROM制限, 関節拘縮, 関節変形　⎪
☐ 呼吸機能の低下 (脊柱・胸郭変形・呼吸筋短縮による　⎪
　 胸郭可動性の低下)　　　　　　 ⎪
☐ 心機能の低下 (頻脈傾向など)　　⎭
☐ 姿勢アライメントの異常
☐ 親子の精神的・心理的障害
☐ その他 (STEP1であげた動作能力に影響を与える因子)

■活動制限の抽出ポイント

☐ 各動作のリズム・スピード・バランスは, 徐々に低下していく.
☐ 病勢の進展とともに, おおむね障害段階分類に沿って動作能力の喪失が生じる.
☐ ADL能力は低下し, 最終的に全介助を要する.

F STEP 5：機能障害・活動制限の関連付け

- STEP4であげた機能障害と活動制限との関連付けを行う.
- 代償運動を生体力学的に考察してみる.
- STEP1であげた動作能力に影響を与える因子も考慮しながら, 機能障害と活動制限の原因を明確にする.

動作別の関連付け（生体力学的考察）

■ 立位姿勢

- □ 筋力低下，筋緊張低下などにより動的安定性支持は困難となり，誰に教わることもなく静的安定性支持を，必然的にとるようになる．
- □ 前額面では，股関節内旋，脛骨外旋，足関節内反することでscrew-home機構（骨性支持）がはたらき，各関節をロックすることができる．
- □ また，股関節内旋は膝関節軸を内方へ向け，重心を前方へ変位させるため膝伸展を補助し，股関節外転は支持基底面を広くして安定性を高める．
- □ 矢状面では，股関節外転，内旋は股関節伸展域を代償する．
- □ 股・膝・足関節軸より離れて重心線を落とすことで，重力による回転モーメントが各関節で大きくなり前後方向への安定性が高まる．
- □ 股関節では後方回転モーメントとZ靱帯，膝関節では前方回転モーメントと膝後面の靱帯・関節包，足関節では前方回転モーメントと腓腹筋とで釣り合っている．
- □ 両方向とも体幹・頭部は骨盤，下肢のアライメントを調整するために立ち直る．

■ 歩行動作

- □ 片足立ち位での静的安定性支持と重心の前・側方移動が必要となる．
- □ 動作の安定性を求めるために，立位姿勢時よりも下肢の支持基底面を広くとり，screw-home機構，体幹側屈，腰椎前彎を強くする．
- □ 非軸足側は，股・膝関節の伸展制限，足関節尖足位のため，立脚初期〜中期にかけ重心を早く前方移動しなければならない．
- □ 立脚中期では，筋力低下の左右差とROM制限のため静的安定性支持が軸足よりも得られにくく，体幹側屈が減じ立脚時間が短くなる．

■ 階段昇降動作

- □ 階段昇降動作（特に昇り動作）が不能になっても立ち上がり動作，歩行動作は可能である．
- □ このことは，ROM制限の因子というより脊柱起立筋群，股・膝関節伸展筋，股関節内転筋群・屈筋群の筋力低下が直接的な原因として考えられる．

- □ 身体が正面位から斜め・横向きに変化するのは，上段に乗せた先行肢の静的安定性支持を確保しやすく，手すりを押すことで体幹伸展筋群を補助できるからである．
- □ 転倒への恐怖心も影響する．

■ 立ち上がり動作

- □ 上肢は，上体の体重を支持するため手を側方，後方へ向けることで上腕二頭筋と手関節屈筋群の合力が肘伸展力に働き screw-home 機構を成立させる．
- □ 下肢を前方へ振り出し体重を支持する際，ハムストリングスと腓腹筋の合力が膝伸展力にはたらき screw-home 機構を成立させる．
- □ 腰きり動作では，上肢—体幹—大腿のトラス機構で上体の体重を支えるとともに，腓腹筋の反力を上肢に伝え体幹伸展を補助する．

■ 四つ這い動作

- □ 肩周囲筋の筋力低下が進行すると体重を側方移動させることで肩関節の screw-home 機構を成立させ，肘の screw-home 機構を強める．
- □ 以上のように，各動作は筋力低下を巧みに代償運動で補っている．
- □ 動作不能になる原因は，STEP4 にあげた因子が複雑に関与するためである．

G　STEP 6：治療への展開

- 理学療法では常に心機能に配慮しながら，物理療法（温熱療法），ストレッチング（特に二関節筋群）およびROM運動・関節包内運動，筋力維持（増強）運動，呼吸練習，基本的動作練習，ＡＤＬ指導がなされる．

■ 運動療法

- □ ストレッチング，ROM運動・関節包内運動：**表3**に示す短縮筋群に対して愛護的な持続的伸張およびROM運動が必要である．歩行期は下部体幹～下肢（非軸足）を中心に実施し，病勢の進展を予測して上肢，上部体幹，頸部へと移行する．

- 筋力維持（増強）運動：0～5歳までの運動発達期，廃用性筋力低下において筋力増強運動を意識し，5歳以降は筋力維持運動へと変化させる．
- 呼吸練習：深呼吸，腹式呼吸法，舌咽呼吸法（かえる呼吸），発声練習などを練習する．積極的な呼吸練習（抵抗運動）は呼吸筋疲労を考慮し，小学6年生頃までがよいと考える．以降は，胸郭の柔軟性を維持し，脊柱・胸郭変形をできるだけ阻止する工夫が必要である．
- 基本的動作練習：疲労，過用を考慮しながら，日常生活内で使わない動作であったとしてもできる動作を反復練習することは重要である．

■ ADL指導

- 過保護，過剰介助は将来，情緒面，身体機能面に悪影響を及ぼす可能性があり，両親に躾やできる日常生活動作の励行について理解してもらうよう働きかける．
- 1日のなかで学校で過ごす時間が多いので，できる動作を励行するための工夫をする．例えば，教室移動，学校行事などで車いすを使用しても必ず歩く場面を確保する．
- 身体機能低下を生じやすい夏休みなど，長期休みの過ごし方を指導する．
- 転倒の危険性が多く，打撲，外傷への予防策を工夫する．例えば，膝パッドや頭部保護帽を装着する．
- 病勢の進展とともにその段階に応じた家庭環境を工夫する．例えば，立ち上がり困難であれば，立ち上がるための安定した高台を設置したり，高めの椅子を使う．四つ這いレベルならベッドへあがるためにスロープを設置する．

※ イラスト描写にご協力いただきました国立病院機構さいがた病院リハビリテーション科 小山英央先生，朝日達也先生，玉虫俊哉先生に深く感謝いたします．

（近藤隆春）

第Ⅲ章

解析機器を用いた動作分析

1 筋電計

A 筋電計のしくみ

1) 電極

> ● 筋線維で発生する，微弱な活動電位を導出するためのセンサー（電極）が必要である．

- □ 電極は主に表面電極，ワイヤー電極，針電極の3種類がある．
- □ 動作分析等に一般的に用いられているのは，表面電極である．
- □ 導出方法には，単極誘導と双極誘導の2種類あり，ノイズの影響を受けにくい双極誘導を用いることが多い．
- □ 双極誘導の場合，2個の電極は極力筋線維の走行に沿うように貼付する．
- □ 主に銀・塩化銀電極が用いられている．
- □ 電極の大きさが大きいほど広範囲の筋活動を拾い，アーチファクトの影響が少なくなるが，その反面，目的とする筋以外の活動を導出してしまう（クロストーク）ことがある．
- □ 電極の大きさが小さいと，筋活動の導出範囲が狭く，アーチファクトの影響も大きくなるが，クロストークの影響は避けられる．
- □ 表面電極を利用する場合，電極間距離は2cm程度にする．
- □ 電極間距離が大きすぎるとクロストークの影響を受けやすい．

2) 増幅器

> ● 電極でとらえた微弱電位を増幅するためのアンプ（増幅器）が必要である．

- □ 数μV〜数mV の微弱な電位を増幅する．
- □ 筋電図の周波数帯域は 2Hz〜2KHz である．
- □ 高い入力インピーダンスと低い入力キャパシタンスをもつ．
- □ 通常はアンプの低域・高域遮断周波数を設定する．
- □ 表面電極を用いて筋電図を記録する場合は，10〜500Hz（低域遮断周波数が 10Hz で高域遮断周波数が 500Hz）の周波数帯域の信号を増幅すればよい．
- □ 低域遮断フィルタ（高域通過フィルタ）は，周波数で設定することもあるが，時定数で設定することもある．
- □ 低域遮断周波数と時定数との関係は，$f(周波数) = 1/2\pi\tau$ である（τ は時定数）．したがって，時定数 0.03sec に設定した場合，5.3Hz の低域遮断フィルになる〔$1/(2 \times 3.14 \times 0.03) = 5.30\cdots$〕．
- □ 50Hz や 60Hz の交流波雑音を除去するハムフィルタ機能がついていることがある．しかし，ハムフィルタを利用しなくてもよい計測環境にすることが望ましい．
- □ 通常は，アースに対して同位相の電圧を増幅しにくい差動増幅器が使用されている．
- □ 粗大運動を行う場合は，電極リード線の振れによるノイズ混入を防ぐためにも電極コードを短くすることが望ましい．その場合は，前置増幅器を用いるとよい．

3）記録器

> ● 増幅された筋電図を観察するためのモニターや，保存するための記録器が必要である．

- □ 増幅された筋電図をみるために，オシロスコープやペンレコーダ，パーソナルコンピュータを用いる．
- □ 筋電図を保存するためにペンレコーダやパーソナルコンピュータ，データレコーダを用いる．
- □ 最近はパーソナルコンピュータの性能が著しくよくなっているので，パーソナルコンピュータを用いることが多い．

- パーソナルコンピュータを用いる際には，アンプで増幅されたアナログ筋電信号をデジタル信号に変換（A／D変換）しなければならない．
- アナログ信号をデジタル信号に変換する際には，アナログデータを1秒間にどのくらいの細かさに区切るのかを設定する必要がある．これを，サンプリング周波数という．
- サンプリング周波数が1000Hz（1KHz）とは，1秒間のアナログ信号を1000個のデータに細切れにすることを意味している．
- サンプリング周波数は，必要周波数の最低2倍の周波数が必要である．表面電極を用いた場合，筋電信号の周波数帯域は，先述のように10Hzから500Hzであり，高周波成分は500Hz程度である．したがって，その2倍の1000Hzのサンプリング周波数が必要である．

B 筋電図は何をみているのか

1）筋収縮のメカニズム

- α運動ニューロンが興奮すると，その興奮が神経筋接合部に伝達する．
- 神経筋接合部の神経側に興奮が到達すると，神経末端部からアセチルコリンが放出される．
- 神経末端で放出されたアセチルコリンを，終板（神経筋接合部の筋側）にあるアセチルコリン受容体で感知する．
- 終板電位が発生する．
- 終板電位がある程度の大きさになると，終板に隣接する筋形質膜（筋線維の膜）のナトリウムイオン透過性が亢進し，ナトリウムイオンが筋線維内に入り込み活動電位が発生する．
- 終板近くで発生した筋線維の活動電位は，筋形質膜上（筋線維上）を伝導する．
- この筋線維で発生する活動電位を細胞外で記録したものが，筋電図である．

> - 筋電図は，筋線維が興奮する際にみられる活動電位を導出し，記録したものである．

- ☐ 筋線維で活動電位が発生すると，活動電位は横行細管（T管）の中にも伝わる．
- ☐ 活動電位がT管内に伝わると，T管に隣接する筋小胞体が刺激される．
- ☐ 筋小胞体が刺激されると，筋小胞体内に多く含まれているカルシウムイオン（Ca^{2+}）が筋線維内に放出される．
- ☐ カルシウムイオン濃度が筋線維内で高くなると，カルシウムイオンとトロポニンCとが結合する．
- ☐ カルシウムイオンとトロポニンCとが結合すると，トロポニンとトロポミオシンが移動する．
- ☐ アクチンとミオシンの結合を阻害していたトロポニンとトロポミオシンが移動することにより，アクチンとミオシンの結合・解離が起こる．
- ☐ アクチンとミオシンの結合・解離には，エネルギー（ATP）が必要である．

2）運動単位

- ☐ 筋電図は筋線維の活動電位を記録したものであるが，筋線維1本だけが単独で活動することはない．
- ☐ 1つのα運動ニューロンは，数本から数百本の筋線維を支配する．この1つのα運動ニューロンとそれに支配されている筋線維をまとめて，運動単位という．
- ☐ 1つのα運動ニューロンが興奮すると，そのα運動ニューロンに支配されている筋線維群はまとまって活動する．
- ☐ 1つのα運動ニューロンが活動すると，そのα運動ニューロンに支配されている筋線維の活動電位が同時に発生するため，それぞれの筋線維活動電位波形が合わさって1つの波形として観察される．これが運動単位電位である．

> - 筋電図は，運動単位電位を記録したものである．

- ☐ 非常に弱い筋収縮を随意的に行った場合，観察することが可能な最も小さな波形は運動単位電位であり，筋線維個別の活動電位を観察することは困難である．ただし，針電極等を用いた場合は筋線維活動電位を記録できる．

□ 1つのα運動神経が支配している筋線維の数は一定でなく，非常に少ない数の筋線維を支配している場合もあれば，非常に多くの筋線維を支配している場合もある．1つのα運動神経が支配している筋線維の割合を，神経支配比という．
□ 少ない筋線維を支配しているα運動ニューロンは，細胞体が小さく，神経線維も細い．反対に神経支配比が大きい（多くの筋線維を支配している）α運動ニューロンは細胞体が大きく，神経線維も太い．
□ サイズの小さな運動単位は，筋収縮力は弱いが疲労しにくいタイプの運動単位である．反対にサイズの大きな運動単位は，収縮力が大きいが，疲労しやすいタイプである．

3）サイズの原理

> ● 随意的な筋収縮を行う場合，通常はサイズの原理に従う．

□ 脊髄において，小さな細胞体のα運動ニューロンは閾値が低く活動しやすい．そのため，弱い収縮をする際には，まず小さな細胞体のα運動ニューロンが活動を開始する．
□ 収縮力を強くしていくと，徐々に大きな細胞体のα運動ニューロンが活動してくる．
□ 筋収縮力を少しずつ強くしていく際に，小さな細胞体のα運動ニューロン（支配している筋線維の数も少なく，サイズの小さな運動単位という）から活動していき，徐々にサイズの大きな運動単位が活動に参加してくる．このことを，サイズの原理という．
□ 急速な筋収縮を行う場合はこの限りでないが，通常はサイズの原理に従うことが多い．

C 動作学的な筋電図では何が観察できるのか

1）筋活動の時間

> ● 筋活動の有無, 筋収縮のタイミング, 筋活動時間, 反応時間などが観察できる.

- 筋が活動していない場合, 当然のことながら筋線維で活動電位は発生していない. しかし, わずかでも筋が収縮すると筋線維で活動電位が発生し, 運動単位電位として記録される.
- ただし, 非常に小さな運動単位電位の場合, 導出する電極や皮膚の状態などの環境に影響されて記録できないこともある.
- 小さな運動単位電位の場合, ノイズと判別することが困難な場合もあるので注意が必要である.
- 筋収縮をしていな場合でも, 基線にわずかなノイズが混入していることが多い. したがって, 筋収縮のタイミングを厳密に判断するには何らかの基準が必要である.
- ノイズ振幅の標準偏差を算出してその2倍以上に振幅が高くなった場合や, 一定値を越えた場合, 安静時に観察された最も大きなノイズ振幅値を越えた場合などの基準を設けることが多い. 筋収縮が終了した判断も, 同様に何らかの基準が必要である.
- 外乱刺激や光刺激など, 何らかの刺激に対して可能な限り早く筋収縮を行った場合, 反応時間をみることができる.
- 刺激から関節トルクが発生するまでの時間を反応時間とした場合, 刺激から筋活動が観察されるまでの時間を「pre-motor time」といい, 筋活動がみられてから関節トルクが発生されるまでの時間を「電気力学的遅延」という.
- 不随意運動や振戦がみられる際の筋収縮パターンやリズム, 主動作筋と拮抗筋との収縮バランス等を観察することができる.
- 各種動作遂行時に複数の筋から筋電図を導出すると, 各筋の収縮開始・終了のタイミングを比較することができる.

2）筋活動の量

- 筋収縮にともなう筋活動量を計測することができ，ある程度の筋収縮力を推測できる．

☐ 筋収縮力を増加させると筋活動量が増え，筋電図の振幅は大きくなる．
☐ 最大下で一定の張力を維持している場合，筋が疲労してくると筋電図振幅は大きくなる．これは，疲労により個々の筋線維の収縮力が低下し，一定張力を保持するのに多くの運動単位の活動を必要とするからである．
☐ 筋収縮力を増加させる際，すでに活動している運動単位の活動頻度が多くなる現象（発火頻度の増加）と，それまで活動していなかった運動単位が新たに活動してくる現象（動員）がみられる．
☐ 筋収縮力を増加させる際に新たに動員される運動単位は，サイズの大きな運動単位である（サイズの原理）．大きなサイズの運動単位は筋線維が多いため，筋線維活動電位の総和である運動単位電位も大きい．そのため，筋収縮力を増していくと筋電図の振幅も大きくなる．
☐ 筋電図振幅は，電極間距離や皮膚抵抗，脂肪組織などに影響されて大きく変動する．
☐ したがって，異なる対象者から得られた筋電図振幅をそのまま比較することはできない．
☐ 同一の被験者であっても，日時を変えて（電極を貼り直して）得られた筋電図の振幅を比較することはできない．
☐ 異なる被験者間の筋電図データや，電極を貼付し直した場合の筋電図データを比較する場合，同一条件下で得られた筋電図データを基に正規化する．一般的には，最大収縮時に得られた筋電図を基準にして正規化することが多い．
☐ 筋収縮力を推測するには，最大筋収縮時の発揮トルクと筋電図振幅値を基準として推測する．ただし，振幅値をそのまま使うことはせず，通常は後述する積分値や平滑化した波形を用いる．
☐ 筋収縮力と筋活動との関係は，ほぼ直線的な関係にある（正比例している）（**図1**）．

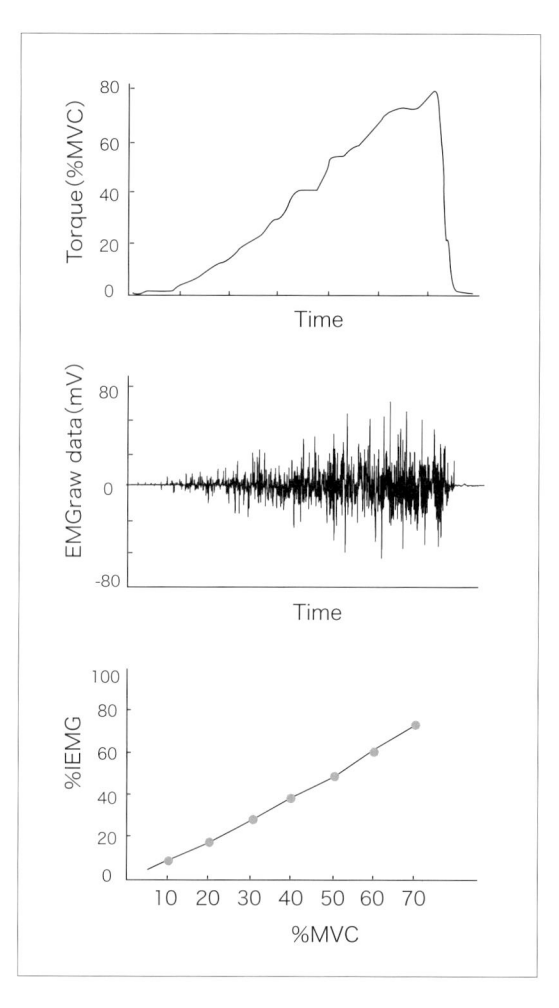

図1 膝伸展トルクと筋電図生波形および筋電図積分値との関係

トルクは最大トルク値を基準にして％MVCで示している．％IMEGは10％MVC毎の250msec間の積分値を算出し，最大筋収縮時250msec間の積分値を基に正規化した値を示している．

3）筋疲労

- 筋の疲労状態を観察することができる．

□ 最大下で一定の張力を維持している場合，筋が疲労してくると筋電図振幅が大きくなる．これは，疲労により個々の筋線維の収縮力が低下し，一定張力を保持するのに多くの運動単位の活動を必要とするからである．
□ 最大筋収縮を維持している場合，収縮力の低下とともに筋電図振幅も小さくなる．これは，筋疲労とともに，活動していた運動単位が活動しなくなるからである．
□ 筋が疲労してくると，筋電図の周波数成分が低周波帯に移行してくる．これは，疲労にともない筋線維の活動電位の伝導速度が低下し，個々の運動単位電位の波形が低周波帯に移行してくるためである．
□ 筋疲労が起こると筋電図波形が低周波帯に移行するのは，高周波成分が多く疲労しやすいサイズの大きな運動単位が疲労のために活動しなくなってくることも原因の1つである．

D 計測手順

1）電極，アンプ・プレアンプ，記録器を用意する．

2）目的とする筋に電極を貼付する．

> ● 電極は対象筋の筋腹中央に貼らず，中央よりも遠位もしくは近位に筋線維に沿って貼付する．

□ 筋腹中央には神経筋接合部が存在することが多く，安定した運動単位電位を記録することができない．
□ 筋電図を導出する筋を触擦し，筋線維の走行を確認する．
□ 電極貼付位置の皮膚抵抗を軽減させるために，サンドペーパーまたは研磨剤入りペーストで角質を落とす．
□ 研磨された角質や汗などをアルコール綿で拭きとる．
□ 交流雑音などのノイズ成分の混入を極力避けるために，骨突出部等にアース電極を貼付する．

3) 骨突出部など，皮下に筋がない箇所にアース電極を貼付する．

4) アンプの設定を確認する．

> - アンプの増幅周波数帯域を設定する．
> - 表面電極を使う場合，低域遮断フィルタを 10Hz (または時定数を 0.03sec)，高域遮断フィルタを 500Hz 程度に設定する．

☐ 電極とアンプの入力ボックスとを接続する．
☐ 感度 (Gain) は波形の大きさをみて適当に決める．
☐ データを記録する前に校正電位を記録する (キャリブレーション)．

5) 記録する．

> - 表面電極を用いた筋電図をデジタル記録する場合，サンプリング周波数を 1000Hz 程度に設定する．

E 解析

■ 基線調整

☐ 記録された筋電図波形の中心線がゼロからずれている場合は，基線の調整をする必要がある．

■ デジタルフィルタ (Filter)

☐ 増幅器で増幅周波数帯域を設定するのが一般的であるが，広い周波数帯域の信号を一端記録した後，パーソナルコンピュータの解析ソフトでデジタルフィルタ (バンドパスフィルタ) 処理を行ってもよい．
☐ この場合も低域遮断周波数を 10Hz 程度，高域遮断周波数を 500Hz 程度に設定する (表面電極使用の場合)．

■ 整流(Rectify)(図2)

☐ 筋電図生波形は，プラスとマイナスの両成分が記録される．この生波形マイナス成分を基線に対して反転させる（絶対値をとる）ことを全波整流といい，マイナス成分を除去してしまうことを半波整流という．

☐ 整流処理は，積分処理や平滑化処理を行うための前処理である．

■ 高域遮断フィルタによる平滑化(Smoothing)(図2)

☐ 整流波形を3から10Hzのローパスフィルタ処理することにより，筋電図波形が平滑化される．歩行や起立動作など一連の動作中の筋活動を観察する場合，この平滑化処理が用いられることが多い．

☐ ただし，ローパスフィルタ処理により平滑化した波形は時間のズレが生じる．そのため，逆方向からもローパスフィルタ処理を行い，時間を補正したほうがよい．

■ 移動平均処理による平滑化(Moving average)(図3)

☐ 整流波形の一定時間の平均値を算出し，平均値を算出する時間を時間経過に沿って少しずつ移動させて求める．

☐ 例えば，1000Hzでサンプリングした筋電信号を対象にして，筋電図信号の1msecから100msecの平均値を算出し，次にサンプリング周波数1ポイント分（この場合1msec）移動させ，2msecから101msecの平均値を求める．さらに，3msecから102msecの平均値を算出するといった処理を続ける．

☐ この処理により，平滑化された波形が得られる．

■ 積分処理(Integration)

☐ 全波整流した波形の基線と筋電信号とで囲まれた部分の面積を算出する．時間枠を短くすれば，包絡線波形のような波形になる（図3）．

■ 実効値，自乗平均法(Root mean square：RMS)(図3)

☐ 筋電図波形を自乗し，一定時間の平均値を算出して，その平方を求める方法である．移動平均法と同様にサンプリング1ポイント分を移動させ，同様の処理をくり返して平滑化波形を求める．

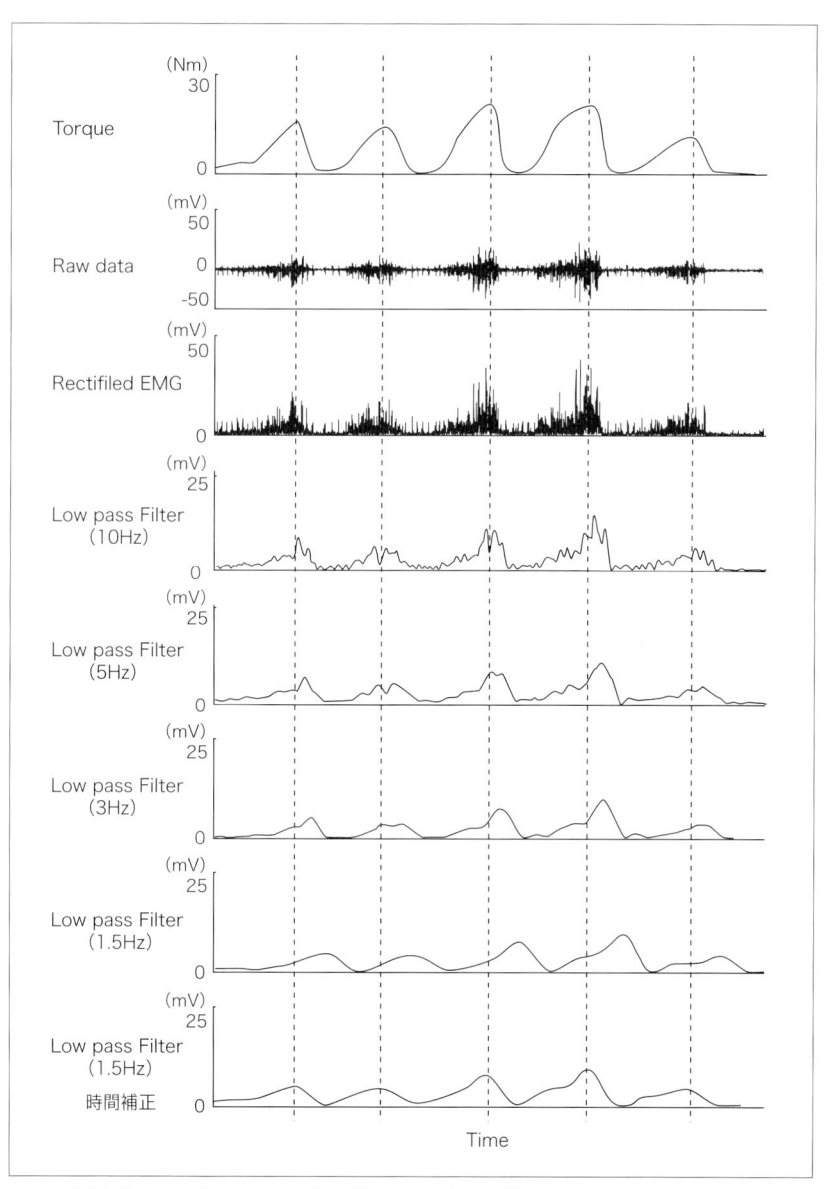

図2 肘屈曲トルクと上腕二頭筋の筋電図生波形・整流波形・平滑化波形（10Hz, 5Hz, 3Hz, 1.5Hz のローパスフィルタ）

1.5Hz ローパスフィルタ波形を時間補正した平滑化波形を示している．現波形は20Hzから500Hzの周波数帯域の波形であり，1000Hzのサンプリング周波数でデジタル化したものである．

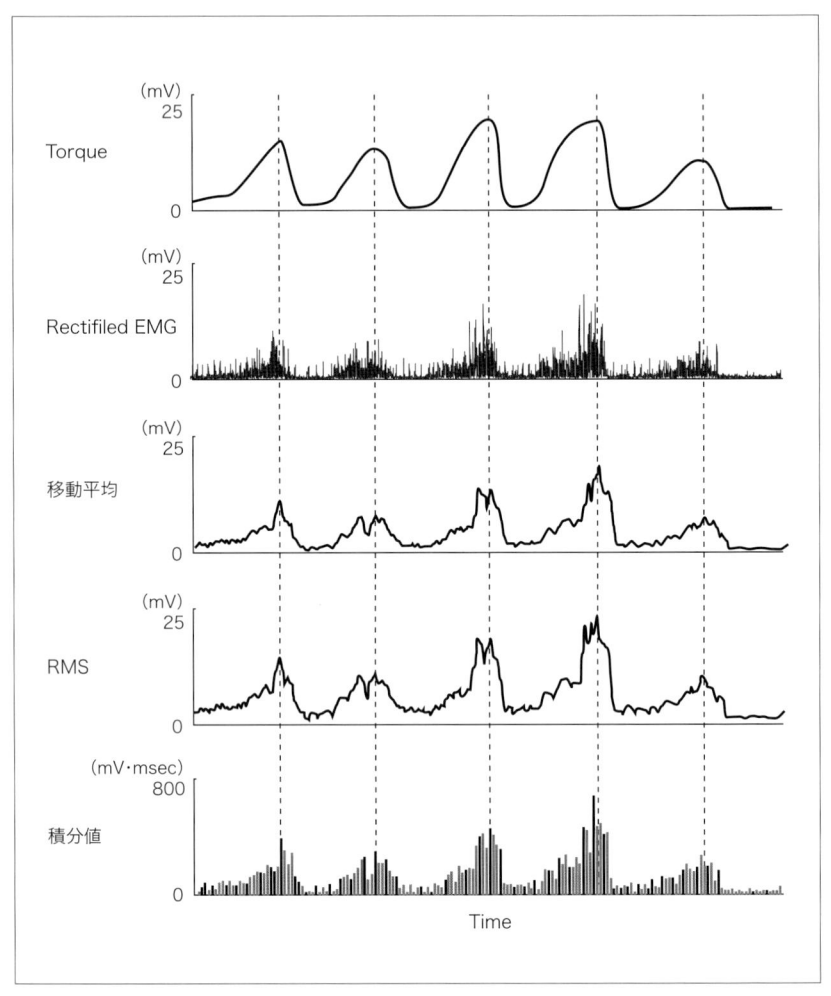

図3　肘屈曲トルクと上腕二頭筋の筋電図整流波形・移動平均波形・RMS波形・積分値波形

原波形は20Hzから500Hzの周波数帯域の波形であり，1000Hzのサンプリング周波数でデジタル化したものである．移動平均は100mecの平均値を算出し，時間枠を1msecずつずらしたものである．RMSの時間枠も100msecである．積分値波形は時間枠50msec（1～50msec，51～100msec，101～150msec……）の積分値を算出した棒グラフである．

☐ RMSの場合，原波形を自乗することによりマイナス成分がなくなるため，事前に整流処理をしなくてもよい．

§1. 筋電計

■ 周波数解析（高速フーリエ変換，ウェーブレットなど）

☐ 筋電図波形を周波数解析し，その中央値が周波数中央値（MdF）である．また平均値が周波数平均値（MpF）である．

☐ 先述したとおり，筋疲労にともない筋電信号の低周波成分が多くなると周波数中央値または平均値が低くなる．

■ 正規化（Normalize）

☐ 筋電図は筋の活動電位を導出しているものであるが，皮膚抵抗や脂肪組織，電極間距離などに影響されて波形が変化する．

☐ 例えば電極間距離が大きければ波形は大きくなり，皮脂厚が厚ければ電位は小さくなる．そのため，異なる被験者のデータをそのまま比較することや，異なる日時のデータを比較することはできない．

☐ 異なる被験者から得られたデータの比較や，複数のデータから平均値を算出する場合，最大筋収縮時に得られた筋電波形や一定張力を維持した状態で得られた筋電波形を基準にして，動作時に得られた筋電図信号を正規化しなければならない．

- EMG の解析として，ローパスフィルタによる平滑化や RMS，移動平均処理，積分値算出など複数の方法があり，どれを用いても大きな差はない．
- ローパスフィルタ処理のように時間のズレが生じる場合は注意が必要であり，必ず調整しなければならない．
- どの処理を用いたのか，必ず明記する必要がある．

F 計測時の注意事項

■ クロストーク

☐ 目的とした筋以外の隣接した筋からの活動電位が，筋電図に混入してくることがある．これをクロストークという．

- 電極の大きさや電極間距離を考慮し，可能な限り目的とする筋の活動のみを導出するように注意する．
- 電極が大きくて電極間距離が広いとノイズ成分に比べて筋電信号が十分に大きいため，ノイズの影響を受けにくいがクロストークの影響に注意しなければならない．
- 反対に，電極が小さく電極間距離も短いとクロストークの影響は受けにくいが，筋電信号の成分が小さくなり，ノイズの影響を受けやすくなる．

■ ノイズ

- 皮膚抵抗が著しく高い場合や，被験者の周囲に強い交流波が出ている機器があるときには，交流雑音などのノイズが観察されることが多い．
- アース電極を忘れずに貼付することと，周辺機器もしっかりと接地することが大切である．
- 動きにともない電極リード線が揺れた場合にも，アーチファクト（モーションアーチファクト）が混入することがある．したがって，電極リード線が揺れないように工夫する必要がある．
- また，このようなアーチファクトは，比較的低周波帯の成分であることが多いので，低域遮断周波数を20Hzやそれ以上に設定することにより対処できる場合もある．
- しかし，この場合わずかであるが，筋電信号成分も除去されることを知っておく必要がある．
- 交流波成分を除去する目的でハムフィルタ等を用いた場合も同様に，筋電信号成分が部分的に除去されている．
- 周波数解析を行う場合はハムフィルタを用いないようにする．

■ 電極と筋との位置関係の変化

- 表面電極を用いた場合，電極の貼付している皮膚と皮下の筋との位置関係が関節運動にともない変動する．
- 筋電図は皮下にある筋活動電位を皮膚上の電極で導出しているため，電極と筋の位置関係が変動すると当然筋電信号波形が変動する．これは，表面電極を使用している場合は避けることができない．

- □ 電極と筋との位置関係により，筋電信号もある程度影響を受けて変化していることを知っておく必要がある．

■ トリガー信号

- □ 筋電図とともに，関節トルクや関節角度データを記録する場合，それぞれの信号成分を時間的に同期させなければならない．
- □ その際には，何らかのトリガー信号が必要である．

G 計測時のチェックリスト

- □ 計測機器の接地
- □ 電極入力ボックス，増幅器，記録筋の接続
- □ 増幅器の周波数特性の確認
- □ 電極の大きさおよび電極間距離の確認
- □ 筋の触擦，筋線維走行の確認
- □ 電極貼付位置の皮膚抵抗の減少
- □ 電極を貼付し筋電図導出可能か確認
- □ ハムなどの安静時ノイズの確認
- □ 電極リード線の振れによるノイズがないか確認
- □ 校正電位の記録
- □ トリガー信号，トルクデータ，関節角度データなどのほかの信号の確認
- □ 動作開始，動作時の筋電図を記録
- □ 筋電図導出筋の最大収縮時の筋電図を記録（すべての筋で行う）

〔大西秀明〕

2 床反力計

A 床反力計の原理

1）機器の構成

- 床反力計は計器から発せられる電圧を利用し，身体支持面における反力を計測するものである（**図1**）．

□ 床反力計から発せられる電圧は微弱なため増幅装置（アンプ）が必要となり，増幅された信号はA／D変換ボードを通して，コンピュータによりアナログ信号から解析可能なデジタル信号に変換される．

2）床反力計の構造

- 床反力計は直接荷重が加わるプレート（板）と4隅にロードセルといわれる荷重を測定するセンサーで構成されている（**図2**）．

□ それぞれのロードセルは，耐荷重により仕様が異なっている．荷重が加わるとこのロードセルが力を感受し，それぞれ3方向の分力として表示することが可能となる．
□ ロードセルに装備されているセンサーの種類には，ピエゾ素子とストレインゲージといわれるものがある．
□ 前者は水晶などがこの例であり，この効果をピエゾ効果といわれる．後者は最も汎用されているもので，物質の中で力が加わると電気的なエネルギーを発する．物体の歪みを電気信号に変換するセンサーの1つである．

§2. 床反力計　381

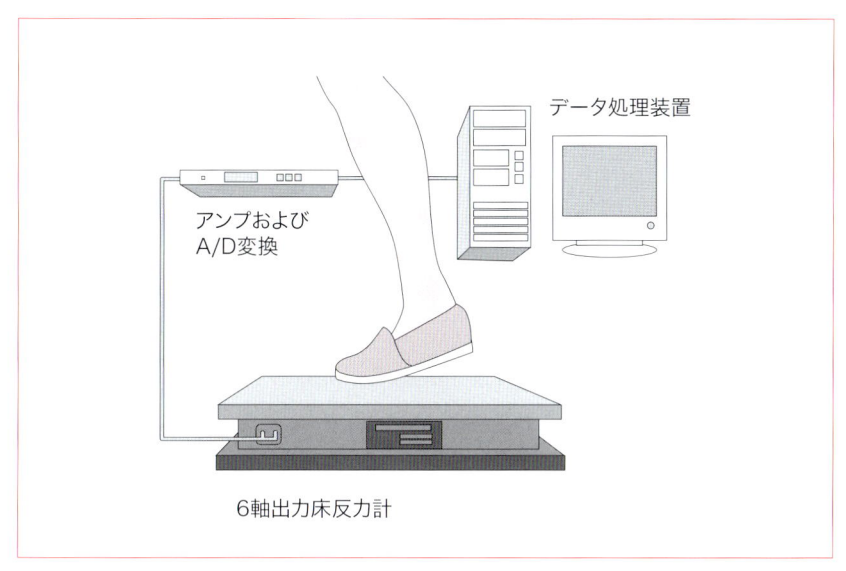

図1　床反力計測定機器のシステム

データ処理には解析ソフトが必要である．

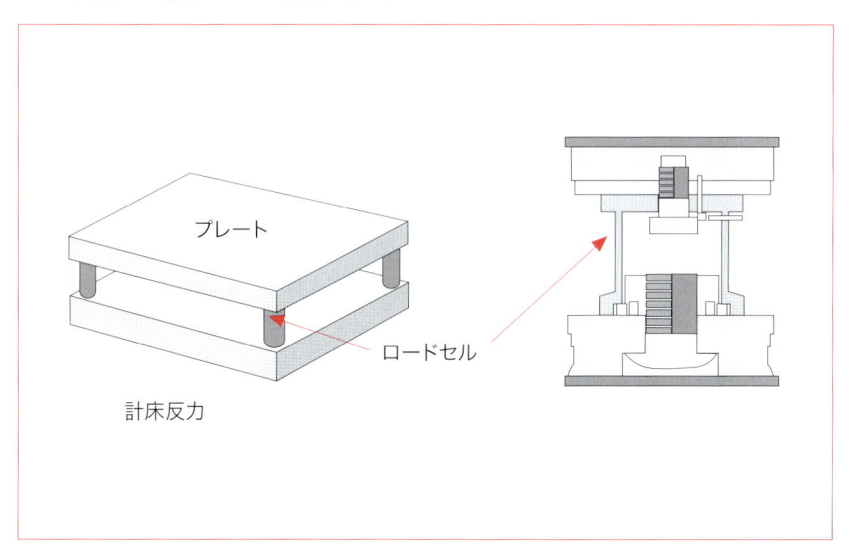

図2　床反力計の構造

プレートとロードセルで構成されている．

- □ ストレインゲージは，薄い絶縁体に銅・ニッケル合金などの金属抵抗体が取り付けられた構造をしている．
- □ 測定は非測定物にゲージを貼り付けて測定する．物体が歪むとゲージがわずかに変化し，ゲージの電気抵抗が変化する．この電気抵抗の変化を電圧に変えて計測する．

B 床反力計は何をみているのか

1）床反力で測定できる3つの分力

> ● 歩行運動で足底が床反力計に着いたとき，同じ大きさで向きが反対の力（床からの反作用）が床反力としてはたらく．

- □ この床反力は前後分力（X軸），左右分力（Y軸），垂直分力（Z軸）に分けられる．垂直分力は常に上向きである（**図3**）．

> ● 前後分力：X軸（**図4　前後分力**）

- □ S1：前後分力踵接地時の駆動力
- □ S2：前後分力制動力の最大値，つまり進行方向へのブレーキングの役目を担っている．
- □ S3：前後方向力が制動から駆動に変わる点で立脚中期以降の足関節底屈の始まる点である．
- □ S4：前後方向駆動力の最大値，つまり進行方向への最大の加速度をもつ点である．

> ● 左右分力：Y軸（**図4　左右分力**）

§2. 床反力計

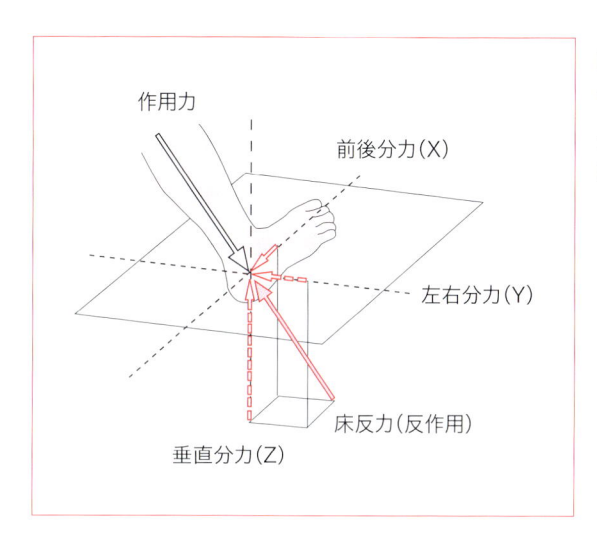

図3 床反力の3方向への分力

大きな矢印はベクトル（方向・大きさ）を表す．

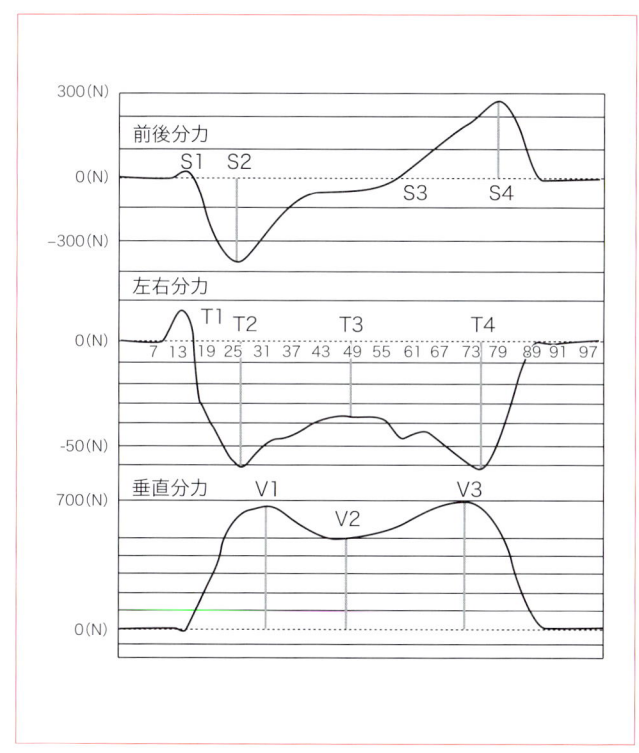

作用力
前後分力(X)
左右分力(Y)
床反力(反作用)
垂直分力(Z)

図4 前後分力・左右分力・垂直分力

歩行周期の立脚期の3分力

前後分力
S1 S2 S3 S4

左右分力
T1 T2 T3 T4

垂直分力
V1 V2 V3

- □T1：左右分力立脚初期の外向きの力
- □T2：左右方向内側への力の第1ピークであり，立脚が右側下肢であれば左方向への力の第1ピークである．
- □T3：左右方向内側への力の谷
- □T4：左右方向内側への力の第2ピークであり，立脚支持期の間，常に内向きに働いている．

- ●垂直分力：Z軸（図4　垂直分力）

- □V1：鉛直方向の第1ピークで身体が上方に持ち上がるときに起こる．
- □V2：鉛直方向の谷
- □V3：鉛直方向の第2ピークで身体を下方に降ろすときに起こる．

2）床反力で計算する床反力作用点（COP）

- ●立位や歩行中に足全体に負荷される力は，反力として発生する．
- ●その反力をまとめたものが床反力であり，この床反力が立ち上がる点のことを床反力作用点とよんでいる．

- □床反力作用点の表示方法には，左右足の作用点を分離して表示する方法と合成して表示する方法がある．
- □前者は杖と足など属性の異なる作用点を表示する場合に適するが，一般的には左右踏み分けの影響を受けない合成表示を行う．
- □作用点が足底に対してどのように変化するかを表す場合には，別に合成したフットプリントを合成し使用するか，あらかじめ作成された定型の足型を使用し，その軌跡の変化を表示する．

3) 時間因子

> - 一歩ごとの床反力が計測可能であれば立脚期,遊脚期,両脚支持期などの時間的因子を計測することができる.

☐ 時間的因子(立脚期,遊脚期,両脚支持期)を判断する基準は,垂直分力の大きさである.
☐ 三次元動作解析器を使用して分析を行う場合,一歩行周期,立脚期,両脚支持期,遊脚期などの時間的因子を分析範囲として使用する場合が多い.

4) 大きさの正規化

> - 正規化とは計測した波形を比較するために,時間,長さ,質量の各次元にて基準となる単位で除して行う.

☐ 時間の正規化は歩行周期によるものと,立脚期によるものがある.
☐ 立脚期作用点の軌跡については,前後方向を足長で,左右方向を足幅で正規化する場合がある.
☐ 3分力(前後分力,左右分力,垂直分力)の正規化は体重にて行う.
☐ 通常これを「体重による正規化」という.

C 測定における注意事項

1) 歩行

■ 設定の注意点

☐ コースの取り方には,1方向のみの取り方,2方向(逆方向からも含む)からの取り方,同方向をくり返す取り方がある.

- □ 歩行を計測し，時間的因子を一歩行周期とする場合，4枚以上の床反力計が望ましい．
- □ 歩行速度が一定になるようにスタートラインの設定に注意する．
- □ 床反力計測を行う歩数の設定に注意する．
- □ 1枚の床反力計の上に左右の足が乗らないように注意する．

■ 歩行の指示

- □ 歩行速度によって歩行周期や前後分圧も変化するため，歩調指示（メトロノームに合わせる）が必要である．
- □ 測定を意識して各分力で変化を起こすことがあるので，リラックスして普通の歩行をしてもらう．

2) 椅子からの立ち上がり

■ 設定の注意点

- □ 椅子からの立ち上がりには，4枚の床反力計が望ましい．
- □ 椅子からの立ち上がりの動作では矢状面内の運動で＋Yが進行方向，＋Zが上方向として分析する．
- □ 椅子の設置に関しては，前後の床反力計をまたがないで設置する．
- □ 被験者の体幹傾斜，股関節，膝関節，足関節の関節角度設定および椅子から踵までの位置の設定が必要である．

■ 立ち上がり方の指示

- □ 立ち上がり方では，速く立ち上がる際，重心が支持基底面まで達しなくとも離殿することができるので，速度の管理が必要となる．
- □ 左右別々の反力を計測するため反対側の床反力計を踏まない．
- □ 測定を意識して，体幹の屈曲を過常に行うことがあるので，リラックスして普通の立ち上がりをしてもらう．

■ 上肢の使い方と終了時の姿勢の設定

3）階段昇降

■ 設定の注意点

☐ 床反力計は階段の下に敷く．
☐ 階段は左右に分離し，それぞれ片側の床反力計の中に収まるようにする．

■ 階段昇降の指示

☐ 昇降速度によって分圧や立脚時間が変化するため，歩調指示（メトロノームに合わせる）が必要である．
☐ 左右別々の反力を計測するため，反対側の階段を踏まない．
☐ 測定を意識して立脚時間や各分力に変化を与えることがあるので，リラックスして普通の階段昇降をしてもらう．

■ 終了時の姿勢の設定

☐ 機器の管理においては，物体を落とすなどの衝撃を与えるようなことはしない．
☐ 測定の準備として，電気回路などの温度上昇により出力の値が変化するので，電源を入れてから30分程度後で測定を開始するように心がける．
☐ 機器においては，時間の経過とともに測定値が変化するものがあるので，目的動作終了ごとに，ゼロ設定を行う必要がある．

（石黒圭応）

3 モーションキャプチャ装置

A モーションキャプチャ装置とは

- モーションキャプチャ装置とは，身体の動き（モーション）をコンピュータに取り込む（キャプチャ）装置の総称である．

☐ 50年前は，身体運動を映画フィルムで映して解析するのが主流であった．当時は画像解析装置などとよばれていた．
☐ 15年ほど前から，CG（コンピュータ・グラフィック）で身体を再現することが映画や広告の分野で盛んになってきた．
☐ 身体の動きをコンピュータに取り込むために，大がかりな電気角度計や磁気や超音波や発光ダイオードを活用した装置が開発された．これらはモーションキャプチャ装置と総称された．
☐ リハビリテーション分野で使われていたテレビとコンピュータを連動したシステムが映像産業に転用されると，この技術が一気に花開き，いまやモーションキャプチャ装置といえばテレビとコンピュータを連動した装置を指すといっても過言ではない．

- 反射型テレビ方式モーションキャプチャ装置がよく使用されている．

☐ この装置では身体の関節などに直径1cmほどの球面に反射テープを貼った「反射マーカー」を取り付けるだけである．大がかりな電気角度計を身体中に取り付けたり，煩わしいケーブルを這わせたりする必要が一切ない．
☐ 反射マーカーは，1人の被験者に30〜40個くらいは十分に使用可能である．
☐ これを計測室に6〜20台程度配置したテレビカメラによって撮影する（図1）．

§3. モーションキャプチャ装置　389

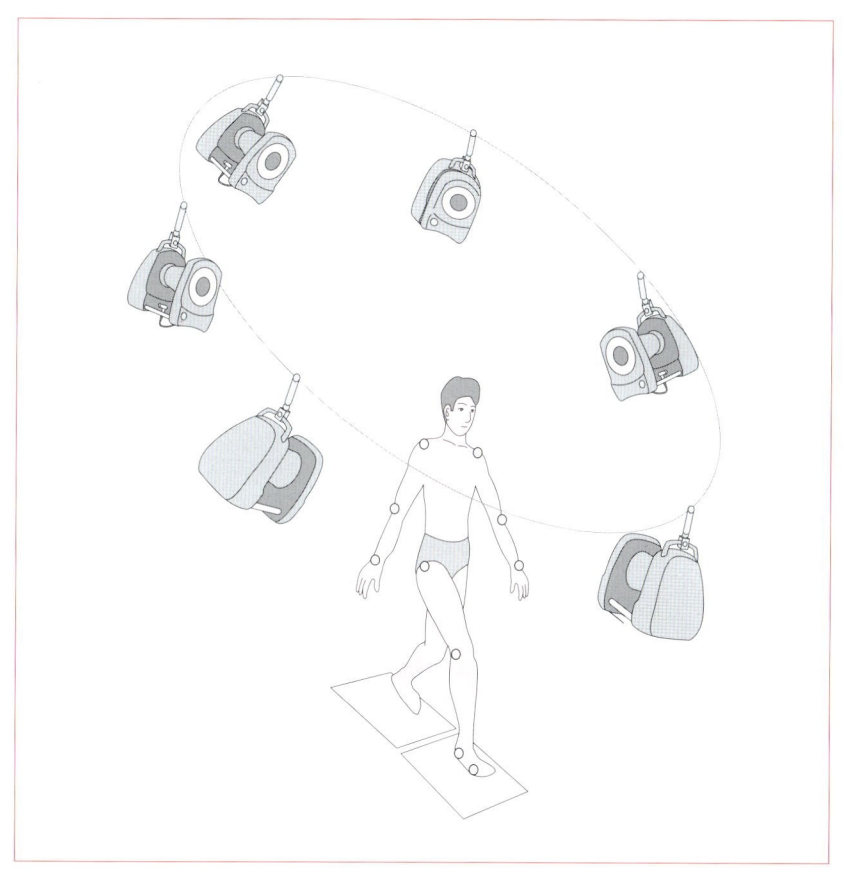

図1　反射型テレビ方式モーションキャプチャ装置
被験者をとらえたテレビカメラの画像が取り込まれ，反射マーカーの位置が計算される．

- □ カメラのレンズの周辺には発光ダイオードが取り巻いてあり，赤外光や近赤外光を投射している（**図2**）．これをテレビモニターで見ると，反射マーカーが著しく輝いて見える（**図3**）．
- □ この輝いている部分をテレビ信号としてコンピュータに入力すると，モニター画像上における反射マーカーの2次元座標をとらえることができる．
- □ このタイプの装置は，反射型テレビ方式モーションキャプチャ装置などとよばれている．

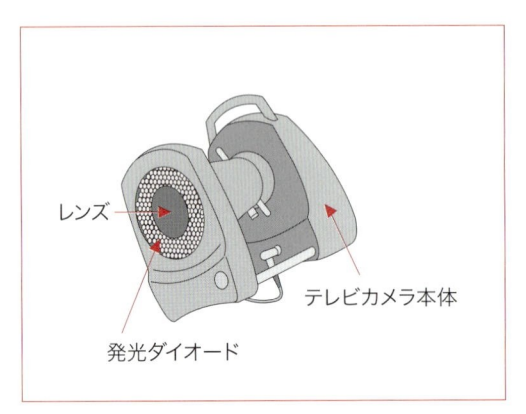

図2　テレビカメラ

レンズの回りの発光ダイオードから赤外光や近赤外光が投射され，反射マーカーが明るく光る．

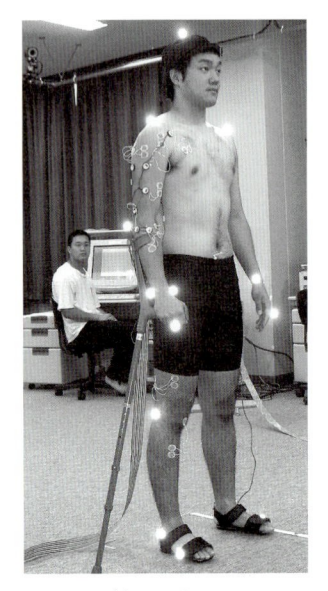

図3　反射マーカー

テレビカメラからみると反射マーカーがひときわ光ってみえる．

- 複数の反射マーカーを複数のテレビカメラの画像によってとらえ，個々の反射マーカーの位置を三角測量の原理で3次元的に計算する．

☐ 個々の反射マーカーが複数のテレビカメラによって同時に撮影されている必要がある．それを可能とするように，複数のテレビカメラで各方向から満遍なく撮影できるように配置する．

☐ 動作によっては天井の真上にテレビカメラを取り付けたり，下から見上げるような位置にカメラを配置しなければならない場合もある．

☐ また逆に，同時に複数のカメラによって撮影ができるような位置に反射マーカーを貼る工夫も大切である．

☐ 三角測量するためには，あらかじめ各カメラの位置が分かっている必要があるが，これはキャリブレーションという作業によって自動的になされる（図4）．

§3. モーションキャプチャ装置　391

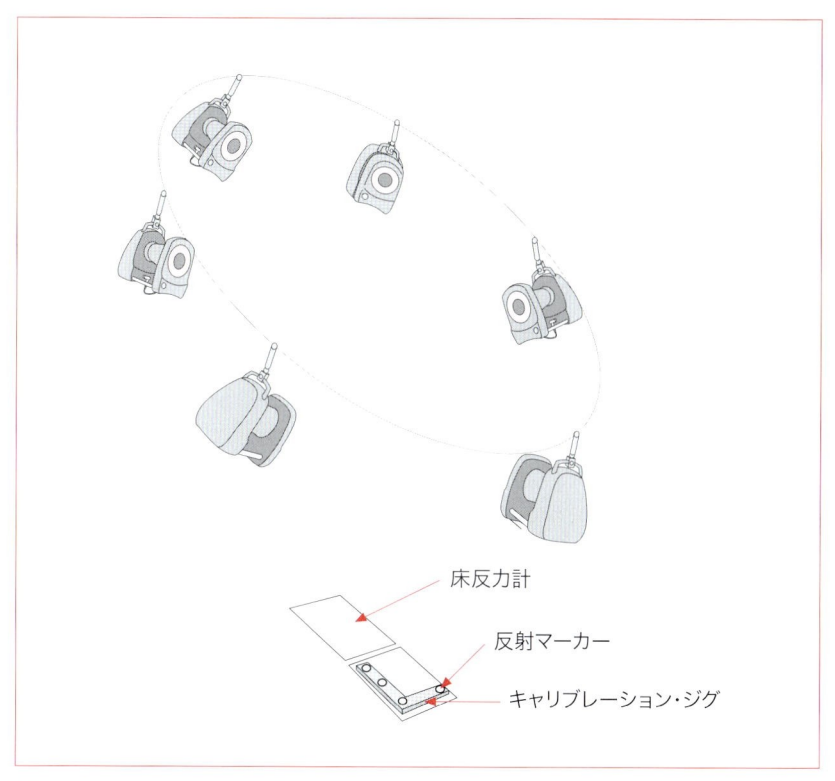

図4　キャリブレーション作業
床面にL字型に反射マーカーを設置し，これらの位置からカメラ位置を逆算させる．

- マーカーの3次元位置が計算されたあとは，各マーカーの解剖学的位置をコンピュータに教え込まなければならない．

☐ これは自動的にはできない．手作業で1個1個教え込む（図5）．この作業があるために，マーカーの個数を無制限に増やすと判別が困難になる．
☐ しかし教え込む作業では，判別しやすい姿勢をとらせて1枚の画面のみの判別を行うと，他の画面では自動的に判別してくれる．1人の被験者について1回のみ判別を行うことで，他の試行では自動判別ができる．慣れてくるとそれほど大変な作業ではない．

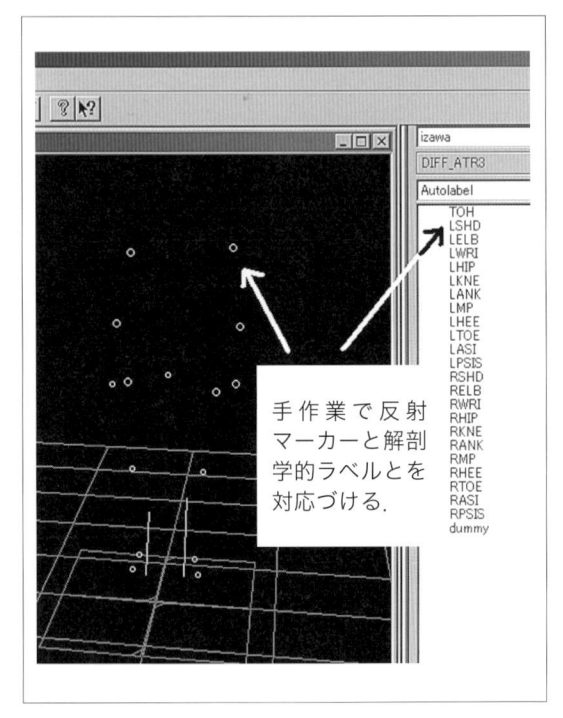

図5 反射マーカーと解剖学的ラベルの対応

1人の被験者につき1回は手作業で反射マーカーと解剖学的ラベルとを対応づける必要がある．

手作業で反射マーカーと解剖学的ラベルとを対応づける．

- ここまで準備ができると，あとはスタートボタンを押すだけで，モーションキャプチャ（すなわち，反射マーカーの3次元位置をコンピュータに取り込む），ビデオ画像取り込み，ならびに床反力計，筋電計などとの同期計測が可能である（図6）．

☐ ストップボタンを押すと，1秒かからずに結果が画面に表示される．またシステムによっては，計測中にリアルタイム（即時）でデータが表示される．

☐ カメラの台数が10台以上あると，被験者が2～3人の場合でも同時計測が可能になってくるので，マーカーを隠さないように工夫すれば，介助場面での計測なども可能であろう（図7）．

§3. モーションキャプチャ装置　393

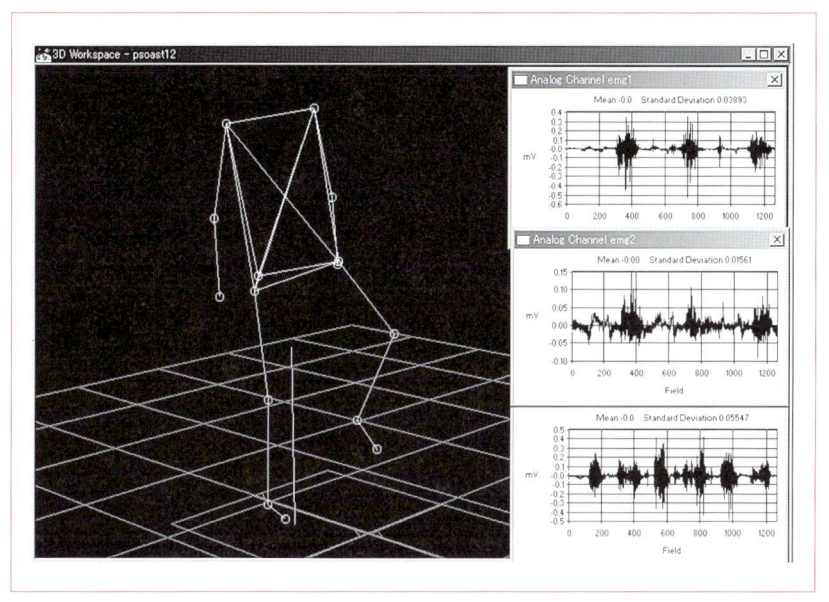

図6　同期計測

モーションキャプチャのデータと筋電位など（床反力データ，ビデオ画像）の同期計測が可能である．

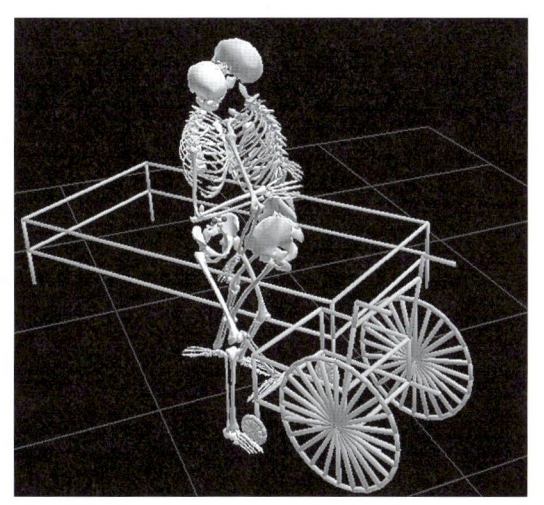

図7　同時計測が可能

技術的には2人，3人の同時計測も可能である．

〔(財)テクノエイド協会，移乗技術検討委員会CD-ROMより〕

B 装置で何がみられるか

- 反射型テレビ方式モーションキャプチャ装置で計測されるものは，直接的には反射マーカーの3次元位置のみである．しかし，このデータをもとに多種多様なデータが計算できる．

□ 皮膚上に添付した反射マーカーの位置データから，身体内部の関節中心位置データが時々刻々計算できる．

- このデータをもとに，身体の重心位置が計算できる．

□ 身体の重心位置の計算には，身体各部の体節の重心位置情報が必要であるが，これは文献データをあらかじめ入力しておくことで十分に実用性をもつ．
□ 身体の重心位置が分かれば，これから数学的な計算によって重心速度・重心加速度の値は容易に求められる．
□ 定常歩行であっても，1周期の中で進行方向速度がどう変化するかが詳細に分かる．
□ 例えば，健常者では進行方向の速度変動は20％程度であるが，障害があると速度変動が増加する様子が詳細に分かる．
□ 重心の上下変動，左右変動，健足に寄っているか，患足に寄っているかが詳細に分かる．
□ 重心の動きが左右対称かどうか詳細に分かる．
□ 重心が前に行きすぎているか，後ろに残っているかが詳細に分かる．
□ 進行方向が左右に偏っていないか，まっすぐに進行できるかが詳細に分かる．
□ 重心の動きは関節位置データと同じ3次元画面で表示できるので，身体の動きと重心の動きとの関係が把握できる（図8）．

- 関節中心位置データから，関節角度が計算できる．

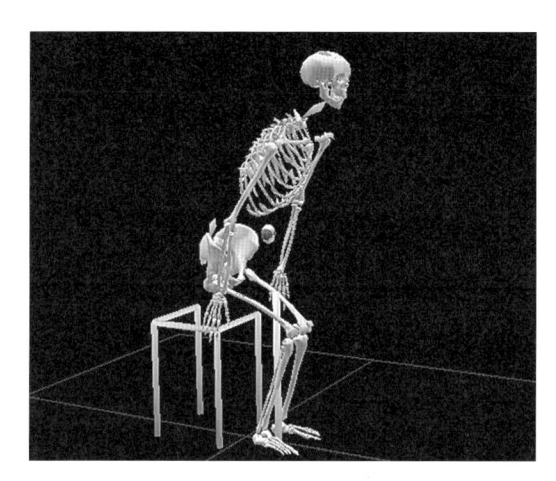

図8 重心の動き

重心の動きはモーションキャプチャデータと同画面に表示できるので，身体の動きと重心との関係が把握できる．

- □ 例えば体幹・股関節・膝関節の位置データから，股関節の屈曲・伸展角度が計算できる．
- □ 股関節の外転角度も計算できる．
- □ 例えば股関節・膝関節・足関節の位置データから，膝関節の屈曲伸展角度が計算できる．
- □ 例えば膝関節・足関節・爪先の位置データから，足関節の底屈背屈角度が計算できる．
- □ 反射マーカーの数を十分に増やして注意深く計測すれば，膝関節の内外反角度や回旋角度も計算可能である．
- □ 骨盤の回旋角度・側屈角度・前後傾角度が計算できる．
- □ 体幹の回旋角度・側屈角度・前後傾角度が計算できる．
- □ 反射マーカーの数を十分に増やして注意深く計測すれば，脊柱の彎曲が計測できる．
- □ 大腿部が鉛直となす角度が計算できる．
- □ 下腿部が床面となす角度が計算できる．
- □ 足部が床面となす角度が計算できる．
- □ 関節角度の左右対称性が分かる．
- □ 計算結果は数値ならびにグラフで表示される．

□ 結果は3次元データと同時に表示されるので，身体姿勢と関節角度との関係が把握できる（**図9**）．

- 身体各部の位置や動く方向，速度・加速度が計算できる．

□ 接床直前の踵の速度が計算できる．
□ 接床直前の踵の動く方向が分かる．
□ 接床後の足関節の沈み込み量が計算できる．
□ 遊脚期に爪先が前に振られる速度が分かる．
□ 接床時の身体各部の加速度が分かる．
□ 足をつく位置と重心との関係が分かる．
□ 足をついたときの爪先の方向が分かる．

- 身体各部の位置と動きが分かるので，歩行周期のうちどの位相かが分かる（例えば接床，フットフラット，立脚中期，立脚後期，遊脚期など）．

- 身体各部の位置が分かるので，歩幅・歩隔が分かる．

- ビデオ画像を同期再生すると細部の観察が可能となる．

□ ビデオ画像用のテレビカメラを併用して，モーションキャプチャ装置と連動し同期して計測すると，同期再生が可能となる．
□ こうすると，モーションキャプチャ画面では反射マーカーを付けた部分の定量的な3次元分析ができる．
□ ビデオ画像では反射マーカーを付けなかった部分の微細な動き，例えば表情や手指・足指の動き，脊柱の動きなどが観察でき，全体像把握・詳細観察の両方のレベルが飛躍的にアップする．

§3. モーションキャプチャ装置　397

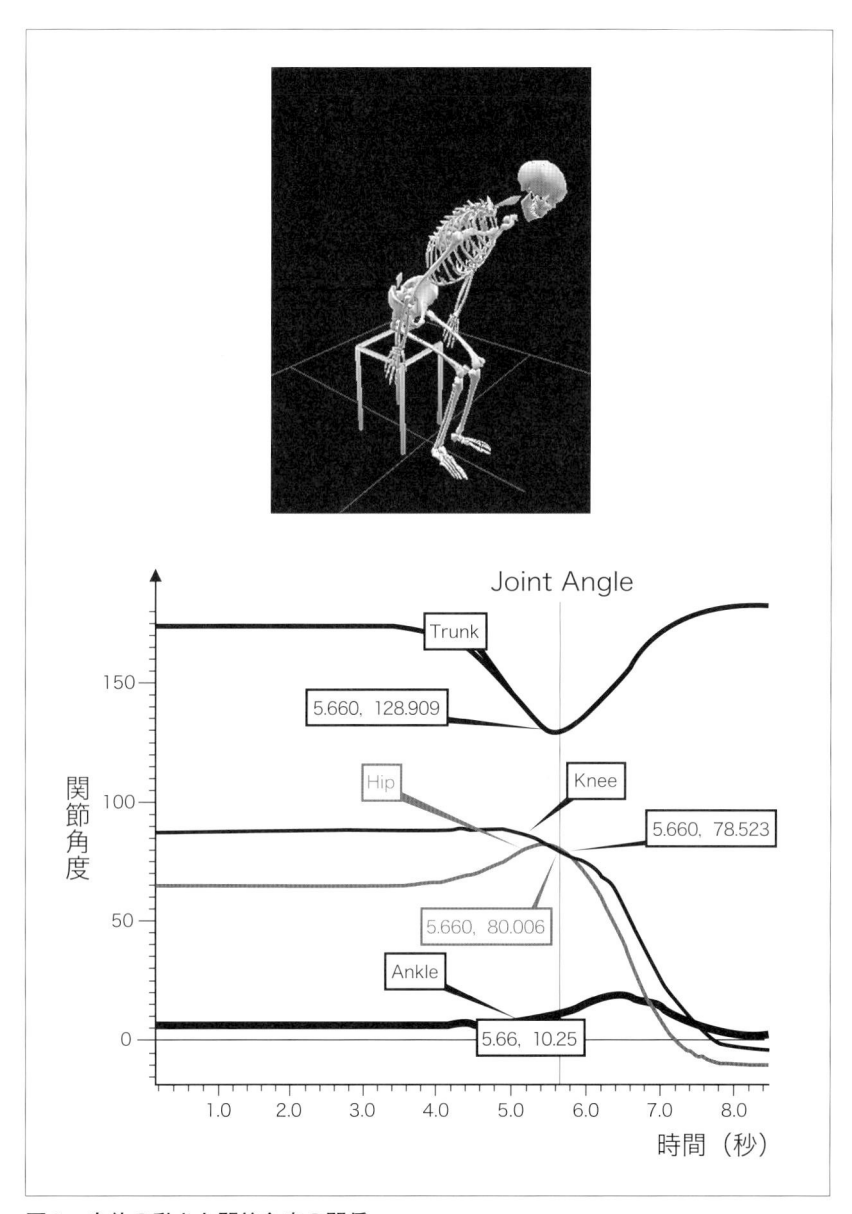

図9　身体の動きと関節角度の関係

結果は3次元データと同時に表示されるので，身体姿勢と関節角度との関係が把握できる．
（江原・山本：ボディダイナミクス，医歯薬出版より）

- 床反力計を併用すると, 床反力が身体のどこを通過するかが分かる.

□ 床反力計を併用すると, モーションキャプチャの3次元画面に床反力ベクトルを表示できる.
□ これによって, 床反力が身体関節に対してどれくらい離れた位置を通過しているかが分かる.
□ 例えば右足の床反力が右膝の中央を通過しているとき, 右膝にはほとんど関節モーメントが発揮されていないという目安になる.
□ 逆に膝から遠いところに大きな床反力が通過しているとき, 膝には大きな関節モーメントが発揮されている.
□ 関節モーメントは関節トルクと同義語である.
□ また, 関節モーメントは発揮されている筋力と考えてよい.
□ 例えば膝関節の伸展方向の関節モーメントが大きいとき, 膝の伸展筋群が大きな筋力を発揮していると考えてよい.

- 床反力計と併用すると, 関節モーメントが計算できる.

□ 床反力計と併用すると, 歩行・椅子からの立ち上がり・階段昇降など日常生活動作中の関節モーメント(発揮されている筋力)が計算できる.
□ 例えば椅子からの立ち上がりに必要な関節モーメント(発揮筋力)が, その被験者の最大随意筋力の何%なのかを計算できる.

- 関節モーメントから関節モーメントによるパワーが計算できる.

□ 関節モーメントに関節角速度を乗ずると, 関節パワーが計算できる.
□ これは, 関節が発揮した仕事を所要時間で割った仕事率に相当する.
□ 関節モーメントが屈曲方向で関節角度が屈曲方向に動くとき, パワーは正になる.

☐ 関節モーメントが屈曲方向で関節角度が伸展方向に動くとき，パワーは負になる．
☐ 関節モーメントが伸展方向で関節角度が伸展方向に動くとき，パワーは正になる．
☐ 関節モーメントが伸展方向で関節角度が屈曲方向に動くとき，パワーは負になる．
☐ パワーが正のとき，活動している筋群は求心性収縮をしている．
☐ パワーが負のとき，活動している筋群は遠心性収縮をしている．
☐ 関節モーメントが発揮されているのにパワーがゼロの場合は，等尺性収縮をしている．
☐ パワーを積分すると，関節モーメントがなす仕事が計算できる．
☐ これによって，ある運動に対して各筋群がどの程度に貢献しているかが分かる．

- 関節モーメントから筋張力を推定計算することも不可能ではない．

☐ 研究レベルでは上記の計算は不可能ではないが，実用的とはいえない．

- 筋張力が推定計算できると，関節間力や筋の消費エネルギー計算も不可能ではない．

☐ 研究レベルでは上記のことが行われている．

- 筋電計を併用すると，動きと筋電位との関係が把握しやすくなる．

☐ 関節モーメント計算と筋電位とをつきあわせると，主働筋・拮抗筋それぞれの発揮筋力が計算できる可能性が出てくる．

C 具体的な事例（椅子からの立ち上がりの分析）

- 椅子からの立ち上がりの関節角度をみると，まず体幹が前傾していることが分かる（図10）．

☐ この時期に，重心は上に動くのではなく前に動いている（図11）．
☐ 体幹を前傾するためにまず体幹の前傾モーメントを活動させ，すぐに後傾の関節モーメントに切り替える．
☐ いったん前傾が始まると，すぐに重力によるモーメントにブレーキをかける必要があるからである（図12）．

- 離殿の瞬間には，重心は足の踵のほぼ真上に到達していることが分かる（図13）．

☐ このように，離殿の時期までに重心を足の基底面内に入れるために体幹を前傾するのである．
☐ この時期に，足関節には背屈のモーメントがはたらく（図12）．足裏支持面の力学的中心点である床反力作用点を，踵まで持ってくるためである．

- 離殿の瞬間に股関節モーメント・膝関節モーメントは，おのおの最大値をとる（図12）．

☐ 股関節モーメントと膝関節モーメントのどちらに大きい活動が必要かは，足の位置や前傾角によって変わってくる．
☐ モーションキャプチャ装置と床反力計を使用すると，それらを実際に数値で確認できる．

- パワーをみると，股関節・膝関節のパワーが大きな正の値となる．これから，股関節伸筋群・膝関節伸筋群が求心性収縮をして，身体重心を上方に押し上げていることが分かる．

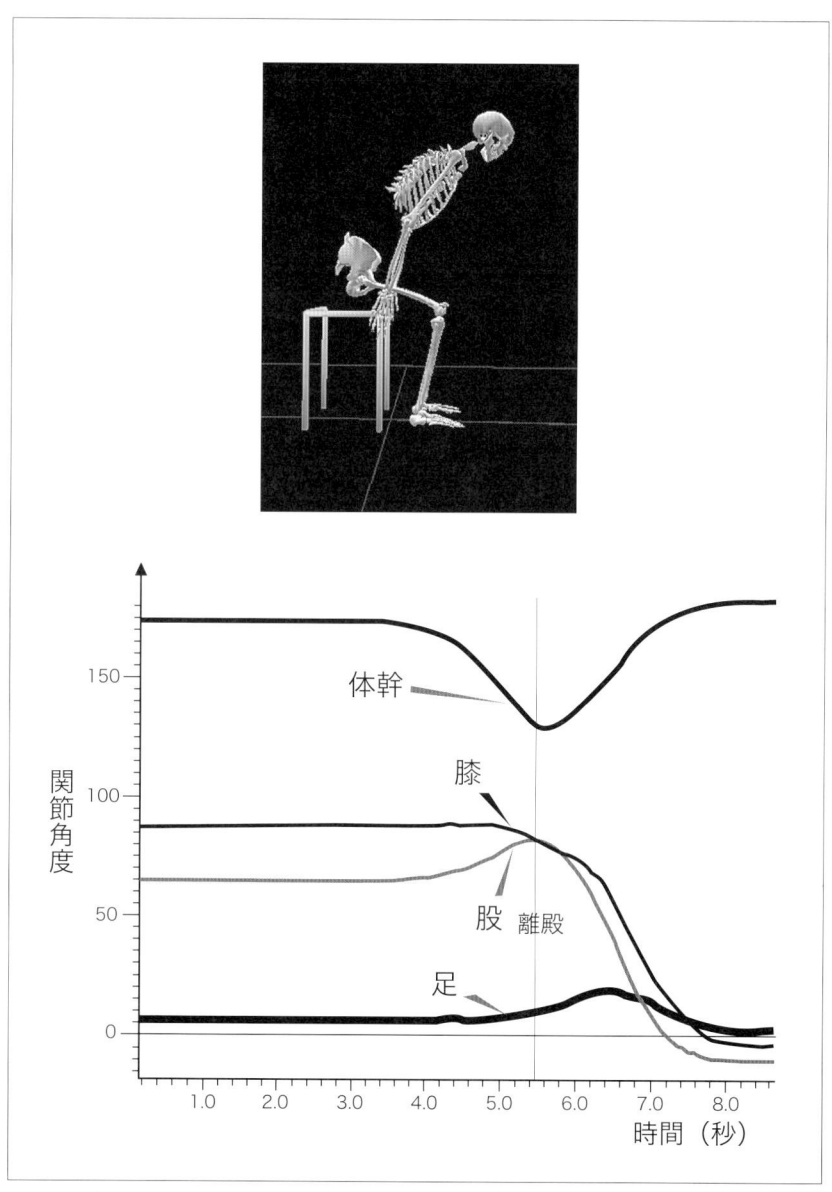

図 10 椅子からの立ち上がりの関節角度の推移

立ち上がり動作では,まず体幹から動きはじめることがわかる(股が屈曲するのは体幹が前傾するから).

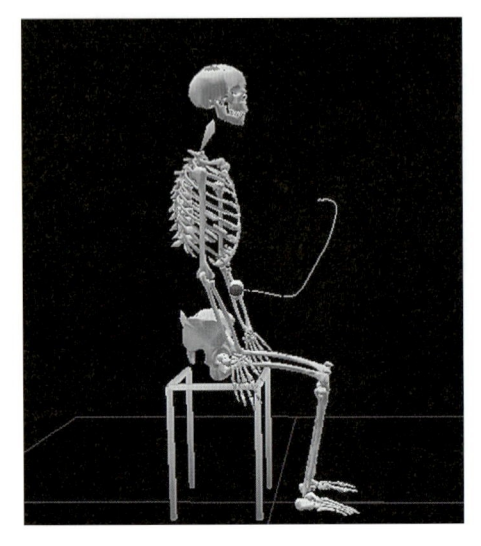

図11　立ち上がり時の重心

立ち上がりのとき重心はまず前に動く（腹から出ている白い線が重心の軌跡）．

- 体幹を後傾させるモーメントと左右の股関節の伸展モーメントの波形を見ると常に鏡像の関係であることが分かる．
- すなわち股関節の伸展モーメントを発揮したいときには，体幹には後傾モーメントが作用している必要がある．
- 体幹の後傾モーメントを発揮しても体幹が後傾しないためには，体幹を前傾する必要がある．
- 立ち上がりに先立って体幹を前傾したのは，股関節伸展筋を作用させたいためでもある（**図13, 14**）．

D　留意点

- 反射型マーカーは，身体の皮膚面に付けざるをえない．姿勢によって皮膚が動き，マーカー位置もずれるから，分析する際にはそのことを注意する．

- 極力皮膚の動きがないようなマーカー貼付の方法を工夫すべきである．
- 肌に密着する服を着せてマーカーを貼付するのもよい．

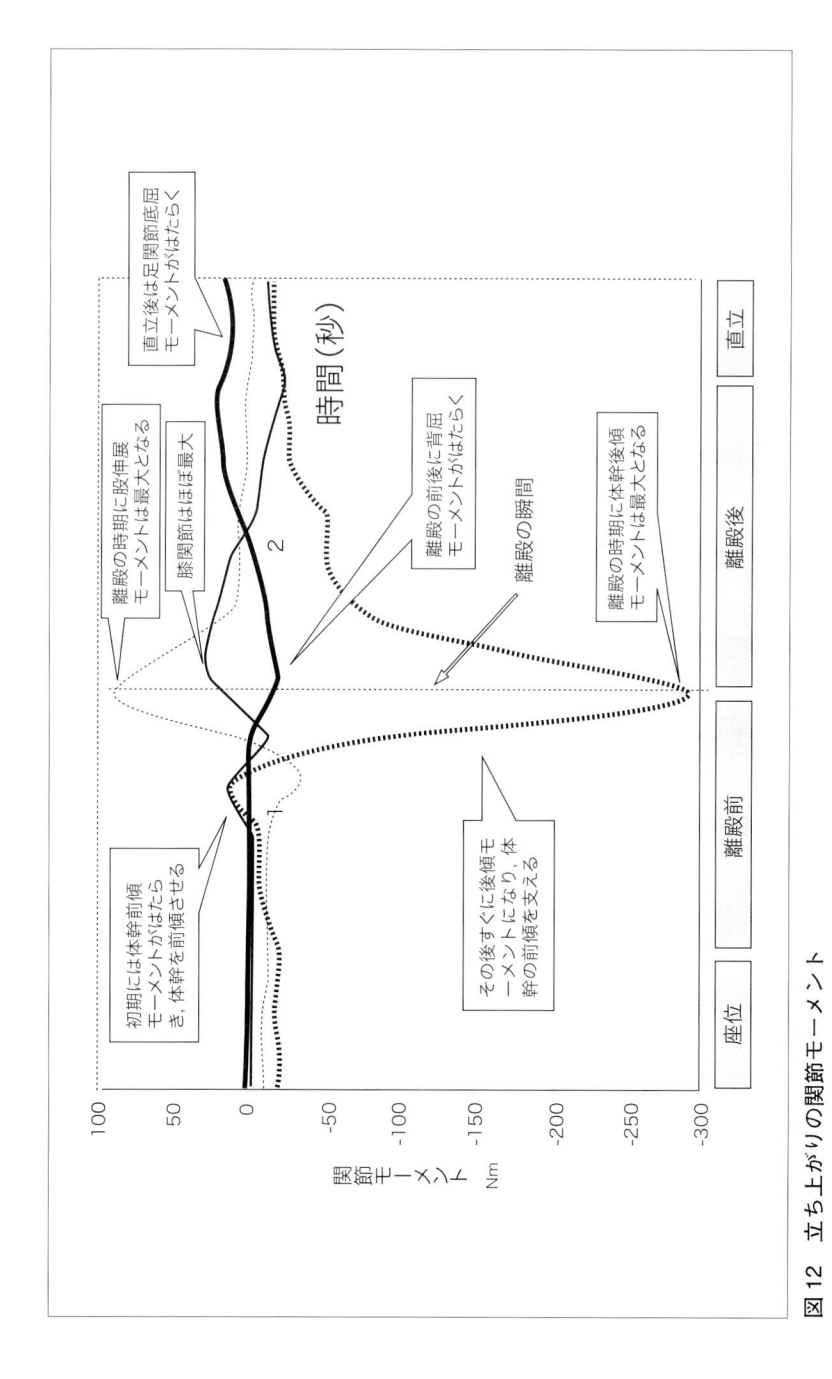

§3. モーションキャプチャ装置　403

図12　立ち上がりの関節モーメント
理解しやすくするため,速い立ち上がりのデータを示している。

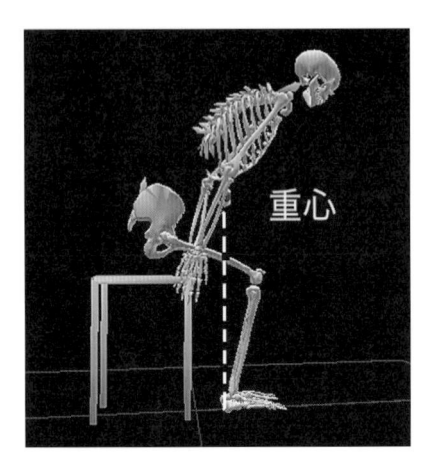

図 13　離殿の瞬間

離殿の瞬間には重心は足の踵のほぼ真上に到達する（ゆっくり立ち上がる場合）．

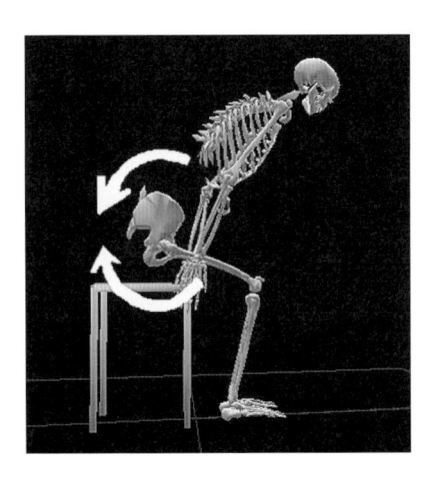

図 14　股関節伸展筋群と体幹を後傾させる筋群の関係

股関節伸展筋群と体幹を後傾させる筋群の関係は互いに対の関係があり，相手の活動がないかぎり安定した姿勢が維持できない．

- あらかじめ位置や角度が分かっているマーカーを計測して，誤差を確認しておく．

☐ 定規の両端にマーカーを付け，正しい距離が計測できるかどうかを確認する．
☐ L 定規に 3 個のマーカーを付け，正しい角度の計算ができるかどうかを確認する．

> ● 装置は高級型から普及型までたくさんの種類がある．導入前に自分の用途に適するかどうか，実際に試用して決定する．

☐ 普及型は一般に精度は劣る．実際に試用して，そのような精度で用が足りるかどうか確認する．
☐ 普及型は価格が安いので，精度が劣るのはある意味では仕方がないといえる．
☐ 精度が悪い場合は，股関節の屈伸角度はある程度計算できても，大腿・下腿の回旋角を計算するのは想定できない．
☐ 精度が悪い場合は，関節モーメントの計算に際して，実際には足関節の背屈モーメントなのに底屈モーメントがあるように計算されてしまう場合もある．
☐ しかし一番の問題は，実際に使えるかどうかである．本稿で簡単に使用できると紹介したのは最新鋭の装置の例である．
☐ 装置によっては，データを得るまでに大変な手作業を強いる場合がある．実際に自分が使用するのと同じ環境を設定し，実際にデータを得る作業を自分で行ってみて確認をしてから導入してほしい．

〈江原義弘〉

MEMO

索　引

【和文索引】

■ あ

アース電極　372, 373
アウトステップ　333
遊び　284, 285
圧縮ストレス　118
アテトーゼ型　278
アテトーゼ型四肢麻痺　280
脂顔　236
アライメント　51
アライメント異常　344
α運動ニューロン　366
アンクルロッカー　54

■ い

異常感覚　160
移乗動作　214
位相（phase）　322
移動平均処理　374
インステップ　333
インナーマッスル　135

■ う

ウィンドラス機構　54
ウェアリングオフ現象　239
腕振り　223
運動失調　262, 264
運動障害　176
運動単位　367
運動パターン　292
運動発達　284, 337
運動連鎖　35, 49, 324

■ え

円背　104

■ お

オーバー・ストレッチ　219
起き上がり　200
起き上がり動作　180, 224
オン・オフ現象　239

■ か

臥位移動　247

回外足 71
回旋筋腱板 98
回旋動作 129, 135
回転運動 325
回転モーメント 359
回内足 71
外反母趾 61
解剖学的関節 324
開放性脊髄髄膜瘤 302
過緊張 171
下肢感覚障害 318
下肢筋力の不均衡 316
過剰介助 346
加速度 396
加速歩行 238
下腿の内捻 306
肩関節周囲の圧痛点 102
片脚立位 132
片麻痺患者 158
活動制限 5, 35, 49, 186, 263
寡動 236
過保護 346
仮面様顔貌 238
過用症候群 346
感覚障害 158, 318
観察 2, 4
関節可動域運動 232
関節可動域制限 36, 196
関節間力 399
関節不安定性 70
関節変形 34, 36

関節モーメント 398
完全脊髄損傷 214
完全麻痺 194
関連付け 187

■ き

奇異性歩行 253
起座方法 247
基底面 165
機能障害 5, 35, 49, 186, 263
機能障害度分類 342
機能的関節 324
基本動作パターン 178
キャリブレーション作業 391
臼蓋 10, 11
臼蓋形成不全 10, 11
求心性収縮 400
胸式呼吸 136
狭小化 48
協調運動障害 264
協調性 262
胸椎，腰椎部の彎曲異常 306
距骨下関節 54
距腿関節 54
起立性低血圧 236
筋緊張 158, 160, 292
筋緊張亢進 155
筋緊張の調整 189
筋収縮 366
筋柔軟性低下 158

筋張力 399
筋電位 393
筋電計 364
筋電図 365
筋疲労 371, 372
筋力増強運動 232
筋力不均衡 305

■ く

クラウチング様 314, 315
車いす駆動 206
車いす座位 219, 231
車いす乗車 204
クロストーク 377

■ け

頸髄損傷 214
痙性 171, 199, 218
痙性歩行 140, 150, 155
頸体角 10, 12, 30
痙直型 278
痙直型片麻痺 280
痙直型四肢麻痺 279
痙直型両麻痺 279
肩甲胸郭関節 98, 104
肩甲骨面上へのリーチ動作 107
肩甲上腕関節 98, 104
肩甲上腕リズム 327
肩甲帯周囲の固定性 230

肩複合体 322

■ こ

高位 194
高域遮断周波数 373
後屈動作 128, 134
高次脳機能障害 160
抗重力伸展活動 188
後足部 54, 86
高速フーリエ変換 377
後足部の肢位 84
後方伸張ストレス 118
後方突進 238
後彎 41
股関節臼蓋形成不全 302
呼吸筋疲労 361
国際生活機能分類（ICF） 4
極低出生体重児 278
五十肩 99
固縮 236
骨棘形成 10, 11
骨盤後方移動制限 134
骨盤前傾 304
骨盤前方移動制限 134
骨盤前方傾斜 357
骨盤側方移動制限 135
骨盤帯付長下肢装具 303
骨盤の傾斜 124
小文字現象 238
固有受容性神経筋促通法（PNF） 274

■ さ

座位 182
座位姿勢 183
サイズの原理 368
座位での下肢の操作 227
座位での体幹の動き 226
座位での殿部の移動 227
左右非対称 124, 126
左右非対称性 121, 123
左右分力 382
三角測量 390
残存機能 215
残存筋 317
三点支持 353
サンプリング周波数 366

■ し

視覚的手がかり 258
弛緩型 278
支持基底面 126
指指試験 266
視床 160
ジスキネジア 239
姿勢・動作分析 2
姿勢筋緊張 292
姿勢制御 177, 328
姿勢反射障害 236
持続的伸張 156
実効値 374

時定数 365
指鼻試験 266
踵膝試験 266
重心 394
重心位置 163, 165
重度鈍麻 160
周波数解析 377
周波数中央値 377
周波数平均値 377
手指の巧緻動作障害 140
手動式車いす操作 214
循環障害 318
除圧動作 215
上肢外転角 351
上肢装具 233
上肢の振り 217
小殿筋 32
小脳性運動失調 262, 264
消費エネルギー計算 399
上部胸郭の前方突出 313
上部体幹の回転力 223
上腕三頭筋 230
褥瘡予防 233
自律神経障害 236
深・浅指屈筋 230
神経支配比 368
神経発達学的治療 297
振戦 236, 265
身体失認様 160
深部感覚障害 140
深部筋群 120

■ す

髄節診断 214
垂直分力 382
すくみ足 238, 257
すくみ現象 238
ストレインゲージ 380, 382
スワンネック変形 254

■ せ

正規化 370, 377, 385
整形外科的手術 298
精神緩慢 237
精神的要因 337
生体力学 358
静的アライメント 5
静的安定性支持 359
精度 405
生理的後彎からの逸脱 121
生理的前彎からの逸脱 121
整流 374
脊柱彎曲 165
積分処理 374
舌咽呼吸法 361
ゼロ設定 387
前屈動作 127, 134
前後分力 382
潜在能力 177
全身体力 337
前足部 54

選択的な動き 189
前置増幅器 365
前捻角 10, 12, 30
全波整流 374
前方突進 238
前方へのリーチ動作 107
前彎 41, 317

■ そ

装具着脱練習 320
増幅器 364
増幅装置(アンプ) 380
足趾手指試験 266
側方移乗 220
側屈動作 128, 135

■ た

体幹前傾姿勢 219
体幹側彎 317
体幹の柔軟性 225
体重移動 218
代償運動 344
代償運動(反動) 304
代償動作 162, 178
大腿頸骨角:FTA 36
大殿筋 32
大脳感覚野 160
立ち上がり 130, 135
立ち上がり動作 168, 182

立ち直り 166
脱失 160
短下肢装具 303
短縮痛 123

■ ち

中足部 54
中殿筋 32
聴覚的手がかり 258
長座位 201, 219
腸腰筋 32

■ つ

槌趾・凹足変形・鷲足 303
継ぎ足歩行検査 266
吊り輪 231

■ て

低域遮断周波数 373
手がかり 240, 258
デジタルフィルタ 373
テノデーシス・アクション 216
デュシャンヌ跛行 37
デュシャンヌ様肢位 329
電極 364
電極間距離 378
電気力学的遅延 369
転倒不安感 219

転倒練習 318
殿部の持ち上げ動作 218

■ と

動員 370
投球障害肩 322
頭頸部の回旋 223
凍結歩行 238
疼痛 34
疼痛歩行 10, 13, 22
動的アライメント 5
動的安定性支持 359
登はん性起立 346
頭部前方姿勢 104
頭部の回転 217
頭部保護帽 361
動揺性歩行 346
トップ・ダウン形式 3
トラス（三角形）構造 355
トラス機構 54
トランスファー動作 205, 220
トランスファーボード 233
トリガー信号 379
トレンデレンブルグ跛行 10, 13, 22, 31, 32, 33
トレンデレンブルグ様肢位 329

■ な

内側縦アーチ 41, 63, 89

内転筋群　32
内反捻挫　70
内反変形　49

■ に，ね

二点支持　353
寝返り　199, 244
寝返り動作　180, 223

■ の

脳血管障害　158
脳性麻痺　278

■ は

ハイアーチ　61, 71, 84, 86, 91
背臥位　222
背筋群　120
排泄障害　318
排泄動作　156
廃用症候群　346
把持動作　218
裸足歩行　156
発火頻度　370
パテラセッティング　50
ハムストリングスの過緊張　127
ハムフィルタ　378
バランス反応　293
バリント症候群　265

パワー　398
反射マーカー　388
ハンズオンヒップポジション　109
反張膝　155
反応時間　369

■ ひ

ヒールロッカー　54
ピエゾ素子　380
膝押し　353
鼻指鼻試験　266
肘を伸ばした肢位　222
非対称姿勢　179
ヒップファースト　332
病的反射活動　293

■ ふ

フィードバック　339
フォアフットロッカー　54
不可逆的変化　357
腹臥位　226
腹式呼吸　136
浮腫　161
不全麻痺　194
腹筋群　120
プッシュアップ動作　202
プラトー　342
不良姿勢　118
フレンケル（Frenkel）　274

分離運動 172

■ へ

平滑化 374
平衡反応 250
並進 325
変換運動障害 265
変形性膝関節症 34
扁平足 61, 71, 84, 86, 91

■ ほ

膀胱直腸障害 140, 302
歩隔 396
歩行 131, 135, 168, 185
歩行時痛 132
歩行周期 396
母子関係 282
歩幅 396

■ ま

マット（ベッド）上臥位 222
マット（ベッド）上動作 214
マルアライメント 93

■ む，め

無動 236
酩酊歩行 271

■ も

モーションアーチファクト 378
モーションキャプチャ装置 388
模倣 4, 40, 45, 262

■ や

ヤールの重症度 238
やじろべえ様 354
休めの姿勢 346

■ ゆ

床反力計 398
床反力作用点 384, 400

■ よ

腰椎過剰屈曲 119
腰椎過剰伸展 119
腰椎前彎 304, 357
腰椎の前彎 313, 314
腰痛 118
腰部の安静 136
翼状肩甲 348
四点支持 354

■ り

リーチ動作 322

リスク管理　195
リズム形成障害　238
立位姿勢　184
立位保持練習　320
立脚中期相　45
両上肢間の体重移動　224
両前腕支持からの起き上がり　227
両前腕支持の腹臥位　226
両手回内回外試験　266
両肘をついた姿勢での体重移動　224

■ る

ループ　225

■ ろ

ローパスフィルタ　374
ロッカーファンクション　54
ロッキング　170
ロンベルグ徴候　266

■ わ

彎曲異常　38, 348

【英文索引】

3方面　40
6ステップ　3

■ A

A／D変換ボード　380
acceleration phase　324
ADL指導　232

■ B

berg balance test　267

■ C

CE角　10, 12, 30
CG（コンピュータ・グラフィック）　388
co-activation　64
cocking phase　324
cue　240

■ D

Duchenne現象　351
dystrophin　342

■ E

early cocking phase 325

■ F

flat-back posture 58
follow through phase 324
FTA 48
functional reach test 267

■ G

Gowers's sign 346

■ J

joint play 50

■ K

Knee-in Toe-out 56, 63, 65
kyphosis-lordosis posture 58

■ L

late cocking phase 325
L字杖 253

■ O

O脚変形 36, 38, 51

■ P

pre-motor time 369

■ R

RMS 374

■ S

screw-home機構 359
sway-back posture 58

■ T

thrust現象 46
timed up and go test 267

■ W

wind up phase 324

■ X

X脚変形 306
X染色体劣性遺伝形式 342

検印省略

理学療法士のための
6ステップ式臨床動作分析マニュアル
第2版　　　　　　　　定価（本体 5,200 円＋税）

2005年10月 5日　第1版 第1刷発行
2010年 4月12日　第2版 第1刷発行
2011年 3月14日　同　　第3刷発行

編集　黒川　幸雄
　　　大西　秀明
　　　小林　量作
　　　佐藤　成登志

発行者　浅井　宏祐
発行所　株式会社 文光堂
〒113-0033　東京都文京区本郷7-2-7
電話（03）3813-5478（営業部）
　　（03）3813-9591（編集部）

ⓒ黒川幸雄, 大西秀明, 小林量作, 佐藤成登志, 2010　　公和図書
Printed in Japan

乱丁・落丁の際はお取り替えいたします．

ISBN978-4-8306-4380-4

・本書の複製権・上映権・譲渡権・翻訳権・翻案権・送信にかかわる権利・電子メディア等で利用する権利は，株式会社文光堂が保有します．
・JCOPY〈（社）出版者著作権管理機構 委託出版物〉
本書の無断複写は著作権法上での例外を除き禁じられています．複写される場合は，そのつど事前に，（社）出版者著作権管理機構（電話 03-3513-6969, FAX 03-3513-6979, e-mail：info@jcopy.or.jp）の許諾を得てください．